Stefan Limmer
Dr. rer. nat. Birgitt Täuber-Rusch

WUNDERWERK ZIRBELDRÜSE

Stefan Limmer

Dr. rer. nat. Birgitt Täuber-Rusch

WUNDERWERK ZIRBELDRÜSE

Das Bewusstseinstor zu einer erweiterten Wahrnehmung

MOMANDA

Wichtiger Hinweis

Die Autoren und der Verlag haben die Empfehlungen und Übungen in diesem Buch sorgfältig erwogen und geprüft. Die Anwendung erfolgt jedoch auf eigene Verantwortung. Weder die Autoren noch der Verlag und dessen Mitarbeiter übernehmen eine Haftung für etwaige Schäden jeglicher Art, die durch die Anwendung entstehen. Die hier vorgestellten Methoden ersetzen weder den Besuch bei einem/einer Arzt/Ärztin oder Heilpraktiker/-in noch eine notwendige Therapie.

1. Auflage 2018
Cover: Guter Punkt, München
Abbildungen S. 5, 12, 13, 15, 16, 18, 50, 58, 63, 67, 80, 82, 89, 96, 107, 120, 127, 138, 161, 162: Fotolia;
alle anderen Grafiken:
Dr. Birgitt Täuber-Rusch und Stefan Limmer
Lektorat: Gitta Lingen
Layout: Birgit-Inga Weber
Gesamtherstellung: Bernhard Keller
Druck: CPI Moravia Books
ISBN 978-3-95628-017-7

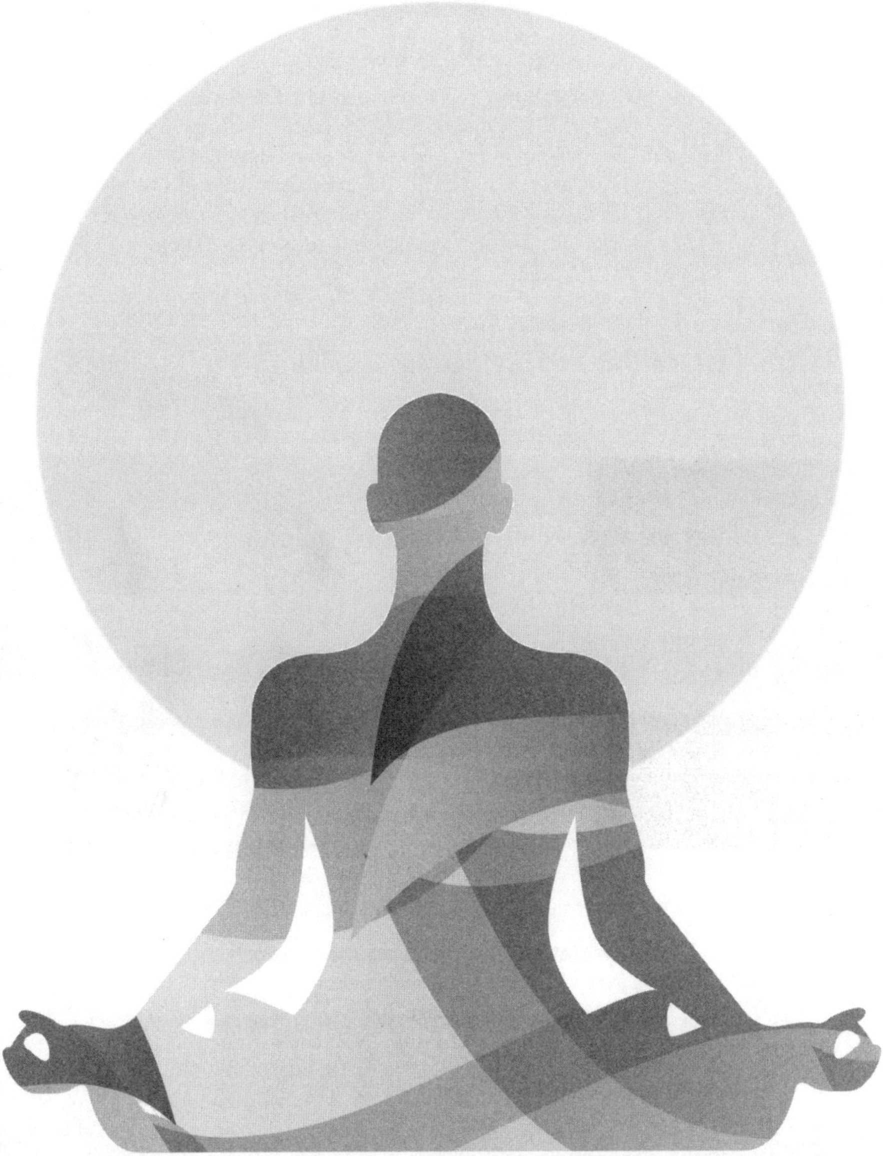

INHALT

VORWORT

Liebe Leserinnen, liebe Leser,

um die Zirbeldrüse ranken sich zahlreiche Spekulationen, Verschwörungstheorien und fantastische Behauptungen. So soll sie uns zum Beispiel dabei unterstützen, Hellsichtigkeit und Telepathie auszubilden oder den Alterungsprozess zu stoppen, und somit zu ewiger Jugend führen. Außerdem wird sie als das Tor zum grenzenlosen Bewusstsein und zur Erleuchtung bezeichnet. Aber was ist wirklich dran an diesem kleinen Organ, das schon den alten Ägyptern bekannt war und auch in uralten Yoga-Schriften eine wichtige Rolle spielt? Was sagt die Wissenschaft, was die Philosophie? Wie ist die physiologische Funktion der Zirbeldrüse? Wozu ist sie wirklich notwendig? Ist etwas dran an den Verschwörungstheorien, die sich um dieses kleine Organ ranken?

Wir laden Sie zu einer Reise durch das »Wunderwerk Mensch« ein. Ausgestattet mit einem komplexen Nerven- und Hormonsystem und der Fähigkeit zur bewussten Wahrnehmung und Reflexion, nutzen wir bei Weitem noch nicht unser volles Potenzial. Im Folgenden wollen wir die Rolle der Zirbeldrüse klären. Was leistet sie, damit wir uns wohler, glücklicher und gesünder fühlen? Wie können wir die Zirbeldrüse in Verbindung mit unseren gesamten Anlagen und Möglichkeiten optimal aktivieren?

Ein nachdenkliches Wort vorweg: Wir beziehen in unsere Überlegungen neben wissenschaftlichen Fakten vielerlei Ideen und Konzepte aus den Randbereichen der Wissenschaft mit ein und behandeln auch philosophische, spirituelle und schamanische Erklärungsansätze. Insofern sind einige Aussagen nicht im Sinne von Studien belegbar. Das ist auch gar nicht unsere Absicht. Wir empfinden den ewigen fundamentalistischen Streit, ob etwas nur wahr ist, sofern es strengen wissenschaftlichen Kriterien standhält, eher als hinderlich denn als nützlich, wenn es darum geht, das ganze menschliche Potenzial des Geistes und des Bewusstseins sowohl zu erfassen als auch zu aktivieren. Es nützt niemandem, wenn wir nur das wissenschaftlich Belegte als Wahrheit anerkennen. Früher war es das Dogma der Kirche, das alles als teuflisch und ketzerisch abtat, was nicht ihrer »reinen Lehre« entsprach. Heute ist es das wissenschaftliche Dogma, das sich allen Andersdenkenden verschließt und sich damit oft selbst im Weg steht.

Die Quantenphysik widerlegt mit ihren Forschungen immer mehr die Dogmen des naturwissenschaftlich-materiellen Weltbildes; sie wird dadurch zu einem Bindeglied zwischen der Wissenschaft sowie uralten spirituellen und philosophischen Lehren und Weltanschauungen.

Unseres Erachtens müssen wir weit über unseren begrenzten, engen menschlichen Horizont hinausblicken, neue Wege gehen und uns von alten Denkmustern lösen, um wirklich unser volles, wunderbares Potenzial zu erschließen und zu nutzen, das uns die Natur, die Evolution oder auch Gott – ganz wie Sie möchten – zur Verfügung gestellt hat.

Im Folgenden betrachten wir also die physiologischen und spirituellen Zusammenhänge zwischen der Zirbeldrüse, dem Hirn, dem Hormonsystem und dem Körper in Verbindung mit unserer Intuition sowie unserer Fähigkeit zur Hellsichtigkeit und zu erweiterten Bewusstseinszuständen. Wir klären, welche negativen Einflüsse die Funktion der Zirbeldrüse einschränken und zu ihrer Degeneration und Verkalkung führen; darüber hinaus stellen wir Maßnahmen und Möglichkeiten vor, wie Sie Ihre Zirbeldrüse aktivieren und entgiften können, sodass sie uneingeschränkt arbeitet, Ihre körperliche, geistige und spirituelle Entwicklung optimal unterstützt und Ihre Gesundheit fördert.

Nun wünschen wir Ihnen spannende Stunden beim Lesen und viel Erfolg bei der Aktivierung Ihrer Zirbeldrüse!

Dr. rer. nat. Birgitt Täuber-Rusch und Stefan Limmer
Regensburg, im Oktober 2017

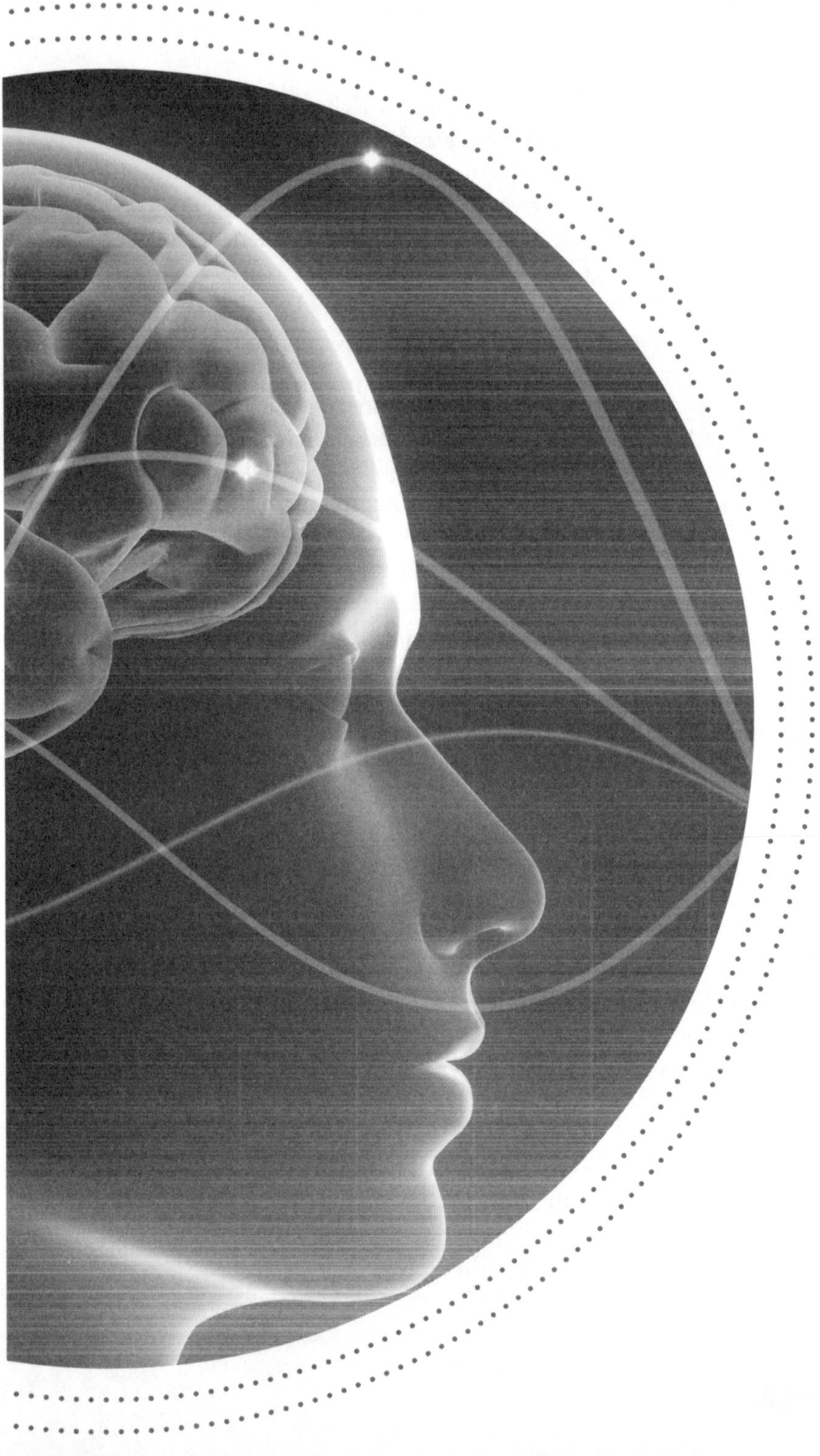

1. GESCHICHTE UND MYTHEN ZUR ZIRBELDRÜSE

Von der Wissenschaft wurde die Zirbeldrüse lange nicht weiter beachtet; man sprach ihr nur mäßige Bedeutung zu. Das hat sich in den letzten Jahren geändert; inzwischen ist die Zirbeldrüse weltweit zum Forschungsobjekt geworden. Sie wird sogar als »Meisterdrüse« bezeichnet, weil immer klarer wird, welch herausragende Bedeutung dieses lediglich erbsengroße Organ hat, das oberhalb des Mittelhirns im Zwischenhirn liegt.

1.1 Antike und philosophische Betrachtung

Ihren Namen verdankt die Zirbeldrüse ihrer Form, die an den Zapfen einer Zirbelkiefer erinnert. Werfen wir einen Blick zurück in die Geschichte der Menschheit, so stoßen wir in praktisch allen Kulturkreisen und Epochen der letzten Jahrtausende auf die Darstellung von Kiefernzapfen – bzw. synonym von der Zirbeldrüse –, die als Symbol für Erleuchtung und für das dritte Auge dienten.

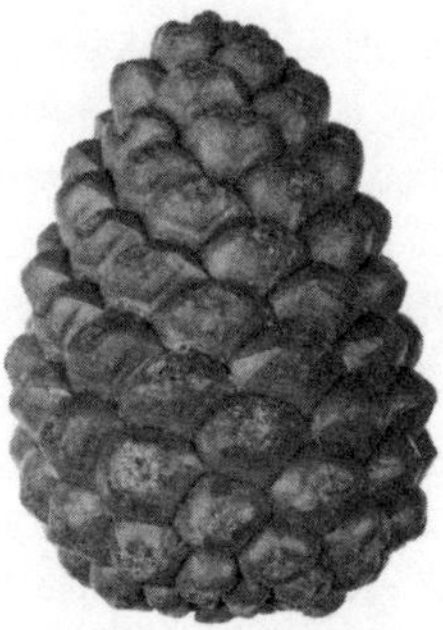

Kiefernzapfen

Auch unseren Vorfahren war also schon bewusst, dass es sich hier um ein besonderes »Organ« handelt. Das dritte Auge soll uns die Fähigkeit verleihen, die Realität hinter der sichtbaren Welt wahrzunehmen, und uns zur Hellsichtigkeit befähigen. In vielen esoterischen und philosophischen Schriften wird der Zusammenhang zwischen dem dritten Auge als Teil unseres Chakrasystems – also unseres feinstofflichen Energiesystems – und der Zirbeldrüse betont. Die Zirbeldrüse als Tor zu übersinnlichen Wahrnehmungen jenseits unseres normalen Bewusstseins ermöglicht es uns, andere, viel weitere Bewusstseinsräume zu betreten und zu erleben. In früheren Zeiten wurde den inneren Bildern eine viel größere Bedeutung beigemessen als heutzutage, wo wir von äußeren visuellen Reizen überschwemmt werden, sodass die eigenen inneren Bilder immer mehr verblassen. Die Zirbeldrüse wurde auch als »Sitz der Seele« bezeichnet (René Descartes, 17. Jh.). Pythagoras und Platon beschäftigten sich ebenfalls mit der Zirbeldrüse. Sie taucht in vielen antiken Darstellungen und Skulpturen auf, teilweise als heiliges Symbol. Sie gilt als der Ort unseres spirituellen Bewusstseins, der Erleuchtung sowie als Symbol der Unvergänglichkeit und des ewigen Lebens. In der aktuellen wissenschaftlichen Forschung findet man tatsächlich Zusammenhänge zwischen der Zirbeldrüse und der Geschwindigkeit des menschlichen Alterungsprozesses.

1.1.1 Die Weisheit der alten Ägypter

Bei den alten Ägyptern hatte die Zirbeldrüse eine ganz besondere spirituelle Bedeutung. Das bekannte Auge des Horus ist in verschiedenen ägyptischen Mythen eng damit verknüpft. An der Spitze der ägyptischen Gottheiten stand der Sonnengott Ra, der erst mit seinem Licht das Leben in der Materie ermöglichte und somit die Zyklen der Zeit bestimmte. Ra versank jeden Abend im Meer und machte sich auf seine Reise durch die Unterwelt, von der er bei Sonnenaufgang in die Oberwelt zurückkehrte. Untertags reiste er in seiner Sonnenbarke, begleitet von seiner Tochter Maat – der Göttin der Weltordnung – über das Firmament, von wo sein Licht auf die Erde strahlte. Das Licht von Ra wurde durch den goldenen Horus-Falken verkörpert; dessen Augen waren die Sonne und der Mond.

Nun kam es zu einem Streit zwischen dem Sonnengott Ra und Seth, dem Gott der Finsternis. Dabei schlug Seth dem Horus ein Auge aus und zerschmetterte es. Thoth, der Gott der Heilkunst, heilte das Auge. Er übergab es dem Horus, der es jedoch seinem Vater Osiris, dem Totengott, opferte und es ihm als drittes Auge einsetzte. Dadurch kam das Licht in die Unterwelt, und in Osiris wurde ein neues Bewusstsein zum Leben erweckt.

Die Hieroglyphe des Horus-Auges, die sich aus diesem Mythos entwickelte, ist ein Symbol für Licht, Ganzheit und Heilung. Das Horus-Auge spielte auch in der ägyptischen Heilkunst eine wichtige Rolle; es wurde unterschiedlichen Formen der Wahrnehmung zugeordnet, die in einem genauen mathematischen Teilverhältnis zueinander standen. Gemäß diesem Verhältnis wurden Heilmittel gemischt und dosiert.

Addiert man die einzelnen Bruchzahlen, dann ergibt die Summe 63/64; es fehlt also 1/64 des Horus-Auges. Aus alten Hieroglyphentexten wird ersichtlich, dass Thot diesen »magischen« Teil dazu verwendete, das Auge des Horus zu heilen. Dieser Teil wird dem sechsten Sinn des Menschen – unserer Intuition – zugeordnet. Der sechste Sinn wiederum entspricht im feinstofflichen Chakrasystem dem sechsten Chakra, das auch als »drittes Auge« bezeichnet wird.

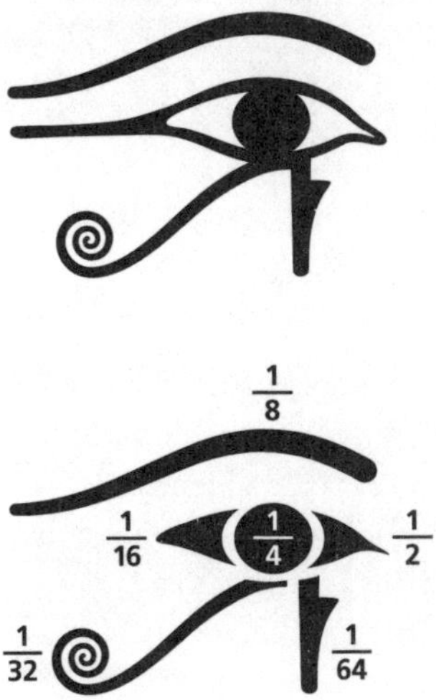

Das Auge des Horus

Immer wieder stößt man im alten Ägypten auf das Kiefernzapfen-Symbol. Auf dem ägyptischen Stab des Osiris aus der Zeit ca. 1200 vor Christus finden wir zwei aufsteigende, sich umwindende Schlangen, die sich oben auf der Spitze des Stabes einem Pinienzapfen zuwenden. Die Schlange steht in vielen Kulturen für die spirituelle Energie im Körper, die es zu erwecken gilt.

Im alten Ägypten war bekannt, dass sich der Mensch dank der Zirbeldrüse im Inneren des Gehirns mit der spirituellen Ebene des Bewusstseins verbinden und einen Zustand der Erleuchtung erreichen kann.

1.1.2 Andere Kulturen

Im Hinduismus begegnen uns immer wieder Darstellungen, in denen die Symbolik des Kiefernzapfens mit der Schlange verbunden ist. Viele Hindu-Götter werden mit einem Kiefernzapfen in der Hand dargestellt. Bei alten assyrischen Palast-Schnitzereien, die um 710 vor Christus entstanden sein sollen, finden wir vierflügelige göttliche Figuren, die Kiefernzapfen emporhalten, was als Symbolik des ewigen Lebens interpretiert wird. Ebenso gibt es Bildnisse, bei denen der Baum des Lebens mit den Samen der Kiefernzapfen bestäubt wird, was ebenso als Hinweis auf ewiges Leben und Erleuchtung gedeutet wird.

Auch in Mexiko sowie bei den Griechen und Römern sind Statuen und Darstellungen mit dem Kiefernzapfen bekannt. Die Römer bauten eine riesige Statue in Form eines Kiefernzapfens, die heute im Vatikan im »Hof des Kiefernzapfens« steht.

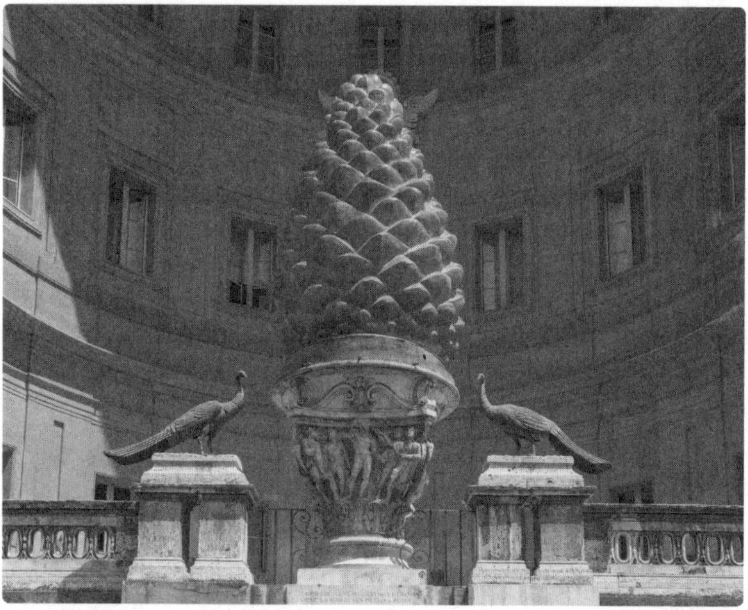

»Cortila della Pigna« im Vatikan

In der katholischen Tradition stoßen wir ebenfalls auf den Kiefernzapfen als Symbol der spirituellen Erleuchtung in Gott. Viele Kerzenständer und Lampen haben die Form von Kiefernzapfen oder sind mit diesem Symbol verziert, ebenso der heilige Stab des Papstes selbst. In der einschlägigen Literatur findet sich eine Fülle an weiteren Darstellungen und Hinweisen auf den Kiefernzapfen als Symbol für die Zirbeldrüse und das dritte Auge.

1.1.3 Verschwörungstheorien

Aufgrund all der Darstellungen und Hinweise auf den Zusammenhang der Zirbeldrüse mit der spirituellen Erleuchtung haben sich Verschwörungstheorien gebildet: Dem Großteil der Menschheit werde das Wissen um die Erleuchtung vorenthalten; somit stehe es nur wenigen Eingeweihten zur Verfügung. Auch dass die Einnahme von Fluorid zur Erhaltung der Zahngesundheit so stark propagiert wird und dieses Spurenelement in manchen Ländern grundsätzlich dem Trinkwasser zugefügt wird, obwohl es nachweislich die grundlegenden Funktionen der Zirbeldrüse einschränkt oder sogar blockiert, trägt zu derlei Vermutungen bei.

Wollen wir nun die Funktionen und Aufgaben der Zirbeldrüse tiefer verstehen und uns ihrem bisher selten genutzten gigantischen Potenzial öffnen, so gelingt das nur, indem wir den Menschen ganzheitlich betrachten, also den Menschen mit seinem Körper, ausgestattet mit einem Geist, mit Bewusstsein und einer Seele sowie mit seiner Fähigkeit zur Selbstreflexion.

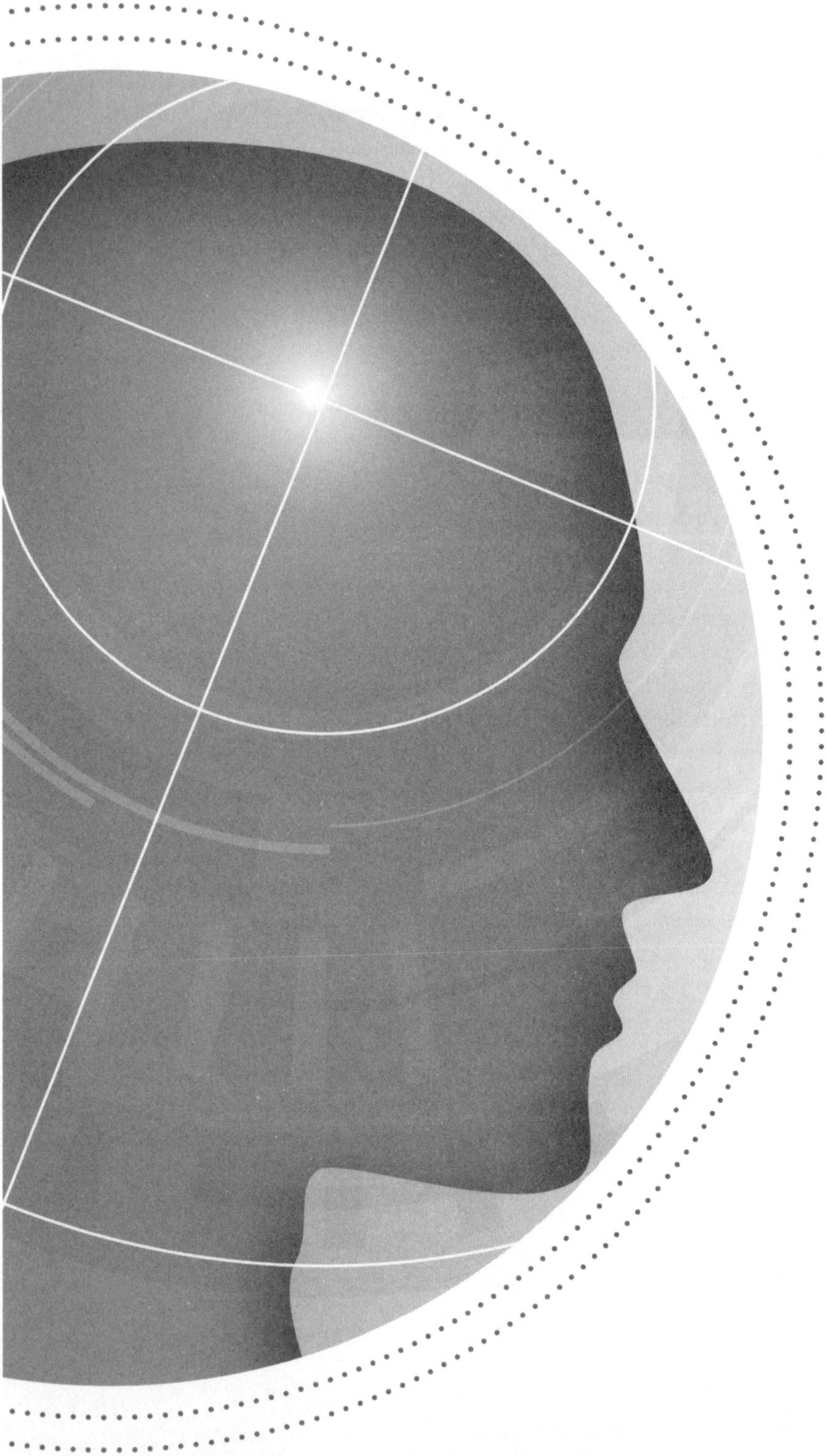

2. DER MENSCH – EINE GROSSARTIGE SCHÖPFUNG

In einer von wissenschaftlichen Dogmen dominierten Zeit mit einem immer noch sehr engen mechanistischen Weltbild vergessen wir allzu oft, dass wir mehr sind als nur Materie. Wir identifizieren uns mit materiellen Dingen, und obwohl jedem durch das eigene Dasein und Erleben klar sein müsste, dass ein Lebewesen mehr ist als eine funktionierende Maschine, schenken wir unseren immateriellen Bereichen wie der Psyche, der Seele oder dem Geist nur sehr wenig Aufmerksamkeit. Schnell wird mit dem Urteil »unwissenschaftlich« oder »esoterisch« jegliche andere Betrachtungsform zur Seite gewischt. Was nicht in das wissenschaftliche Weltbild passt, was nicht bewiesen und belegt werden kann, gilt nach wie vor als nicht existent.

2.1 Die ganzheitliche Sichtweise

Bei unseren Vorfahren und in Teilen der heutigen Menschheit, die in schamanischen Stammeskulturen oder spirituell ausgerichteten Gesellschaften leben, war und ist dies anders: Nicht die materiellen Dinge sind wichtig, sondern genau die immateriellen, nicht wissenschaftlich erfassbaren Phänomene des Lebens.

Wir sind so unglaublich stolz auf die Epoche der Aufklärung, die uns aus dem finsteren Mittelalter herausgeführt hat in eine moderne Welt des Wissens jenseits des Aberglaubens. Phänomene wie Geister, Seele und Seelenwanderung, feinstoffliche Energien usw. werden den Kirchen und Randgruppen überlassen, die aber eher belächelt werden ob ihrer angeblichen Naivität und Rückständigkeit. Der moderne Mensch hält sich an Fakten – und die werden durch die Wissenschaft bestimmt. Erstaunlicherweise leiden jedoch immer mehr Menschen an sogenannten psychisch-seelischen Erkrankungen und Störungen, für die die Wissenschaft weder Ursachen findet noch tragfähige Erklärungsmodelle liefert.

Gleichzeitig nimmt das Interesse an nichtwissenschaftlichen Phänomenen und Anschauungen in westlichen Gesellschaften zu. Immerhin hat Yoga inzwischen den Sprung in den Mainstream geschafft. Akupunktur wird in der Medizin bei einigen Krankheitsbildern als Behandlungsmethode anerkannt, obwohl die alte Lehre von den Energiebahnen nicht wissenschaftlich beweisbar ist. Viele Menschen vertrauen mehr der Naturheilkunde und energetischen oder spirituellen Heilmethoden, bevor sie sich in einen Medizinapparat begeben, der immer öfter als seelenlos erlebt wird, weil der Einzelne mit seinen Nöten und Problemen zu einem Kostenfaktor degradiert wird, der mechanistisch repariert werden kann.

Im gesamten folgenden Text verwenden wir abweichend vom klassischen Körper-Geist-Seele-Schema ein etwas differenzierteres, auf schamanischen Grundlagen beruhendes Modell:

- **Der Körper** ist das materielle Gefäß, in dem wir uns durch das Leben bewegen.
- **Der Geist** (höheres Selbst) ist unsere wahre Natur. Er ist in der Unendlichkeit zu Hause und begleitet das ganze Leben aus dieser Perspektive.
- **Die Psyche** bezeichnet unser ganzes Innenleben, das sich aus dem Denken und Fühlen zusammensetzt.
- **Die Seele** enthält alles, was wir für unseren Lebensweg benötigen: alle Erfahrungen, die wir jemals gemacht haben, unseren Weisheitsschatz, die Verbindung zu unserem göttlichen Ursprung und zum höheren Selbst.

Wollen wir den Menschen in seiner Ganzheit erfassen, ist zwar der wissenschaftliche Ansatz als Teil des Ganzen wichtig, aber bei Weitem nicht ausreichend. Indem wir die Schnittstellen zwischen Körper, Geist, Psyche und Seele betrachten, betreten wir Bereiche, die mit der Grundmethodik des wissenschaftlichen Ansatzes nicht erklärbar und erfassbar sind, weil der Mensch weit mehr ist als eine nach den immer gleichen Gesetzmäßigkeiten funktionierende »Maschine«.

Wie bereits erwähnt, stoßen wir mit der wissenschaftlichen Methodik bei der Betrachtung der Zirbeldrüse und ihrer Zusammenhänge mit den Chakras und den Phänomenen wie Hellsichtigkeit und Unsterblichkeit schnell an Grenzen. Hierfür gibt es einfach keine funktionierenden Erklärungsmodelle; die wissenschaftliche Vorgehensweise des objektiven, reproduzierbaren »Beweises« greift hier überhaupt nicht. Nichtsdestotrotz gibt es sowohl übersinnliche Phänomene als auch nicht erklärbare Spontanheilungen.

Als Autoren gehen wir deshalb einen anderen Weg. Es ist unser Bestreben, das Thema möglichst ganzheitlich zu erfassen. Bei vielen Aussagen stützen wir uns auf die wissenschaftliche Basis, obwohl es sich immer wieder zeigt, dass viele Studien im Bereich der Zirbeldrüse, der Hirnforschung und des Menschen an sich sehr widersprüchliche, teilweise gänzlich konträre Aussagen treffen. Wir bewegen uns in wissenschaftliche Grenzbereiche und darüber hinaus in philosophische, spirituelle und religiöse Betrachtungen und Erkenntnisse. Daraus zeichnen wir ein Bild, wozu wir Menschen fähig sind, wenn wir uns trauen, über unsere sehr beschränkte Alltagssichtweise hinauszugehen. So eröffnen sich am Horizont unseres Menschseins neue Sichtweisen und Möglichkeiten, wenn wir ihnen nur den Raum geben, sich zu zeigen.

2.2 Homo sapiens

Homo sapiens – aus dem Lateinischen übersetzt: der weise, kluge, vernünftige Mensch. Entwicklungsgeschichtlich gehören wir zu den höheren Säugetieren – genauer: zu den Primaten. Fossile Funde aus Afrika belegen, dass es seit über 300.000 Jahren Menschen gibt. Damit sich der Mensch mit seinen besonderen Eigenschaften, die ihn von anderen Lebewesen unterscheiden, überhaupt entwickeln konnte, war das Zusammenspiel einer Vielzahl genetischer, zerebraler (zum Gehirn gehörender), ökologischer, sozialer und kultureller Faktoren maßgeblich. Aber was unterscheidet uns neben anatomischen Besonderheiten nun von anderen Tieren oder auch von unseren nächsten noch lebenden Verwandten, den Schimpansen? Was macht uns wirklich aus und woher leiten wir im negativen Sinne das zweifelhafte Selbstverständnis und das Recht ab, andere Lebensformen für unsere Zwecke auszubeuten, zu quälen und – ganz allgemein – uns über sie zu erheben?

Die Hand mit der Fähigkeit des Daumens, den anderen Fingern gegenübergestellt zu werden, ist sicherlich eine Besonderheit, die wir allerdings mit den meisten Primaten und einigen anderen Tieren gemeinsam haben. Die Greifhand ermöglicht es uns, Dinge im wahrsten Wortsinn zu »begreifen«, Materie mit unseren Händen zu formen, Werkzeuge und Waffen herzustellen, zu schreiben, handwerkliche Tätigkeiten auszuführen usw.

Aber dies alles ist wiederum nur möglich aufgrund der Besonderheiten unseres Gehirns. Die Anzahl der Nervenzellen ist dabei nicht alleine entscheidend. So hat ein Mensch ca. 80–100 Milliarden Nervenzellen, ein Elefant dagegen ca. 250 Milliarden. Ein Grintwal hat alleine im Neokortex, dem entwicklungsgeschichtlich jüngsten Hirnbereich, ca. 40–45 Milliarden Nervenzellen und damit doppelt so viele wie ein Mensch in dieser Hirnregion.

Am menschlichen Gehirn ist die Großhirnrinde besonders stark ausgeprägt, und hier vor allem die Frontallappen. Dort sind vielerlei Funktionen beheimatet, zum Beispiel Impulskontrolle, emotionale Regulation, Aufmerksamkeitssteuerung, zielgerichtetes Initiieren und Sequenzieren (Bilden einer bestimmten Reihenfolge) von Handlungen, motorische Steuerung, Beobachtung der Handlungsergebnisse und Selbstkorrektur. Ebenso sind beim Menschen die Gehirnareale deutlich vergrößert, die für das Sehen und für die Sprache zuständig sind.[1]

2.2.1 Was uns Menschen ausmacht

Entwicklungsgeschichtlich können wir feststellen, dass sich das Hirn im Lauf der Evolution den immer neuen Herausforderungen und komplexeren Lebensweisen auch anatomisch angepasst hat: Wie wir aus der modernen Hirnforschung wissen, besteht es aus unterschiedlich alten Abschnitten. Das menschliche Gehirn enthält alle Strukturen vom Reptilienhirn über das Säugetiergehirn bis hin zu jenen Merkmalen, die den Entwicklungssprung zum Menschen mit seiner Fähigkeit, zu reflektieren und sich selbst zu hinterfragen, kennzeichnen.

Eine weitere Besonderheit ist sicherlich die Sprachfertigkeit der Menschen, die dazu beigetragen hat, dass sich differenzierte Sprachen herausgebildet haben und wir trotz deren Unterschieden in der Lage sind, uns zu verständigen. Wir bilden soziale Gemeinschaften, spezialisieren unsere Fähigkeiten, und dank unserer Fantasie sind wir in der Lage, weit über die Grenzen des Möglichen hinaus zu denken und sogar das Unmögliche möglich zu machen. Die entscheidenden Punkte sind unser Bewusstsein »außerhalb der engen Determiniertheit des instinktiven Handelns« sowie die Distanzierung zur Natur, zu der wir außerdem selbst gehören. Wir sind in der Lage, durch unseren Geist eine beobachtende Distanz zu uns selbst herzustellen, uns also selbst zu beobachten, zu analysieren und unser Tun zu reflektieren.

2.3 Kleiner Grundkurs der menschlichen Anatomie und Physiologie

Solange es uns gut geht und wir uns wohlfühlen, machen wir uns selten Gedanken über unseren Körper, aber auch nicht über unsere Psyche und Seele. Erst wenn Beschwerden auftauchen und unser Wohlgefühl gestört wird, beginnen wir zu erahnen, dass das alles gar nicht so selbstverständlich ist, wie wir es normalerweise voraussetzen.

Die gesamte Natur mit ihrer Vielzahl an unterschiedlichen Organismen und Lebensformen ist ein Wunderwerk der Fülle und Vielfalt. Dass dabei alles sinnvoll aufeinander abgestimmt ist und unendlich viele Regelsysteme ineinandergreifen, ist uns selten bewusst. Genauso ist es bei den einzelnen Individuen sowie bei uns Menschen. Ein erwachsener Mensch besteht aus ca. 100 Billionen einzelnen Zellen. 100 Billionen – das ist eine eins mit 14 Nullen dahinter. Würden wir all die winzigen Zellen, die im Durchschnitt nur 1/40 Millimeter groß sind, hintereinander aufreihen, ergäbe dies eine Wegstrecke von 2,5 Millionen Kilometern. Fast alle Zellen unseres Körpers unterliegen einem ständigen Erneuerungsprozess, der je nach Funktion und Gewebeart unterschiedlich schnell abläuft. Jede Sekunde sterben ca. 50 Millionen Zellen und werden durch neue ersetzt. Die Zellen unserer Magenschleimhaut werden zum Beispiel ca. 1 Woche alt, Dünndarmzellen 1–2 Tage, die roten Blutkörperchen 120 Tage und Knochenzellen 10–30 Jahre. Dass all unsere Zellen sinnvolle, praktisch fehlerfreie Strukturen bilden und dieser ständige Erneuerungsprozess von uns unbemerkt und reibungslos abläuft, grenzt an ein Wunder.

Während der Embryonalzeit bilden sich die unterschiedlichen Zellarten aus den Stammzellen, differenzieren sich und tun sich dann zu sinnvollen Zellverbänden zusammen, aus denen die einzelnen Organe entstehen. Damit unsere Organsysteme sinnvoll arbeiten können, ist also eine reibungslose Funktion der einzelnen Zellen notwendig.

2.3.1 Die Zelle – der Grundbaustein aller Lebewesen

Alle Lebewesen sind aus mindestens einer Zelle aufgebaut. Höher entwickelte Lebensformen bestehen aus einer Vielzahl von Zellen. Hinsichtlich ihrer Grundstruktur und ihres Aufbaus ähneln sich die meisten Zellen.

Je höher entwickelt ein Lebewesen ist, desto mehr unterschiedliche Zelltypen finden wir, die sich auf bestimmte Aufgaben spezialisiert haben. Der menschliche Körper ist aus mehreren Hundert Zellarten zusammengesetzt. Gleichartige Zellen mit gleichen Aufgaben arbeiten oft als komplexe Strukturen zusammen, die wir als »Gewebe« bezeichnen. Um nun die höchst vielschichtigen Aufgaben im menschlichen Körper zu erfüllen, wirken unterschiedliche Gewebearten zusammen und bilden Einheiten, die wir »Organe« nennen.

Einzelne Organe wiederum organisieren sich weiter zu Organsystemen. Nase, Rachen, Luftröhre und die Lunge mit den Bronchien ergeben zum Beispiel das Atmungssystem. Hochkomplexe lebendige Systeme wie der Mensch sind nur lebensfähig dank dieses intelligenten und sozialen Zusammenwirkens der einzelnen Zellen.

Für ihre Arbeit benötigen unsere Zellen neben Sauerstoff, den wir über die Atmung zu uns nehmen, drei grundlegende Stoffe:

Kohlenhydrate/Zucker, Fette und Proteine/Eiweiße. Mithilfe von Mineralstoffen, Spurenelementen, Vitaminen, Enzymen und Botenstoffen ist der Körper in der Lage, all die wichtigen Lebensprozesse zu steuern.

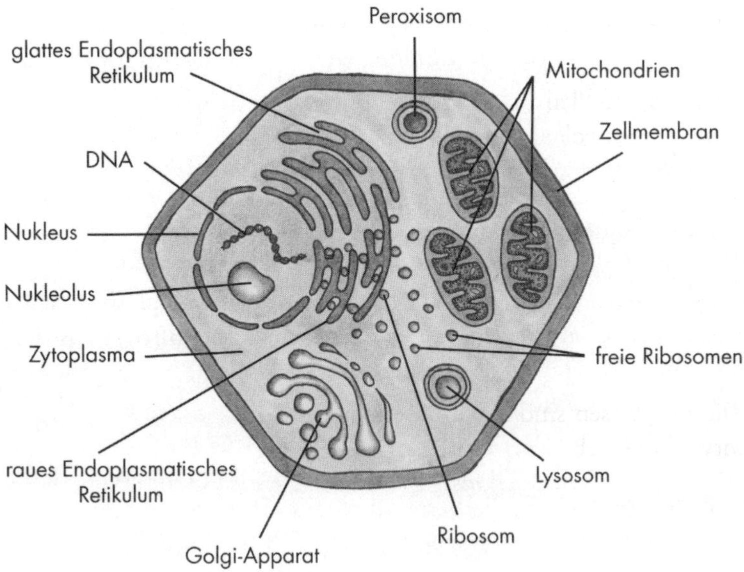

Aufbau der Zelle

Zellkern (Nukleus): Er enthält das Chromatingerüst, das die Erbinformation in Form von DNA beinhaltet, und kontrolliert somit die Struktur und Funktion der Zelle.

Nukleolus: Er ist der Bildungs- und Sammelort der RNS.

Zytoplasma: Flüssige, gelartige Substanz innerhalb der Zellmembran; hier finden sich unterschiedlichste Stoffe wie Ionen, Nährstoffe und Enzyme. Außerdem laufen hier zahlreiche Stoffwechselreaktionen ab.

Mitochondrien: Die Kraftwerke der Zellen; sie dienen der Energiegewinnung.

Endoplasmatisches Retikulum: Gangsystem durch die gesamte Zelle, das eine Erweiterung der Kernmembran darstellt. Die Grundsubstanz ist das *glatte* Endoplasmatische Retikulum, das für die Fettsäureproduktion, Speicherung von Kalzium und Entgiftung der Zelle zuständig ist. Durch Anlagerung von Ribosomen entsteht das *raue* Endoplasmatische Retikulum, zu dessen Aufgaben die Protein-Biosynthese zählt.

Ribosomen: Sie erfüllen eine der wichtigsten Funktionen der Zelle – die Protein-Biosynthese – und liegen verstärkt auf der Kernmembran und dem rauen Endoplasmatischen Retikulum.

Golgi-Apparat: Hier werden die vom rauen Endoplasmatischen Retikulum produzierten Proteine und Fette modifiziert, sortiert und durch Vesikel (in der Zelle gelegene Bläschen) in der Zelle verteilt oder ausgeschleust.

Zellmembran: Besteht aus einer Doppelmembran und schließt die Zelle nach außen ab; die Bestandteile sind Proteine und Fette.

Lysosom: Enthält Enzyme, die Fremdstoffe und körpereigene Stoffe abbauen.

Peroxisom: Spielt eine wichtige Rolle bei der Verstoffwechselung von zellulären Abfall- und Zwischenprodukten und ermöglicht die Entgiftung von reaktiven Sauerstoffverbindungen.

2.3.2 Die Symbiose mit den Bakterien

Zusätzlich zu unseren eigenen ca. 50–100 Billionen Zellen lebt jeder von uns in Symbiose mit einer Vielzahl von Bakterien. Dabei übersteigt die Menge der Bakterienzellen bei Weitem die Anzahl unserer eigenen Körperzellen. Grob geschätzt haben die Bakterien ungefähr

150-mal mehr Gene, als wir selbst an menschlichen Genen haben. Der Mensch ist im Prinzip ein Ökosystem; es beheimatet viele verschiedene Bakterien mit unterschiedlichen Aufgaben im Gesamtsystem: Sie spalten unverdauliches Essen auf, bauen Gifte und Medikamente ab, trainieren das Immunsystem und produzieren eine Reihe von unverzichtbaren Stoffen. Dabei hat jeder Mensch seine ureigene Sammlung von Bakterien. Theoretisch wäre es möglich, einen sehr individuellen bakteriellen Fingerabdruck zu nehmen.

Nun stellt sich die Frage, woraus sich dann eigentlich unser »Ich« bildet, wenn wir erst durch so viele körperfremde Zellen als eigenständiger Gesamtorganismus lebensfähig werden und ohne diese Symbiose sofort sterben würden. Hier zeigt sich die unermessliche Intelligenz der Natur und biologischer Systeme: Erst durch Kooperation entsteht die Grundlage für höhere Lebensformen. Gäbe es diese Zusammenschlüsse nicht, die wir überall in der Natur finden, hätte sich das Leben nicht über ein paar primitive Formen hinaus entwickeln können. Wenn wir von der Intelligenz der einzelnen Zellen sprechen, so wie es der Zellbiologe Dr. Bruce Lipton tut, können wir den Menschen und sein »Ich« auch als den intelligenten Zusammenschluss von 50 Billionen einzelnen individuellen Lebensformen betrachten: Die Individuen haben sich zu einem sinnvollen größeren Ganzen zusammengeschlossen.

2.3.3 Die Forschungen von Dr. Bruce Lipton

Der Zellbiologe Bruce Lipton hat bereits vor Jahren das Dogma infrage gestellt, wir würden von unseren Genen bestimmt. Aufgrund seiner eigenen sowie vielerlei anderen Forschungsergebnissen postuliert er, dass es nicht die Genetik ist, die unser Schicksal bestimmt; also sind wir auch nicht die Opfer unserer Gene. Viel wichtiger ist die Zellmembran, das heißt die Wand der Zelle, und dort die Transportmechanismen, die Informationen und Stoffe in die Zelle und aus der Zelle befördern. In der Membran sitzt demnach die eigentliche Intelligenz der einzelnen Zellen.

Bruce Lipton geht noch einen Schritt weiter, indem er sagt, dass wir auf der Grundlage unserer Wahrnehmung der Umwelt die Zelle und unsere Gene steuern – nicht umgekehrt. Anders ausgedrückt sind es unsere eigenen Überzeugungen, die auf unsere Gene einwirken und sie aktivieren, lenken oder hemmen. Genau so, wie wir die Umwelt wahrnehmen, so reagieren unsere Zellen.

Nun tragen wir alle unsere ureigenen Glaubenssysteme und Überzeugungen in uns. Die größte Prägung ist in unseren ersten Lebensjahren erfolgt – durch die Überzeugungen und Glaubenssätze unserer Eltern, durch unser soziales, kulturelles und geografisches Umfeld, durch die Religion usw. Erst später fangen wir an, den Wahrheitsgehalt von Botschaften zu hinterfragen. So entsteht in dieser Phase der Kindheit der Grundstock für unser persönliches Glaubens- und Wertesystem, das wir – glücklicherweise – auch wieder verändern können.

Laut Bruce Lipton haben unsere Gedanken, Gefühle und Überzeugungen den entscheidenden Einfluss auf die Funktion unserer Zellen – und nicht unsere Gene. Wenn das so ist, sind wir nicht länger Opfer unserer genetischen Herkunft. Ganz im Gegenteil, wir selbst sind Schöpfer unserer Realität und können diese Schöpferkraft aktiv und bewusst einsetzen: für unsere Gesundheit, für unser Bewusstsein, für unser Leben, für alles, was wir erreichen wollen. Wir brauchen dazu nur Mittel und Wege, um uns aus unseren alten, krank machenden, beschränkenden Überzeugungen zu lösen und sie durch neue, gesunderhaltende, stärkende, visionäre, grenzüberschreitende Ansichten und Überzeugungen zu ersetzen.

Hier kommt nun auch die Zirbeldrüse ins Spiel: Da wir sie als das Organ auffassen, das uns weit über unsere begrenzte Wahrnehmung und unser eingeschränktes Bewusstsein hinausführen kann, indem sie uns das Tor zu unserer Seele und den Zugang zu unserer Visionskraft öffnet, können wir mit ihrer Hilfe ein neues, erweitertes Bild von uns selbst entwerfen. Ein Bild, das von der Überzeugung getragen wird, dass wir uns aus allen Begrenzungen lösen können und ungeahnte Kräfte in uns bergen, wie die Kraft der Selbstheilung, die Kraft der Visionen, die Fähigkeit zur Hellsichtigkeit und die Fähigkeit, das Tor zum Allbewusstsein zu öffnen.

Zusammengefasst: Gemäß den Erkenntnissen von Bruce Lipton werden wir nur sehr wenig bis überhaupt nicht von unseren Genen bestimmt. Wir können ihnen die Macht geben, indem wir an den überkommenen Dogmen festhalten; damit verzichten wir darauf, unsere Schöpferkraft sinnvoll zu nutzen: Die alten Überzeugungen werden für uns zum Gesetz, und nachdem sich die Dinge oft so manifestieren, wie wir ihnen die Macht verliehen haben, erscheint unser Leben fremdbestimmt oder durch die Gene determiniert.[2]

2.3.4 Die Organsysteme des Menschen

Aus einzelnen Zellen bilden sich Gewebe, also Zellzusammenschlüsse mit derselben Funktion, aus denen Organe gebildet werden. Organe, die sich zu einer funktionellen Einheit zusammenschließen, bezeichnen wir als »Organsystem« oder »Organapparat«. Dabei gibt es eine Vielzahl von Überschneidungen und Wechselwirkungen zwischen den Organen und Organsystemen. Zum Beispiel gehören zum Verdauungssystem alle Organe, die die Nahrung aufnehmen, zerkleinern, transportieren, aufspalten, resorbieren und ausscheiden. Dazu zählen also die Lippen, die Mundhöhle, die Zähne, die Speiseröhre, der gesamte Magen-Darm-Trakt, die Leber, die Galle, die Bauchspeicheldrüse, das Rektum und der Anus.

Beim Menschen unterscheiden wir folgende Organsysteme:

Nervensystem: Es hat die Aufgabe, äußere und innere Reize und somit Veränderungen in der Außen- und Innenwelt als Signal wahrzunehmen, weiterzuleiten, in den entsprechenden Hirnarealen aufeinander zu beziehen und zu vergleichen sowie einen Bezug herzustellen zu unseren abgespeicherten Erinnerungen, Erfahrungen, Überzeugungen und bisherigen Verhaltensmustern. Daraus muss eine Reizantwort geformt werden, um sinnvolle Reaktionen und eine ständige Anpassung an die äußere und innere Umwelt zu ermöglichen und zu gewährleisten.

Hormonsystem: Es besteht aus Zellen und Drüsen, die Signalstoffe in Form von Hormonen absondern, und reguliert somit Stoffwechselvorgänge und Organfunktionen.

Herz-Kreislauf-System: Es umfasst das Herz als Zentralorgan des Blutkreislaufes sowie alle Blutgefäße. Es sichert das Überleben des gesamten Organismus: Einerseits befördert es alle notwendigen

Nährstoffe und Sauerstoff zu den Zellen; andererseits transportiert es Schlacken (➧ Kap. 7.3.1), Abfallstoffe und Kohlendioxid zu den entsprechenden Ausscheidungsorganen. Gleichzeitig beinhaltet es einen wichtigen Teil unseres Abwehrsystems.

Atmungssystem: Es sorgt für den notwendigen Gasaustausch im Körper. Grob vereinfacht gesagt, wird damit Sauerstoff aufgenommen, den jede Zelle benötigt, und Kohlendioxid als Abfallstoff der Zellen wird ausgeschieden. Die Atmung wird dabei in eine äußere Atmung (Atemwege, Lunge und Bronchien) und eine innere Atmung (Zellatmung) unterschieden.

Verdauungssystem: Es ermöglicht die Nahrungsaufnahme, den Transport, die Verdauung und die Ausscheidung. Bei der Verdauung werden die in der Nahrung enthaltenen Nährstoffe für den Körper verwertbar gemacht.

Urogenitalsystem: Dazu zählen der Harnapparat, der für die Bildung und Ausscheidung des Urins zuständig ist, sowie die Geschlechtsorgane, die primär der Fortpflanzung und Arterhaltung dienen.

Bewegungsapparat: Er sorgt dafür, dass der Körper in einer festgelegten Form bleibt, aber trotzdem zielgerichtet bewegt werden kann. Dafür ist er aus festen und beweglichen Organen zusammengesetzt.

Immunsystem: Es ist für die biologische Abwehr verantwortlich und verhindert Schädigungen durch Krankheitserreger.

2.3.5 Übergeordnete Steuersysteme

Damit die Milliarden von einzelnen Zellen harmonisch miteinander arbeiten und ihre Aufgaben störungsfrei erfüllen, ist eine übergeordnete, intelligente Steuerinstanz notwendig, die alles koordiniert und strukturiert. Vordergründig könnte man nun das zentrale Nervensystem (ZNS) als diese Instanz lokalisieren – was aus biologischer Sicht auch gemacht wird. Aber wer oder was gibt dem

ZNS seine Impulse? Woher weiß es, was zu tun ist? Sind es wirklich nur genetische und evolutionäre Programme, die alles am Laufen halten?

Auch Tiere und Pflanzen folgen anscheinend ihren vorgegebenen, fest installierten Programmen des Werdens und Vergehens. Bisher ging man in der Naturwissenschaft davon aus, dass durch den genetischen Code, den jede einzelne Zelle enthält, genau festgelegt ist, wie die Zelle zu arbeiten hat. Dabei werden all unsere Systeme über das Nerven- und Hormonsystem koordiniert.

Das ganze menschliche System arbeitet mit Kontroll-, Regel- und Rückkopplungssystemen. Treffen von irgendwoher Informationen ein, werden sie geprüft, verarbeitet, weitergeleitet, und es erfolgen Reaktionen (Antworten auf die Reize), indem die Regelsysteme für eine optimale Antwort justiert werden.

2.4 Das Wunder des Bewusstseins und der Wahrnehmung

Aus den Informationen und Reizen, die wir auf allen inneren und äußeren Ebenen ununterbrochen wahrnehmen und verarbeiten, formen wir unsere ureigenen Reaktionen und bilden unsere Sichtweise der Welt. Daraus entwickelt sich unser persönliches Bewusstsein von uns selbst und von der Welt. Wie weit oder eng dabei unser Bewusstsein zunächst ist, hängt von vielen Faktoren ab. Letztendlich ist es genau dieses Bewusstsein, das uns als Spezies ausmacht. Wir sind uns unserer selbst bewusst, und aufgrund dieses Selbstbewusstseins sind wir in der Lage, uns in einem Kontext zur Welt wahrzunehmen. Wir können zeitliche und geschichtliche Strukturen erfassen und über uns selbst, über unser Wesen, unsere Motivation, unseren Antrieb, unsere Handlungen und die daraus entstehenden Konsequenzen nachdenken. Wir sind also zur Reflexion und Selbstreflexion fähig. Wir können Gefühle wie Glück, Liebe, Zufriedenheit oder auch das Gegenteil empfinden. Wir können auf unsere Wahrnehmungen und Empfindungen, auf unsere Gedanken, Gefühle, Wünsche und Sehnsüchte reagieren, und wir haben die Freiheit, selbst zu entscheiden, was wir tun und was nicht.

Wir sind mit einem eigenen Willen ausgestattet, der uns wiederum die Verantwortung der Willens- und Entscheidungsfreiheit aufbürdet, und durch unsere Fähigkeit, gemäß unseren inneren und äußeren Wertesystemen zwischen Gut und Böse zu unterscheiden, sind wir auch verantwortlich für unser Handeln oder für unsere Unterlassungen. Wir erkennen mehr oder weniger bewusst diese Grundpolarität, in der wir uns bewegen – also die Gegensätzlichkeit der gesamten Schöpfung, die sich darin ausdrückt, dass es zu allem immer einen Gegenpol gibt: hell – dunkel; gut – böse; Mann – Frau … Aufgrund dieser Polarität haben wir gelernt, dass wir uns immer für oder gegen etwas entscheiden müssen.

Gleichzeitig sind wir mit einem schier unstillbaren Forschergeist ausgestattet und streben nach Erkenntnis auf allen Ebenen unseres Seins. Wir wissen um unsere Unfähigkeit, mit dem begrenzten Bewusstsein sinnvolle, übergeordnete Zusammenhänge zu erkennen, und leiden an der zunächst nur sehr begrenzten Überschaubarkeit unseres Handelns. Wir wollen die Welt verstehen und wissen, warum wir hier sind. Wir wollen unseren engen Rahmen erweitern und streben nach einem höheren Bewusstsein. Über unser Wertesystem und unser Herz sind wir fähig zu Liebe, Gnade, Hingabe usw.

Gleichzeitig sind wir aber in unseren alten evolutionären Programmen und Trieben gefangen, und der Überlebenstrieb bleibt zunächst die dominierende Triebfeder unseres Seins. Trotzdem wollen wir verstehen und machen uns auf die Sinnsuche. Dabei lassen wir uns immer wieder von unseren Ängsten und Begrenzungen ausbremsen und erliegen nur allzu oft den Verlockungen der Macht. Wir möchten besser sein als die anderen, erschaffen Strukturen der Unterdrückung und Dominanz anstatt natürliche Hierarchien, und wir haben durch unsere Fähigkeiten und Fertigkeiten die Möglichkeit geschaffen, uns selbst und die ganze Erde zu zerstören.

All das sind Facetten des menschlichen Bewusstseins. Wir möchten ohne Angst in einem sicheren Rahmen leben, wir möchten lieben und geliebt werden, wir suchen und streben nach Sinn, Anerkennung und Erleuchtung.

All diese Fähigkeiten und Anlagen sind durch unsere körpereigenen Informationssysteme möglich. Dank unseres Bewusstseins von uns selbst und der Welt besteht die Möglichkeit, dass sich uns ein tieferer Lebenssinn erschließt, zumindest sind wir in der Lage, eine Sinnfrage zu stellen, über unseren Daseinszweck nachzudenken und zu philosophieren.

Betrachten wir nun aber zunächst den Aufbau des menschlichen Bewusstseins.

2.4.1 Das menschliche Bewusstsein

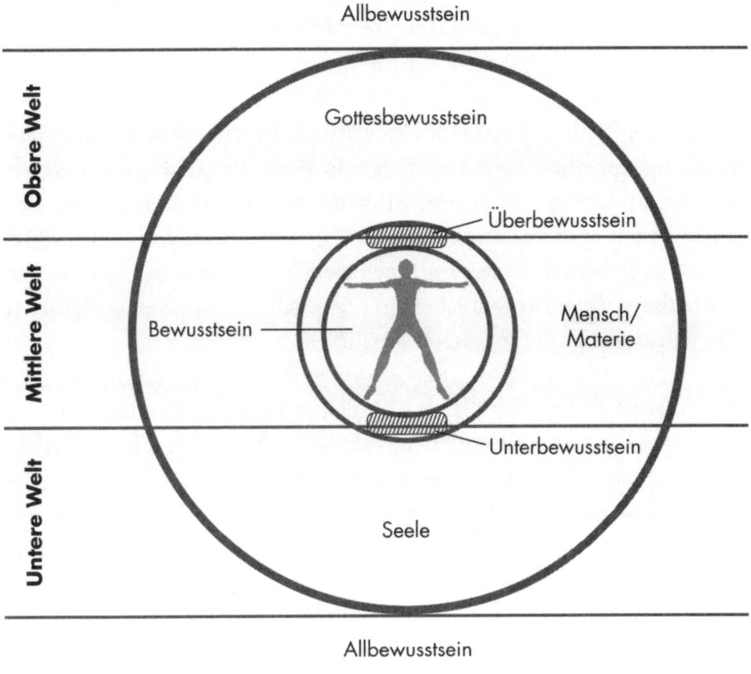

Ebenenmodell
»Das menschliche Bewusstsein«

Aus schamanischen, psychologischen und spirituellen Sichtweisen und Einteilungen der Welt können wir für das menschliche Bewusstsein verschiedene Ebenen ableiten:

Die mittlere Welt: Sie liegt zwischen unterer und oberer Welt und wird unterteilt in die alltägliche und die nicht alltägliche Wirklichkeit. **Die alltägliche Wirklichkeit** entspricht unserer Alltagsrealität mit allem, was wir darin wahrnehmen können. **Die nicht alltägliche Wirklichkeit** finden wir auf derselben Ebene – allerdings können wir sie nicht mit unseren fünf Sinnen erfassen. Normalerweise bleibt sie uns verborgen. Hier finden wir zum Beispiel die Chakras, die Aura und die Geistwesen der Natur.

Mit unserem normalen **Wachbewusstsein** können wir die alltägliche Wirklichkeit wahrnehmen und uns darin bewegen.

Mit einem **leicht erweiterten Bewusstsein** erlangen wir Zugang zur nicht alltäglichen Wirklichkeit.

Die obere Welt: Hier öffnet sich unser Bewusstsein aus der Begrenzung der alltäglichen, sichtbaren Welt. Im Übergangsbereich liegt unser Überbewusstsein. Hier lösen wir uns aus unserer Beschränktheit und verbinden uns mit unserem höheren Selbst. Mit einem nochmals erweiterten Bewusstsein tauchen wir ein in das **Gottesbewusstsein;** wir erfahren die göttliche Weisheit, außerdem uns selbst als Schöpfer unserer Realität.

Die untere Welt: Hier öffnet sich ebenfalls unser Bewusstsein aus der Begrenzung der alltäglichen, sichtbaren Welt. Im Übergangsbereich liegt unser **Unterbewusstsein**. Hier erlangen wir Zugang zu allen in uns abgespeicherten positiven und negativen Glaubenssätzen, die unser Leben maßgeblich beeinflussen, und tauchen ein in die Kollektivebene der menschlichen Archetypen und psychologischen Grundmuster. Mit einem nochmals erweiterten Bewusstsein gehen wir ein in das Land unserer Seele und erleben uns selbst in unserer Seelenlandschaft mit den Archetypen der Seele. Hier erlangen wir Zugang zu den in uns abgespeicherten ursächlichen Grundmustern unserer Krankheiten und zu unserer Seelenführung.

Das Allbewusstsein: Überschreiten wir die Grenzen unseres Bewusstseins, löst sich alles auf – wir erfahren uns als die Einheit, die unbegrenzte Liebe und das Allbewusstsein jenseits von Raum und Zeit.

Dieses Schema umfasst also weit mehr als unser enges, materialistisches Welt- und Menschenbild. Es zeigt, dass die unsichtbaren Welten seit Jahrtausenden bekannt sind und bereist wurden, so wie es im Amazonasgebiet in Zeremonien mithilfe von Ayahuasca immer gemacht wurde und auch noch heute gemacht wird (➧ Kap. 4.4.3).

Das Bewusstsein und die Hirnwellen im EEG

Alles Existierende hat eine Eigenschwingung. Die Frequenz gibt an, wie schnell bei einem periodischen Vorgang die Wiederholungen aufeinanderfolgen. Wird zum Bespiel eine Trommel 4-mal pro Sekunde geschlagen, spricht man von einem 4-Hertz-Rhythmus. Genauso ist es bei unseren Hirnwellen: Unser Gehirn erzeugt andauernd ein unterschiedliches Gemisch verschiedener Schwingungen bzw. Wellen, die im EEG sichtbar gemacht werden können. Hier gibt die Frequenz an, wie viele fortlaufende Schwingungen pro Sekunde stattfinden. Durch die Analyse der im EEG gemessenen Spannungskurven können vage Aussagen über den jeweiligen Bewusstseinszustand des Menschen getroffen werden, da unterschiedliche Wachheitsgrade durch ein verändertes Frequenzspektrum begleitet werden.

Unsere Hirnwellen werden nach ihrer Frequenz in fünf Kategorien eingeteilt:

- **Gamma-Wellen** (ca. 100–35 Hertz): Sie sind bislang wenig erforscht; sie sind kennzeichnend bei starker Konzentration, Lernprozessen oder beim Meditieren. Bei transzendenten Erfahrungen und Zuständen, wie wir sie aus Ayahuasca-Berichten (➧ Kap. 4.4.3) oder von der erweckten Kundalini-Energie (➧ Kap. 5.4; Ich–Verlust, universelles Wissen, Einheitserlebnisse) kennen, spielen sie ebenfalls eine Rolle. Auch wenn sich verschiedene Hirnareale synchronisieren, treten die Gamma-Wellen auf.
- **Beta-Wellen** (ca. 34–15 Hertz): Diese sind vorwiegend bei normalem Wachbewusstsein festzustellen, der höhere Frequenzbereich vor allem auch bei Unruhe, Stress oder Angst und der niedere Frequenzbereich bei klarem Denken, bei Zuständen der Wachheit, Aufmerksamkeit und Kreativität.

- **Alpha-Wellen** (ca. 14–8 Hertz): Sie sind hauptsächlich bei geschlossenen Augen charakteristisch. Der Alpha-Wellenanteil verstärkt sich bei leichter Entspannung. Je gelöster und entspannter die Grundhaltung, desto höher wird der Anteil. Die Alpha-Wellen spielen auch eine wichtige Rolle bei der Meditation, da sie es uns ermöglichen, die Inhalte der Meditation mit in unser Wachbewusstsein zu bringen.
- **Theta-Wellen** (ca. 7–4 Hertz): Sie sind bei Kleinkindern physiologisch und treten beim Erwachsenen in leichten Schlafphasen und während des Träumens auf. Sie kommen besonders in der Meditation vor und wenn wir unser Unterbewusstsein und unsere seelischen Bereiche betreten. Auch wenn es um kreative und spirituelle Erfahrungen geht, spielen die Theta-Wellen eine Rolle. Ohne gleichzeitig auftretende Alpha-Wellen bleiben alle Bilder und Erfahrungen im Theta-Wellenbereich im Unterbewusstsein, sodass wir uns nicht daran erinnern.
- **Delta-Wellen** (ca. 3–0,5 Hertz): Sie sind typisch für die meist traumlose Tiefschlafphase, kommen aber auch in Kombination mit anderen Hirnwellen vor, gerade wenn es um unsere Intuition und hier besonders um das Einfühlungsvermögen geht.

2.4.2 Bewusstseinsprägungen

Normalerweise bewegen wir uns mit unserem Bewusstsein in sehr eng gesteckten Grenzen; eine deutliche Erweiterung unseres Bewusstseins findet nicht oder nur selten statt. Im Gegenteil, es zeigt sich allzu oft, dass wir dazu neigen, es uns in unseren selbst geschaffenen Komfortzonen gemütlich zu machen. Damit nutzen wir nicht einmal einen Bruchteil unserer Möglichkeiten, die uns in Wahrheit zur Verfügung stehen.

Bei unserer Geburt haben wir einerseits noch ein sehr weites Allbewusstsein, andererseits scheint sich unser ganzes Streben zunächst auf das Überleben zu konzentrieren. Wir brauchen Nahrung, Wärme, Geborgenheit und Liebe. Unsere Wahrnehmung der Welt ist beschränkt auf die Personen, die in unser Sichtfeld kommen, und wir sind von inneren Impulsen und Überlebenstrieben bestimmt. Je älter wir werden, desto größer wird sowohl in der Außenwelt als auch in uns der Raum, den wir erfassen können. Damit erweitern wir auch unser Bewusstsein.

Allerdings sind wir im Bauch unserer Mutter und vor allem in den ersten Jahren nach der Geburt auf andere Menschen angewiesen; unser Überleben hängt von ihnen ab. Das hat zur Folge, dass wir uns an ihnen orientieren und schnell lernen, was wir tun müssen, damit unsere Bedürfnisse am besten befriedigt werden. Es findet also eine Grundprägung statt, die unser Bewusstsein einerseits in eine bestimmte Richtung lenkt und es andererseits zu Einschränkungen führt. Wir alle erleben eine mehr oder weniger liebevolle Erziehung, die oft geprägt ist von vielen Neins und die in uns ein Wertesystem installiert.

2.4.3 Die Entstehung der Hirnverschaltungen

Nach und nach werden in unseren ersten Lebensjahren die Verschaltungen unseres Gehirns und der einzelnen Nervenzellen untereinander aufgebaut. Es wird entscheidend von unserem Innen- und Außenerleben und unseren Wahrnehmungen bestimmt, wie sich diese Verschaltungen gestalten. Unser Bewusstsein von uns selbst und von der Welt formt sich aufgrund dessen, was wir erleben, erfahren, erleiden, fühlen und was uns vorgelebt wird.

Mit der Pubertät gehen besonders große Umbauprozesse im Gehirn einher. Während wir unsere bisherigen Erfahrungen und Erlebnisse hinterfragen und uns in mancher Hinsicht davon verabschieden, lösen sich die bis dahin entstandenen Verschaltungen teilweise auf und neue werden gebildet. Allerdings geht dieser Prozess nicht so weit, dass sich daraus ein komplett neues Ich bilden würde. Grundprägungen, vor allem die Prägungen durch traumatische Erlebnisse, bleiben abgespeichert. Im Rahmen dieser Umbauprozesse findet in uns eine Neuorientierung und Neuausrichtung statt, wodurch sich unsere Persönlichkeit gestaltet und wir unser Bewusstsein aus dem direkten Einflussbereich der Eltern oder unseres bisherigen bestimmenden Umfeldes lösen. So entsteht ein individueller Bewusstseinsraum, der sich mit dem Abklingen der Pubertät zunächst wieder verfestigt. Ob wir für neue Erfahrungen offen bleiben, ob wir bereit sind, unsere Persönlichkeit weiterzuentwickeln und unser

Bewusstsein ständig den neuen Erfahrungen anzupassen, hängt sehr von unseren bisherigen Erfahrungen ab. Hat sich ein Grundvertrauen in das Leben gebildet, wurden wir eher materiell geprägt oder gab es genügend Raum für eigene Fantasie und für das Erkunden der Welt? Haben sich in uns Ängste festgesetzt oder haben wir Mut und Zuversicht entwickelt? Empfinden wir das Leben und die Welt als einen Ort der Magie und des Zaubers, als einen Ort der unendlichen Möglichkeiten? Oder fühlt sich das Leben eng an, wobei uns die Welt bzw. das Universum als ein kalter, unwirtlicher Ort erscheint, an dem wir uns hauptsächlich vor den Widrigkeiten schützen müssen? Können wir unser Bewusstsein für die Welt öffnen und offen bleiben oder beschränken wir uns und ziehen uns in vermeintlich sichere, geschützte Zonen zurück? Bewegen wir uns in engen Grenzen, die wir oft als Komfortzonen definieren, und richten unser Bewusstsein in diesem kleinen Raum ein oder erkunden wir sowohl in uns als auch im Außen immer wieder neugierig die Welt jenseits unseres persönlichen Horizonts, um permanent unser Bewusstsein zu erweitern? Die Zirbeldrüse ist das Organ, das als Schnittstelle zwischen unserem individuellen Bewusstsein und dem Allbewusstsein fungiert.

2.5 Der Sinn der menschlichen Existenz

Ob es Ihnen sinnvoll erscheint, Ihr Bewusstsein zu erweitern, und in welcher Form Sie das machen wollen, können nur Sie selbst entscheiden. Es gibt keinen allgemeingültigen Sinn, und nur der Mensch, der Abstand zu sich selbst herstellen und sich bei seinem Tun beobachten kann, ist überhaupt dazu in der Lage, sich diese Frage zu stellen. Er muss es aber auch nicht tun. Wohl kein Mensch denkt andauernd über die Sinnhaftigkeit des Daseins und seines persönlichen Handelns nach. Die große Frage nach dem Sinn des Lebens stellt sich uns oft bei wichtigen Entscheidungen, in Übergangssituationen, bei der Geburt eines Kindes, nach dem Tod eines nahestehenden Menschen, in lebensbedrohlichen oder schweren traumatischen Situationen und muss dann individuell beantwortet werden.

Seinen eng begrenzten Bewusstseinsraum zu verlassen und neue Erfahrungen in sein Leben zu integrieren, gelingt jenen Menschen wesentlich besser, die allgemein eine offene Haltung und Vertrauen in das Leben entwickelt haben. Solange wir nicht wissen, wofür es sich zu leben lohnt, fehlt uns ein tieferer Sinn. Am reinen Überleben in der engen Komfortzone, die schnell zu eng und zum unerträglichen Gefängnis werden kann, halten dagegen vor allem Menschen fest, die sich von ihren Ängsten und Zweifeln beherrschen lassen.

Die gute Nachricht ist, dass wir alle unabhängig von unserer bisherigen Geschichte und den äußeren Gegebenheiten und Umständen durch körpereigene Systeme die Möglichkeit haben, unsere Zufriedenheit, unser Grundgefühl des Lebensglücks und unser Wohlbefinden zu steigern. Das Hormon Serotonin, das auch als »Glückshormon« bezeichnet wird und das gleichzeitig den wichtigsten Baustein für die Hormonproduktion der Zirbeldrüse darstellt, schenkt uns allen diese Fähigkeit. (Die genauen Zusammenhänge erläutern wir in ➧ Kap. 4.4.)

2.5.1 Die persönliche Sinnfrage

Wissen Sie, warum Sie hier auf dieser Welt sind? Sehen Sie einen Sinn in Ihrem Leben? Erkennen Sie einen tieferen Sinn in all Ihren Begegnungen mit anderen Menschen, mit Situationen und Herausforderungen, die Ihnen das Leben stellt?

Naturvölker und Stämme, die auch heute noch in natürliche Kreisläufe des Daseins eingebunden sind, haben meist durch ihre Überlieferungen, Mythen und Schöpfungsgeschichten eine klare Vorstellung vom Sinn ihrer Existenz. Sie fühlen sich verbunden und eingebunden in die kleinen und großen Rhythmen der Natur und stellen grundlegende Notwendigkeiten nicht infrage. In Anbetracht des Selbstverständnisses der Naturvölker, von Schriften der Religionen einerseits sowie von Problemen, Defiziten und Krankheiten moderner westlicher Gesellschaften mit eher fragwürdigen, zerstörerischen Zielsetzungen andererseits lässt sich ein Bild zeichnen, das den Sinn der Existenz aus einer höheren Ebene darstellt.

Wir alle sind hier, um …

… uns und unsere Seele weiterzuentwickeln;
… unsere persönliche Lebensaufgabe zu meistern;
… unsere überpersönliche Lebensaufgabe zu erfüllen;
… die bedingungslose Liebe in allem zu erkennen und sie aus uns heraus erstrahlen zu lassen;
… aus alldem unsere Lebensvision und Lebensmission zu erkennen und zu leben;
… das Leben zu feiern;
… unser Bewusstsein permanent zu erweitern, bis wir wieder im Allbewusstsein erleuchtet zu Hause sind.

2.5.2 Unsere persönliche Seelenentwicklung und Reinkarnation

Bei unserer Geburt – und schon im Mutterleib – ist unsere Seele kein unbeschriebenes Blatt. Wir alle haben bereits eine Menge an Erfahrungen gesammelt. Wir befinden uns auf einer Wanderung durch Raum und Zeit. Wir inkarnieren uns immer wieder auf der Erde, um uns weiterzuentwickeln, die Facetten des Lebens und des Liebens zu lernen und irgendwann nach Hause zurückzukehren. Nach Hause in die Einheit, in unsere göttliche Heimat, in die reine, pure Liebe, in das Allbewusstsein.

Viele Menschen empfinden das Leben hier auf der Erde eher als Last und Bürde. Sie werden geleitet von Angst, Ablehnung, Vorbehalten, Abgrenzung, Streit, Rechthaberei, Hass, Ohnmacht … Gerade in der heutigen Zeit herrscht zugleich ein grenzenloser Egoismus. Jeder ist sich selbst der Nächste. Rücksichtslos wird der eigene Vorteil zum Maß aller Dinge; andere Menschen, Lebewesen und die ganze Erde werden ausgebeutet, benutzt und zerstört. Von einem Bewusstsein für die Zusammenhänge des Lebens ist oft nicht viel zu spüren.

Nur wenige Menschen gehen dagegen aufrecht in ihrer wahren inneren Größe durchs Leben, dienen dem Leben aus einer Position der Stärke, der Würde und der bedingungslosen Liebe heraus. Wie auch immer man diese Welt und die gesamte Schöpfung sieht – als einen Ort des Mangels, der Kälte, des Verderbens, der Angst und Unsicherheit oder als einen Ort der Schönheit, der Fülle, der Liebe und der Geborgenheit: Unsere Seele trägt den göttlichen Funken aus einer Welt jenseits all dieser beschränkenden Sichtweisen in sich. Tief in uns wissen wir, dass es jenseits der gefühlten Trennung einen Ort gibt, an dem wir wieder verschmelzen, an dem sich alles zu einem großen Ganzen vereint, an dem reine, pure Liebe herrscht. Manchmal taucht im Leben ein Funke davon auf, und wir erinnern uns, dass die Welt und unsere Sichtweise davon nur eine Illusion ist und dass wir gerade jetzt, in diesem Moment, zu Hause sind. Durch die Aktivierung der Zirbeldrüse öffnen wir sanft und dauerhaft das Tor zu dieser Welt des unbegrenzten Lebens.

Die persönliche Lebensaufgabe

Unsere Seele hat viele positive und negative Erfahrungen auf ihrer Wanderung durch die Inkarnationen gemacht. Auf der Basis all dieser Erfahrungen stellen wir uns selbst eine persönliche Lebensaufgabe, die an alle unsere bisherigen Erfahrungen anknüpft.

Die überpersönliche Lebensaufgabe

Wir alle gehören zur Spezies Mensch, und so wie es eine individuelle Lebensaufgabe für jeden Einzelnen gibt, haben alle Menschen auch eine gemeinsame, übergeordnete Aufgabe. Schamanen bezeichnen dies als das »Dasein als Erdenhüterinnen und Erdenhüter«.

Werfen Sie einmal einen Blick nach draußen in die Welt: Wo behüten und beschützen wir die Welt, die Natur, die Schöpfung? Ist es nicht vielmehr so, dass wir in unserem kollektiven grenzenlosen Egoismus die gesamte Schöpfung ausbeuten und sie missbrauchen? Unsere Gier nach immer mehr macht vor nichts und niemandem halt. Und wir alle sind mit unserem persönlichen Verhalten an diesem Wahnsinn beteiligt.

Die Liebe

Versuchen Sie mit Ihrem Herzen zu schauen und nicht mit Ihrem Verstand! Aus echter, tiefer Herzensweisheit und Herzenssicht lösen sich alle Widersprüche und Ungereimtheiten des Lebens auf und verschmelzen wieder zu dem, was sie letztendlich sind: Ausdruck des Lebens und der Liebe, die hinter allem steht und alles durchdringt.

Liebe ist das Grundprinzip der Schöpfung und dieses Universums. Sie ist der Baustoff, aus dem alles gemacht ist. Die Liebe ist die feinstoffliche Energie, aus der dieses Universum gewebt ist. Liebe führt in die innere Freiheit und Weite.

Die Vision und die Mission

Aus der persönlichen und überpersönlichen Lebensaufgabe und der Fähigkeit zur bedingungslosen Liebe erwächst unsere persönliche Lebensvision: Wenn wir uns auf den Weg machen und in uns lauschen, hören wir in uns – in unserem Herzen – eine leise Stimme, die uns die Richtung weist. Folgen wir ihr voller Vertrauen, dann führt sie uns zu unserer Vision. Aus dieser Vision dürfen wir dann unsere persönliche Mission entwickeln und in die Tat umsetzen – das heißt, wir beginnen unsere Vision zu leben. Wir schenken der Welt all das, was wir mitgebracht haben, und bereichern so die Welt, die Menschen, die Schöpfung und uns selbst. Wir werden zu Dienern des Lebens und der Liebe.

Das Leben feiern

Jetzt wird das Leben zu einem Fest. Aus dem tiefen Wissen um unsere Aufgabe, unseren tieferen Sinn und unser Ziel gestalten wir alle Begegnungen und Beziehungen zu einer Feier des Lebens und der Liebe. Wir müssen nicht mehr aus der verletzten Position des Ego heraus taktieren, betrügen, manipulieren und leiden, sondern sind in der Lage, uns ganz dem Leben hinzugeben. Unser altes, verletztes Ego verbrennt im Feuer der Transformation und macht

Platz für das, was wir immer schon waren, sind und sein werden: pure Energie – reine, bedingungslose Liebe.

Die Erleuchtung als Ziel

Das Christentum lehrt, dass wir nach unserem Tod bei entsprechender Lebensweise an die Seite Gottes bzw. ins Paradies zurückkehren, wobei dies als ein Ort der Glückseligkeit und des Einsseins beschrieben wird.

Im Buddhismus und im Hinduismus wird die Erleuchtung als das große Ziel des Menschseins angesehen. Dieser Zustand kann bereits zu Lebzeiten erreicht werden und wird als das Eintauchen in das Allbewusstsein beschrieben, in dem sich alle Begrenzungen auflösen und wir uns wieder in der Einheit und unendlichen Liebe erleben. Unser Ich, an das wir uns normalerweise so klammern, löst sich auf, und wir tauchen ein in die Glückseligkeit. Mit der Aktivierung der Zirbeldrüse öffnen wir das Tor, das uns dieses Einheitserleben überhaupt erst ermöglicht. Im Hinduismus wird der Weg als die Aktivierung der Chakras und das Aufsteigen der Kundalini-Energie beschrieben (➧ Kap. 5.4), die bei entsprechender Vorbereitung auf die aktive Zirbeldrüse trifft und dann das Tor zur Erleuchtung öffnet. Auch hier wird deutlich, wie wichtig eine funktionsfähige Zirbeldrüse und ein funktionierendes Chakra- und Energiesystem sind.

Bei einem Menschen mit belastetem oder blockiertem Energiesystem und einer nur eingeschränkt einsatzfähigen Zirbeldrüse kann eine unbedachte Aktivierung der Kundalini-Energie zu traumatischen Störungen führen. Anstelle echter Erleuchtungserlebnisse kann es zu massiven psychischen oder körperlichen Schäden kommen. Daher ist es immer ratsam, zuerst sich selbst, seinen Körper und sein ganzes System so weit zu reinigen und zu klären, dass eine echte, uneingeschränkte Bereitschaft besteht, entsprechende Erlebnisse physisch, geistig und psychisch zu verarbeiten.

Wohin jeder Mensch seine Energie im Leben lenkt und was ihm wirklich wichtig ist, bleibt der persönlichen Entscheidung überlassen. Solange wir uns aus der Sicht unserer Seele nur an Unwichtigem orientieren, wie materiellem Reichtum und Erfolg um jeden

Preis, brauchen wir uns nicht zu wundern, wenn wir keinen tieferen Lebenssinn erfahren und uns irgendwann leer, ausgebrannt, erschöpft und krank fühlen.

Wenn wir dagegen etwas in unserem Leben kennen, was im Einklang mit unserer Seelenabsicht steht und wofür wir innerlich brennen, dann wissen wir auch, wofür es sich zu leben lohnt, und sind bereit, wirklich alles dafür zu geben.

Bewusstseinserweiterung

Man kann das Leben mit all seinen Beschränkungen und Begrenzungen auch als das Spielfeld sehen, in dem wir permanent aufgefordert werden, unser Bewusstsein auszudehnen. Dies funktioniert sicherlich nicht durch Anhäufung von Wissen, sondern durch Weisheit. Echte Bewusstseinserweiterung ist frei von egoistischen Motiven; sie öffnet dem großen Ganzen den Raum, in dem wir wirklich zu Hause sind: im grenzenlosen Allbewusstsein.

In schamanischen und spirituellen Betrachtungen dient die vor uns liegende Zeit einzig diesem Ziel: alles Trennende und Beschränkende zu überwinden; Frieden zu schließen mit sich selbst und der gesamten Schöpfung; eins zu sein mit allem, was ist, also letztendlich wieder in das grenzenlose Bewusstsein einzutauchen – oder anders ausgedrückt, sein ganzes menschliches Potenzial zu entfalten und erleuchtet nach Hause zu gehen.

2.6 Der Mensch im schamanisch-spirituellen Kontext

Wir Menschen sind Teil des fortdauernden, schöpferischen Prozesses des Universums. Dabei sind wir nicht nur passive Zuschauer, sondern senden durch unsere Gedanken, Gefühle, Worte und Handlungen permanent Energie aus und weben am großen Netz der Schöpfung mit. Daher sind wir gleichzeitig Mitschöpfer des großen Ganzen. Über die »Energiefäden«, die wir dadurch erzeugen und die die gesamte sichtbare und unsichtbare Existenz durchdringen, sind wir mit allem verbunden, was in diesem Universum existiert. Eine Trennung in ein Ich und ein Du, so wie wir sie normalerweise empfinden, gibt es deshalb nicht.

Solange wir uns mit unserem »niederen Selbst« identifizieren, bleiben uns die Zusammenhänge verschlossen. Erweitern wir aber unser Bewusstsein und verbinden uns wieder mit unserem »höheren Selbst«, erkennen wir, dass unser Bewusstsein unabhängig vom menschlichen Gehirn oder Geist existiert. Letztendlich wird über unser Gehirn ein Tor geöffnet, das uns dazu befähigt, aus unserem höheren Selbst heraus uns selbst zu betrachten und uns jenseits unserer ansonsten beschränkten Sichtweise als das zu erkennen, was wir in Wahrheit sind: reines, grenzenloses Bewusstsein. Wir erkennen, was die alten Weisen immer schon sagen: Die Welt ist wie ein Traum, und die ganze Welt eines Traumes besteht aus dem Bewusstsein des Träumenden.

Wir erkennen, dass wir einen Körper und eine Seele haben, aber wir wissen jetzt, dass wir Bewusstsein sind. Vielleicht hat der Körper Probleme und gilt als krank, vielleicht erleben wir emotionale Höhen und Tiefen, Gedanken kommen und gehen, das Leben mag schwierig oder leicht sein. Wir erfahren und wissen, dass all dies das Bewusstsein nicht berührt, denn es war immer, ist immer und wird immer sein.

2.6.1 Die schamanischen Bewusstseins- und Wahrnehmungsebenen

Die unterschiedlichen Areale des Gehirns waren Schamanen früherer Zeiten nicht bekannt, aber die schamanische Trance und ihre Verbindung zu anderen Dimensionen des Seins ermöglichte es ihnen, in verschiedene Bereiche der Realität zu reisen. So fanden sie vier grundlegend unterschiedliche Ebenen der menschlichen Wahrnehmung, die der gesamten evolutionären Entwicklung des Gehirns entsprechen, so wie es der amerikanische Hirnforscher Paul D. MacLean in seinem Modell des dreieinigen Gehirns formuliert hat[3] (das älteste, innen liegende Reptilienhirn, das Säugetiergehirn und das außen liegende Großhirn mit dem Neokortex als der Oberfläche des Großhirns und dem präfrontalen Kortex, der sich an der Stirnseite des Hirns befindet). Wir bezeichnen die schamanischen Bewusstseins- und Wahrnehmungsebenen hier in Anlehnung an einen schamanischen Sprachgebrauch als »Schlangenebene«, »Bärenebene«, »Falkenebene« und »Adlerebene«.

Erst in einem harmonischen, sinnvollen Miteinander kann der Mensch nach dieser Betrachtung sein volles Potenzial entfalten. Solange wir von einer Ebene abhängig sind, sind wir weder frei noch bewusste Schöpfer, sondern Abhängige und Gefangene unseres eigenen Systems.

Die Schlangenebene: Das Handeln wird rein von den Urinstinkten bestimmt. Es geht ums pure Überleben, also um Nahrungsaufnahme, Fortpflanzung, Sex und die grundlegende Entscheidung »Kampf oder Flucht« beim Zusammentreffen mit Feinden. Hier ist kein Platz für weiterführende Gedanken oder Gefühle. Jede Handlung ist lediglich vom Instinkt bestimmt, um das Überleben, die Selbst- und die Arterhaltung zu sichern.

Diese Wahrnehmungsebene ist dem Übergangsbereich zwischen dem Reptilienhirn und dem Säugetiergehirn zugeordnet. Es geht um die Materie, um unseren Körper und die Aufrechterhaltung seiner Funktionen.

Die Bärenebene: Dies ist die Ebene, auf der die Fähigkeit, zu denken und zu fühlen, entsteht. Wir sind nicht mehr rein von den Instinkten gesteuert, die Wahrnehmung wird weiter und differenzierter. Diese Ebene entspricht dem Übergang vom Säugetiergehirn zum Großhirn und ermöglicht es, Pläne zu schmieden, Dinge zu reflektieren, Ereignisse auszuwerten und zu bewerten.

Die Falkenebene: Hier eröffnet sich eine Wahrnehmungsebene, die weit über das reine Denken und Fühlen hinausreicht. Wir sind in der Lage, in Bildern zu träumen und die Zusammenhänge hinter der sichtbaren Realität zu erkennen. Hier ist die Wahrnehmungsebene der Seele, die Ebene der Archetypen.

Dies entspricht dem Neokortex. In diesem Bereich ist unsere Kreativität beheimatet. Es ist das Land der Bilder, Träume und Mythen, der Musik und Dichtung. Auf dieser Ebene kann man durch Visualisierung leichter die Realität verändern. Und hier beginnen wir zu verstehen, dass es mehr gibt als die materielle und logische Ebene; wir ahnen, dass alles einen Sinn hat, dass alles heilig ist.

Die Adlerebene: Auf dieser Ebene herrscht reines Bewusstsein. Es gibt keine Grenzen, keine Trennung mehr, Materie löst sich auf, alles besteht aus reiner Energie. Hier erlangen wir Zugang zur göttlichen Absicht, werden mit dem Spirit sowie mit unserer wahren Berufung und Lebensaufgabe konfrontiert. Wir treten in Kontakt mit dem göttlichen Prinzip. Im Gehirn entspricht diese Wahrnehmungsebene dem präfrontalen Kortex.

Um die ganze Kraft der Wahrnehmungsebenen nutzen zu können, ist es wichtig, dass alle Ebenen aktiviert und verbunden sind und dass keine Ebene dominant ist. Dies erreichen wir, indem wir mit Meditationen und Übungen (➧ Kap. 7.8) unsere Wahrnehmung erweitern und von störenden Einflüssen und Blockaden befreien. So stellen wir sicher, dass wir alle Areale unseres Gehirns optimal nutzen und in den jeweiligen Situationen und Herausforderungen entsprechend handeln können. Beim Meditieren auf der Adlerebene wäre es sicherlich sehr störend, wenn wir gleichzeitig permanent an Sex denken würden (Schlangenebene). Ebenso würden wir unsere Lust sicherlich schmälern, wenn wir beim Sex über das zu kochende Mittagessen oder den nächsten Geschäftstermin nachdenken würden.

Die Folgen der Identifikation mit der Materie

Solange wir uns mit der Materie und unserem Körper identifizieren, dominiert der Körper über den Geist; dann haben das Reptilienhirn und das frühe Säugetiergehirn mit seinen Überlebensinstinkten die Kontrolle: *»Ich bin ein Opfer der Umstände; ich bin den Zufällen und Widrigkeiten des Lebens hilflos ausgeliefert.«*

Sobald wir erkennen, dass wir geistige Wesen sind, können wir beginnen, mit unseren Werkzeugen – dem Verstand usw. – die Materie und unseren Körper entsprechend zu formen. Hier erahnen wir, dass alles möglich ist. Der Geist dominiert über die Materie. Das vom Ego (von allen Ängsten und Blockierungen) befreite Großhirn übernimmt die Kontrolle. Das zentrale Nervensystem (ZNS) ist von der Dominanz des Reptilienhirns befreit.

»Alles hat einen Sinn. Ich forme die Umstände meines Lebens selbst. Ich bin selbst der Schöpfer/die Schöpferin.«

Wenn wir uns von allen Ich-Konzepten befreien und wieder im Allbewusstsein sind, lösen sich alle Grenzen auf und wir erfahren uns als göttliche Wesen jenseits aller Einschränkungen und Hierarchien. Wir kommen in einen Zustand der Transzendenz jenseits von Körper, Geist und Seele. Um dieses Tor zu öffnen, benötigen wir neben dem präfrontalen Kortex die gesunde Zirbeldrüse und die Chakras mit der frei fließenden Kundalini-Energie. (Wir werden dies noch näher erläutern.)

»Ich bin der ich bin. Ich bin weder Opfer noch Täter. Ich bin.«

Wie weit oder eng unser Bewusstsein ist, hängt also immer auch davon ab, welche Hirnareale bei uns die Kontrolle übernehmen bzw. von welchen Hirnarealen aus wir agieren. Insofern ist es sinnvoll, alle Bewusstseinsebenen ohne Dominanz einer Ebene zu aktivieren; alle Ebenen sollten als Werkzeug des Geistes bzw. des höheren Selbst dienen und nicht vom verletzten Ego gesteuert werden, das uns den bewussten Zugriff auf den Neokortex und besonders auf das Allbewusstsein blockiert.

Sehr viele Menschen werden vor allem von den Hirnarealen dominiert, die rein auf das Überleben aus sind und deshalb besonders von der Angst, vom Sexual- und vom Nahrungstrieb bestimmt werden. All diese Triebe sind nichts Schlechtes; richtig eingesetzt ermöglichen sie uns die Grundlage für ein fantastisches Leben – wenn sie ein Werkzeug des höheren Selbst sind, frei und losgelöst aus den Klauen des verwundeten Ego.

Das verletzte Ego strebt nach einer Allmachtstellung, und das ist das genaue Gegenteil vom Allbewusstsein. Durch das Streben nach der Allmacht, um sein Areal, seine Rasse, sein Überleben zu sichern, entstehen gefährliche Ideologien und Überzeugungen, die keinerlei Liebe, Hingabe, Gnade, Demut, Hilfsbereitschaft usw. kennen, sondern nur den persönlichen Vorteil verfolgen. Wenn sich daraus energetische Felder aufbauen und Massenphänomene entwickeln, führt das zu Ausgrenzung, Unterdrückung, Folter, Mord,

Krieg usw. anstatt zu einer friedlichen, toleranten und bewussten Welt, in der sich jeder in maximaler Freiheit seinem Wesen gemäß entwickeln kann.

Menschen, bei denen vor allem das Reptiliengehirn und das frühe Säugetiergehirn dominieren, sind sehr leicht beeinflussbar und manipulierbar.

Wir müssen also unser Ego und alle Verletzungen heilen sowie inneren Frieden schließen. Und wir müssen unsere automatisierten, bestimmenden Triebe entkoppeln, sodass wir sie bewusst einsetzen können und sie nur noch in wirklich lebensbedrohlichen Situationen automatisiert aktivieren.

Dazu brauchen wir eine funktionsfähige Zirbeldrüse, da sie als übergeordneter Wächter alle anderen Systeme kontrolliert. Ohne funktionsfähige Zirbeldrüse bleiben wir immer innerhalb unserer Grenzen stecken, die uns die Sicht auf das große Ganze vernebeln und verwehren. Wir kommen nie wirklich an, sondern bleiben immer auf der Suche, oder wir geben auf und begnügen uns mit unserer Kleinheit und Beschränkung, anstatt in unsere wahre Größe und Schöpferkraft zu gehen und unser Leben aus den Impulsen des Allbewusstseins heraus zu gestalten.

Unser menschliches Bewusstsein kennt – zusammengefasst – vier Ebenen:

- **Das Überleben:** Wir identifizieren uns mit unserem Körper, und unser Bewusstsein ist nur an die Materie gebunden. Unser Körper bestimmt uns.
- **Das unbewusste Leben:** Unser Bewusstsein erkennt seine Macht über den Körper. Wir bemerken, dass wir in gewissen Grenzen die Materie formen und durch unser Handeln auch Einfluss auf unseren Körper nehmen können.
- **Das bewusste, reflektierte Leben:** Hier kommt es zu einer Distanzierung und Reflexion. Wir erkennen, dass unser Ich nicht identisch mit dem Körper ist.
- **Das Leben aus dem Allbewusstsein:** Hier lösen sich alle Konzepte von Ich und Du, von höherem Selbst und Ego, von Körper und Geist auf und verschmelzen im Allbewusstsein.

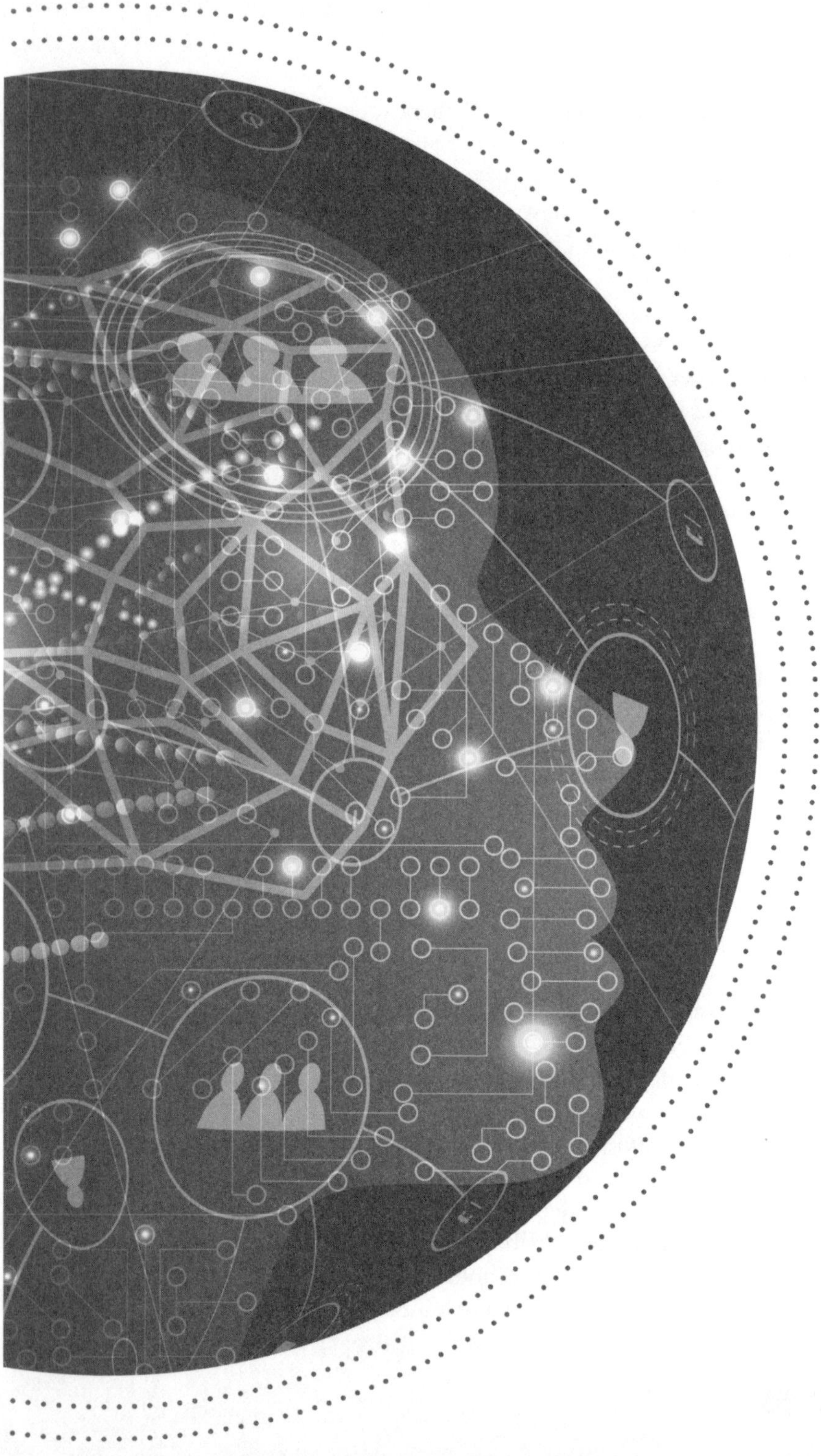

3. DIE INFORMATIONS-ÜBERTRAGUNG IM MENSCHEN

Der menschliche Organismus besitzt nach klassischer wissenschaftlicher Lehre zwei Systeme zur Informationsübertragung: Das schnelle und zielgerichtete **Nervensystem** leitet Informationen über Nervenleitungen und elektrische Impulse. Das langsamere, aber in seiner Wirkung länger anhaltende **Hormonsystem** arbeitet mit Botenstoffen, den Hormonen.

Wir ergänzen diese Systeme um zwei weitere, die uns im Zusammenhang mit der Zirbeldrüse wichtig erscheinen:

Das in Lichtgeschwindigkeit arbeitende System der Zellkommunikation über **Biophotonen** und das parallel zum klassischen Hormonsystem arbeitende Steuerungs- und Regelungssystem der **Zirbeldrüse,** das neben seinem Einfluss auf das Hormonsystem und das Nervensystem viele wichtige Regelkreise im Körper feinjustiert, großen Einfluss auf unser Immunsystem hat und gleichzeitig das Tor zum Allbewusstsein öffnet.

3.1 Eine kleine Geschichte der Informationsübertragung

Um die Bedeutung der einzelnen Informationsübertragungssysteme im Menschen besser zu verstehen, verwenden wir zunächst eine Analogie: Stellen wir uns also eine große Fabrik vor, in der unterschiedlichste Stoffe und Materialien hergestellt werden. Die Fabrikarbeiter entsprechen in unserem Bild den einzelnen Körperzellen. Sie bilden verschiedene Arbeitsgruppen – eine Parallele zum Körpergewebe –, und diese schließen sich zu größeren Abteilungen zusammen – im Bild: zu unseren Organen. Natürlich gibt es Überschneidungen bei den Aufgaben der Abteilungen – was unseren Organsystemen entspricht. Zwischen allen Abteilungen und Unterstrukturen ist ein funktionierender Informationsaustausch notwendig, damit die Prozesse in der Fabrik sinnvoll und störungsfrei ablaufen. Deshalb gibt es eine Informationszentrale. Alle Abteilungen und Arbeitsplätze besitzen Festnetztelefone, über die sämtliche Informationen zur Zentrale gelangen; dies entspricht unserem peripheren Nervensystem. Zusätzlich gibt es eigene Boten, die zu Fuß wichtige Informationen in andere Abteilungen oder in die Zentrale überbringen; dies entspricht unserem Hormonsystem. In der Zentrale sitzt ein Expertenstab, der alle eintreffenden Informationen auswertet, analysiert und gegebenenfalls an die Abteilungen bzw. Arbeitsplätze zurückleitet, wenn etwas verändert werden muss; dieser Mechanismus entspricht unserem zentralen Nervensystem und dem Hypothalamus. Es wird also entweder zum Telefon gegriffen (Nervensystem) oder Boten werden ausgeschickt (Hormonsystem), die ihre Informationen an andere Boten weitergeben oder in die Abteilungen bringen. Zusätzlich zu diesen beiden Systemen besitzen alle Arbeiter Funkgeräte, über die sie sich unmittelbar austauschen können; dies entspricht der Zellkommunikation über Biophotonen.

Und schließlich gibt es noch den Chef der Firma; er entspricht der Zirbeldrüse. Er hat den Überblick über das ganze Geschehen und entwirft regelmäßig neue Visionen für die Fabrik, damit sie sich weiterentwickelt und es allen Beschäftigten gesundheitlich gut geht. Von seinem Zimmer aus überblickt er das komplette Unternehmen sowie die Experten- und Informationszentrale. Er wird permanent über das gesamte Geschehen informiert. Falls notwendig, greift er ein, um eine Feinjustierung aller Vorgänge vorzunehmen. Gleichzeitig kümmert er sich mit ein paar wenigen Experten um einige Spezialaufgaben, die besonders wichtig sind und die sowohl den Grundrhythmus als auch den zeitlichen Ablauf koordinieren. Darüber hinaus hat der Chef den Schlüssel zu einem Tor, das es ihm erlaubt, alle mit höchstem Glück zu belohnen, sofern die Abläufe optimal funktionieren, weil alle Angestellten zum Wohl aller und zum Besten der Fabrik in Liebe und Freude zusammenarbeiten und keine Prozesse blockieren.

Gemäß diesem Muster ist auch die Informationsübertragung und Vermittlung im menschlichen Organismus aufgebaut.

3.2 Das menschliche Hormonsystem – Hormone und ihre Wirkung

Das Hormonsystem reguliert besonders die Reproduktion, das Wachstum und die Entwicklung, die Mobilisierung von Abwehrkräften gegen Stressoren, die Aufrechterhaltung des Elektrolyt-, Wasser- und Nährstoffgleichgewichts im Blut, den Zellstoffwechsel sowie die Energiebalance. Durch die vermehrte oder verminderte Ausschüttung von Hormonen regelt es die Leistungsfähigkeit unserer Organsysteme, damit wir auf die ständig wechselnden Anforderungen der Außenwelt adäquat reagieren können. Geraten wir zum Beispiel in eine Gefahrensituation, dann werden Stresshormone ausgeschüttet, die es uns ermöglichen, unsere gesamte Energie zu bündeln und angemessen auf die Gefahrensituation zu antworten. Das funktioniert aber nur, solange diese Systeme entsprechend intakt sind.

So hat der Körper mit dem Hormonsystem neben den anderen Informationssystemen eine Möglichkeit, Körperfunktionen innerhalb sehr enger Grenzen konstant zu halten und etwaige Veränderungen sofort auszugleichen. Diese sogenannte **Homöostase** ist lebenswichtig. Die meisten Prozesse im Körper sind für den reibungslosen Ablauf auf bestimmte, möglichst stabile Verhältnisse innerhalb sehr enger Grenzen angewiesen.

Das Hormonsystem wird auch als »endokrines System« bezeichnet und die Hormondrüsen als »endokrine Drüsen«. Letztere geben ihre Produkte, also die Hormone, in den sie umgebenden Zwischenzellraum (interstitieller Raum, Interstitium) ab, der von einem dichten Kapillarnetz, den kleinsten Blutgefäßen, durchzogen ist. Die Hormone diffundieren dort rasch und werden über den Blutstrom schnell im gesamten Körper verteilt. So erreichen sie ihre jeweiligen Zielzellen; dazu gehören alle Zellen, die durch geeignete Rezeptoren in der Lage sind, die Botschaft des jeweiligen Hormons zu verstehen.

Außer den Hormondrüsen können auch verschiedene Gewebe Hormone bilden. Deshalb unterscheidet man je nach ihrem Bildungsort die Drüsenhormone und die Gewebshormone. In Herz, Niere, Leber, Magen-Darm-Trakt, Thymus, Gehirn und anderen Organen finden wir ebenfalls verstreut liegende endokrine Zellen.

3.2.1 Funktion und Arbeitsweise der Hormone

Hormone werden in Drüsen oder Geweben gebildet, ins Zwischenzellgewebe abgegeben und ins Blut ausgeschüttet; diese Botenstoffe wirken in kleinen Mengen an den Zielzellen im Körper. Chemisch kann man die Hormone in drei Klassen unterteilen:

- **Aminosäureabkömmlinge:** Die Struktur dieser Hormone leitet sich von einer einzigen Aminosäure ab. Sie unterteilen sich in Schilddrüsenhormone, die lipophile (fettliebende/fettlösliche) Eigenschaften aufweisen, wie zum Beispiel Thyroxin, und in Katecholamine, die hydrophil (wasserliebend/wasserlöslich) sind. Zu ihnen gehören zum Beispiel Adrenalin und Dopamin.
- **Peptidhormone:** Sie bestehen aus langen Ketten von Aminosäuren und sind ebenfalls wasserlöslich. Zu ihnen gehören zum Beispiel Insulin und das Wachstumshormon.
- **Steroidhormone:** Der Grundbaustein für diese Hormone ist das Fett Cholesterin. Somit sind sie nicht wasserlöslich, sondern fettlöslich und haben eine länger anhaltende Wirkung als wasserlösliche Hormone. Zu ihnen gehören alle Sexualhormone sowie Aldosteron und Kortisol.

Alle fettlöslichen, aber auch viele wasserlösliche Hormone sind im Blut an Transportproteine gebunden. Ein Mangel oder ein Überschuss führt zu einem veränderten Gesamthormonspiegel bei gleichbleibenden freien Hormonen und kann so eine Hormonstörung vortäuschen. Damit eine Zielzelle ein Hormonsignal empfangen kann, muss sie spezifische Hormonrezeptoren besitzen, an die sich das Hormon anlagern kann. Hormon und Hormonrezeptor müssen also wie Schlüssel und Schloss zusammenpassen. Nachdem das Hormon an die Zelle gebunden worden ist, werden eine Reihe von komplizierten Stoffwechselvorgängen ausgelöst, die letztlich zu der gewünschten Hormonwirkung führen. Zellen verschiedenster Gewebe können Rezeptoren für das gleiche Hormon besitzen.

Die Wirkung eines Hormons kann sehr unterschiedlich sein, je nach Gewebe, in dem sich die einzelne Zielzelle befindet. So bewirkt das »Stresshormon« Adrenalin eine vermehrte Durchblutung der Skelettmuskulatur, während es die Durchblutung des Verdauungstrakts vermindert. Andererseits ist jede Zelle eine Zielzelle für unterschiedliche Hormone und besitzt dementsprechend verschiedene Hormonrezeptoren. Jede Körperzelle kann so über Hormone zu verschiedenen, unter Umständen sogar gegensätzlichen Reaktionen veranlasst werden.

Da das Nerven- und das Hormonsystem sehr eng miteinander zusammenarbeiten und gekoppelt sind, werden beide gemeinsam als »neuroendokrines System« bezeichnet. Alle endokrinen Organe sind über Kommunikationsnetze miteinander verbunden, um die Funktionen aufeinander abzustimmen und so die Gesamtleistung für den Menschen zu erbringen. Dazu gehören unterschiedliche Regelkreise, Rückkopplungssysteme sowie hemmende und fördernde Strukturen in den einzelnen Körperregionen, sodass alle Funktionen meist mehrfach abgesichert sind. So kann die optimale Funktion des Gesamtsystems aufrechterhalten werden.

3.2.2 Die übergeordneten Regler

Als Zentrum des Hormonsystems und oberster Regler für eine exakte Hormonsteuerung im inneren Milieu fungiert meist der **Hypothalamus**. Dort laufen viele Informationen, auch über die Außenwelt, zusammen. Der Hypothalamus liegt im unteren Abschnitt des Zwischenhirns und verbindet es mit dem Hormonsystem. Er ist mit einem zweiten Regler, der **Hypophyse** (Hirnanhangdrüse), verbunden. Diese besteht aus einem Vorder- und einem Hinterlappen. Der Vorderlappen ist über ein eigenes Blutgefäß direkt mit dem Hypothalamus verbunden und gibt glandotrope Hormone (glandotrop = auf Drüsen einwirkend) ab, die die untergeordneten Hormondrüsen, zum Beispiel die Schilddrüse, beeinflussen. Die Hormondrüsen produzieren infolgedessen das Hormon, das in den Zielzellen die gewünschte physiologische Wirkung auslöst. Eine Über- bzw. Unterproduktion wird durch Regelkreise mit negativer Rückkopplung vermieden. Ist die Hormonkonzentration zu hoch, schaltet das Hormon selbst seine Produktion ab, indem es die Ausschüttung der Releasing-Hormone bzw. der glandotropen Hormone hemmt.

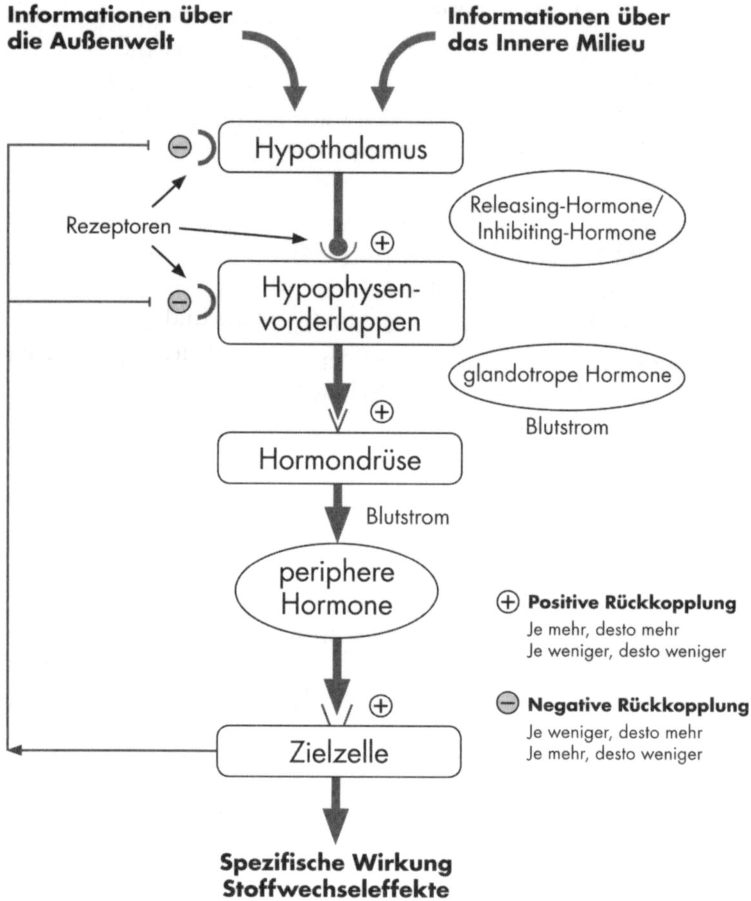

Die Hierarchie der Hormondrüsen

Der Hypothalamus steuert diese Hormonausschüttung größtenteils über Releasing-Hormone (engl. *to release* = freilassen, freisetzen) und Inhibiting-Hormone (engl. *to inhibit* = hemmen), die in den Zellen des Hypothalamus gebildet werden. So regelt er die Körpertemperatur, den Herzschlag und die Nierenfunktion, aber auch Hunger und Durst sowie unseren Schlafrhythmus und den

Geschlechtstrieb. Gleichzeitig nimmt er Einfluss auf das autonome Nervensystem, das unter anderem für den Energie-, Wärme- und Wasserhaushalt unseres Körpers zuständig ist. Der Hypophysenhinterlappen ist über den Hypophysenstiel direkt mit dem Hypothalamus verbunden. Entwicklungsgeschichtlich ist er ein Teil des Hypothalamus und speichert Hormone, die dort gebildet und zu ihm transportiert werden.

Nicht alle Hormondrüsen unterliegen dieser komplizierten hierarchischen Ordnung über drei Ebenen. So überspringen die Hormone des Hypophysenhinterlappens eine Ebene und wirken direkt auf die Zielzellen. Andere Hormondrüsen arbeiten weitgehend unabhängig von Hypothalamus und Hypophyse, zum Beispiel die Nebenschilddrüse, die Bauchspeicheldrüse und vor allem die Zirbeldrüse, die wir hier mit erwähnen, später aber als eigenständiges System ausführlich besprechen.

3.2.3 Weitere wichtige Hormondrüsen

Die Zirbeldrüse produziert als Haupthormon Melatonin; zu ihren vielen Aufgaben gehört die Regulation des Schlafrhythmus und der zyklischen Rhythmen der Fortpflanzung.

Die Schilddrüse unterhalb des Kehlkopfes produziert Hormone, die für den Energieumsatz der Zellen und für die Eiweißproduktion zuständig sind.

Die Nebenschilddrüsen an der Rückseite der Schilddrüse produzieren das Parathormon, das den Kalziumhaushalt des Körpers reguliert und zusammen mit Vitamin D die Aufnahme von Kalzium aus der Nahrung ermöglicht. Kalzium ist an vielerlei Prozessen im Körper beteiligt; es wird vor allem für den Aufbau von Knochen und Zähnen, für die Funktion von Nerven- und Muskelzellen und für die Blutgerinnung benötigt.

Die Thymusdrüse, die hinter dem oberen Brustbeinbereich liegt, spielt eine wesentliche Rolle als Gehirn der körpereigenen Abwehr und als Schule bestimmter Blutabwehrzellen.

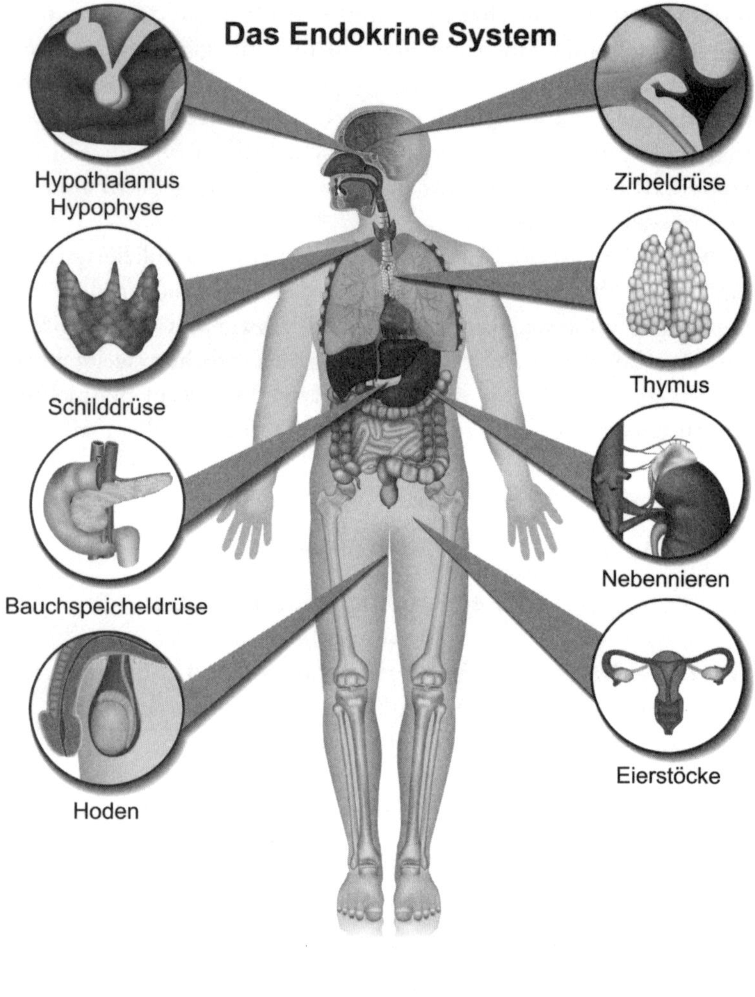

Übersicht
»Endokrine Drüsen«

Die Bauchspeicheldrüse – im Oberbauch hinter dem Magen liegend – hat sowohl einen exokrinen Anteil (Drüse, die ihre Stoffe an äußere oder innere Oberflächen wie die Haut oder in das Innere des Darmes abgibt) als auch einen endokrinen Anteil, der seine Stoffe in die Blutbahn ausschüttet. Die endokrinen Langerhans-Inseln produzieren die Hormone Insulin und Glukagon und regulieren damit den Blutzuckerspiegel. Der exokrine Anteil produziert Verdauungsenzyme, die in den Zwölffingerdarm geleitet werden und dort die Nahrung aufzuspalten helfen.

Die Nebennieren sitzen direkt oberhalb der Nieren und teilen sich in die Rinde und das Mark auf. Im innen liegenden Mark werden die Hormone Adrenalin und Noradrenalin produziert, die in Gefahren- und Stresssituationen ausgeschüttet werden. Die wichtigsten Rindenhormone sind Aldosteron, das den Wasser- und Salzgehalt im Körper reguliert, und das Kortisol, das in Stresssituationen für genügend Energie im Köper sorgt, indem es unter anderem den Blutzuckerspiegel erhöht.

Die paarigen Geschlechtsdrüsen sind bei der Frau die Eierstöcke im Beckenbereich der Bauchhöhle. Hier werden unter anderem die Geschlechtshormone Östrogen und Progesteron gebildet. Beim Mann sind es die Hoden im Hodensack. Hier wird unter anderem das Geschlechtshormon Testosteron hergestellt.

3.2.4 Hormonsubstitution

Eine Substitution von Hormonen bzw. der künstliche Eingriff in diese natürlichen und hochintelligenten Rhythmen ist zumindest aus einer ganzheitlichen Sicht fragwürdig. Es ist vergleichbar mit einem Pizzabäcker, dem eine fertige Pizza vorgesetzt wird anstelle der Zutaten, die für die Herstellung einer eigenen Pizza erforderlich sind. Im Lauf der Zeit kann es zu einer gewissen Rückbildung der Herstellungsbereitschaft der hormonproduzierenden Drüsen, Gewebe und Zellen kommen, weil durch die Zufuhr von außen die Endprodukte bereits permanent im Körper vorhanden sind, sodass über die Rückkopplungs- und Kontrollsysteme kein Produktionsbedarf mehr gemeldet wird. Alle untrainierten und unbenutzten körperlichen Strukturen bauen zunächst ab und können im Extremfall völlig verkümmern bzw. ihre Funktion einschränken oder sogar einstellen.

3.3 Das Nervensystem

Wodurch sind wir überhaupt zur Außen- und Innenwahrnehmung fähig? Wir empfinden es als selbstverständlich, mit unseren fünf Sinnen zu sehen, zu hören, zu riechen, zu fühlen und zu schmecken. Diese Sinnesorgane in Verbindung mit verschiedenen Rezeptoren im Körper schenken uns diese Möglichkeit. Mithilfe unseres Nervensystems übersetzen wir die Sinneswahrnehmungen in körperliche Reaktionen. Es nimmt Veränderungen im Außen und Innen als Signale auf, vergleicht sie miteinander sowie mit früheren Signalen und veranlasst als Reaktion je nach Bedarf Veränderungen im Organismus, wodurch wir uns besser an sich verändernde, wechselnde Umweltbedingungen anpassen können.

Das Nervensystem ist gleichzeitig eine Brücke zwischen körperlichen und seelischen Vorgängen. Diese Verbindungen sind notwendig, damit wir einen Bezug herstellen können zwischen unserem Innenleben, unseren Gefühlen, Empfindungen, Gedanken und inneren Absichten, sowie der Welt um uns herum. Treten also im Nervensystem oder in der Wahrnehmung über unsere Sinne Störungen auf, so hat dies Auswirkungen auf unsere Fähigkeit, zwischen Außen- und Innenwelt sinnvoll und unserem Wesen entsprechend Verknüpfungen herzustellen.

3.3.1 Eine gute Zusammenarbeit ist wichtig

Übergeordnet und zentral für alle Lebensvorgänge ist ein funktionierendes, gesundes Zusammenspiel unseres Nervensystems mit unserem Hormonsystem. Dadurch werden alle Lebensvorgänge in uns geregelt und sinnvoll aufeinander abgestimmt.

Das Nervensystem erfasst, transportiert, speichert und verarbeitet innere und äußere Informationen und sendet daraus resultierend neue Impulse und Informationen aus. Es ist an der Koordinierung von Körperfunktionen beteiligt. Dabei ist unser Nervensystem nicht nur eine Schaltzentrale, sondern gleichzeitig auch die strukturelle Grundlage für alle unsere Gedanken, Gefühle, Empfindungen, Wünsche und Absichten. Ohne unser Nervensystem wären wir zu einem »Bewusstsein« nicht fähig. Wir könnten weder erkennen, dass es eine Welt und uns gibt, noch irgendwelche Zusammenhänge und Interaktionen. Somit schafft das Nervensystem die materielle und körperliche Grundlage für unser Selbstbewusstsein und für jegliche Form von Bewusstsein. Auch das, was wir als unsere »Psyche« bezeichnen, findet hier seine körperliche Grundlage. Die Vorgänge in unserem Nervensystem sind für unser sogenanntes »psychisches Gleichgewicht« maßgeblich. Ob wir uns wohlfühlen oder nicht, wird wesentlich durch die Funktionalität unseres Nervensystems beeinflusst.

3.3.2 Die Anatomie des Nervensystems

Vor mehr als einer halben Milliarde Jahren gelang der Natur eine geniale Erfindung: Sie schuf Neurone – Zellen, die Reize empfangen, verarbeiten und weiterleiten können. Damit legte sie den Grundstein für die komplexeste Struktur im Universum: unser Gehirn.

Das Nervensystem ist die Gesamtheit des in unserem Körper vorkommenden Nervengewebes. Es setzt sich aus Milliarden einzelner Nervenzellen zusammen. Strukturell besteht es aus dem Gehirn mit den Gehirnnerven, dem Rückenmark und den Spinalnerven (Nerven, die paarig aus dem Rückenmark entspringen). Alle Strukturen des Nervensystems stehen miteinander in Verbindung. Im gesamten Nervensystem finden wir zwei unterschiedliche Zelltypen: zum einen die Nervenzellen, die als »Neurone« bezeichnet werden, zum anderen die Gliazellen. Beide sind optimal aufeinander abgestimmt. Die Nervenzellen leiten die Informationen in Form von elektrischen Impulsen, und die Gliazellen schützen und isolieren dabei die Nervenzellen. So ist sichergestellt, dass es während der Reizleitung zu keinen »Kurzschlüssen« kommt. Ist also die Isolierschicht in Form der Gliazellen oder die Nervenzelle in Form des Neurons defekt bzw. beeinträchtigt, kann keine geordnete Reizleitung stattfinden. Dadurch kommt es zur Störung der Informationsübertragung und je nach Ort der Schädigung zu entsprechenden Fehlreaktionen unseres Körpers: zu Handlungen, die überhaupt nicht der Situation entsprechen, oder zum völligen Ausbleiben einer Handlung.

Die Neurone werden durch die Schicht der Gliazellen mit allen notwendigen Stoffen ernährt. Die Gliazellen sind nicht erregbar; für ihre optimale Funktion ist das Vitamin B12 extrem wichtig. Fehlt dieses Vitamin in unserem Körper oder kann es nicht zu den entsprechenden Zellen transportiert werden, dann sind Störungen in den Gliazellen und somit im gesamten Nervensystem die Folge.

Lange ging man davon aus, dass nach Abschluss des Wachstums in den Nervenzellen keine weiteren Teilungsprozesse mehr stattfänden. Diese Ansicht ist inzwischen widerlegt. Peter S. Eriksson von der Sahlgrenska-Universitätsklinik in Göteborg (Schweden) und Forscher vom Salk-Institut für Biologische Studien in La Jolla (Kalifornien/USA) fanden heraus, dass das menschliche Gehirn auch im Erwachsenenalter zumindest an einer Stelle noch regelmäßig neue Nervenzellen erzeugt, und zwar im Hippocampus. Dieser spielt eine wesentliche Rolle bei der Gedächtnisbildung und beim Lernen. Außerdem wurden Stammzellen in anderen Arealen des Gehirns entdeckt; sie befinden sich allerdings im Ruhezustand.[4] Die Gliazellen unterliegen wie alle anderen Körperzellen einem natürlichen Teilungs- und Erneuerungsprozess; wir finden die Gliazellen je nach anatomischer Lage in zwei unterschiedlichen Varianten: Im peripheren Nervensystem sind es die Schwann-Zellen und im zentralen Nervensystem die Astrozyten, die die Blut-Hirn-Schranke bilden (➧ Kap. 3.3.5).

3.3.3 Der Austausch von Informationen

Damit alle Aufgaben des Nervensystems optimal erfüllt werden, ist ein ständiger Informationsaustausch zwischen den Nervenzellen notwendig. Dies geschieht über elektrische Impulse. Vereinfacht ausgedrückt, hat die Zellmembran der Neurone die Fähigkeit, einen elektrischen Impuls zu erzeugen, und über eingebaute Rezeptoren und Botenstoffe kann jedes Neuron elektrische Signale anderer Nervenzellen empfangen und dann im Zellinneren weiter verarbeiten.

Grundsätzlich gibt es für die Reizweiterleitung drei unterschiedliche Möglichkeiten: von einer Nervenzelle zu einer anderen Nervenzelle, von einer Nervenzelle zu Muskelfasern oder von der Nervenzelle zu einer Drüse. Dabei finden wir ein faszinierendes System der elektrischen und chemischen Reizweiterleitung. Die Nervenzellen bilden an ihren Enden Synapsen.

Trifft dort ein elektrischer Impuls ein, so werden – falls der Reiz stark genug ist – die in den Endköpfen enthaltenen Neurotransmitter ausgeschüttet. Neurotransmitter sind Botenstoffe, die an den Synapsen die Erregung einer Nervenzelle auf eine andere übertragen. In der Zellwand der nächsten Nervenzelle befinden sich die entsprechenden Rezeptoren, an die sich der ausgeschüttete Neurotransmitter bindet; er wird in die Zelle transportiert und löst dort eine Reaktion aus. So wird auf chemischem Weg ein Reiz an andere Zellen weitergegeben.

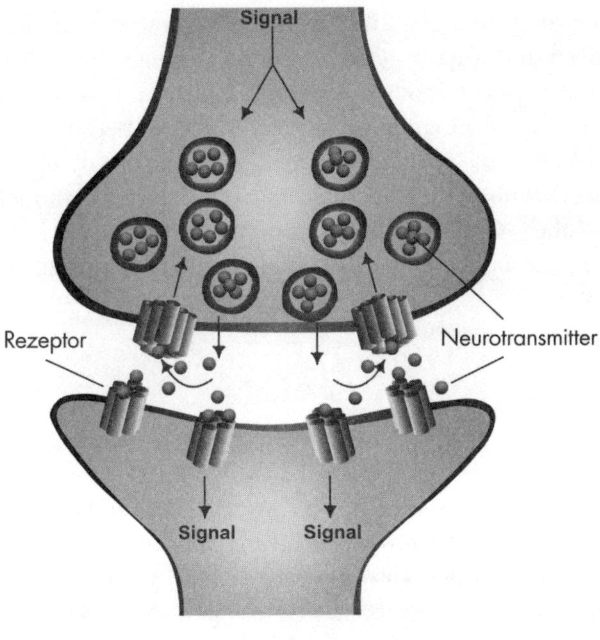

Synapsen der Nervenzellen

Hier wird offensichtlich, wie wichtig es für eine funktionsfähige Reizweiterleitung und -übertragung ist, dass die notwendigen Neurotransmitter in ausreichendem Maß gebildet werden können.

Dazu benötigen wir entsprechende Grundstoffe, die der Körper entweder selbst herstellt oder die wir ihm über die Nahrung zuführen müssen.

Bei der elektrischen Reizweiterleitung braucht man ein bestimmtes Aktionspotenzial, also eine bestimmte elektrische Spannung in der Zellmembran einer erregbaren Zelle. In der Zellmembran herrscht das Alles-oder-nichts-Prinzip: Ist der eintreffende Impuls zu schwach, erfolgt keine Zellreaktion; es wird kein elektrischer Impuls weitergeleitet. Vergleichen wir es mit einem Lichtschalter: Ist er ausgeschaltet, entspricht das dem Ruhepotenzial der Zelle; ist er eingeschaltet, entspricht es dem Aktionspotenzial. Einen Dimmer, mit dem man das Ganze stufenlos regulieren könnte, gibt es hier nicht. Das Ruhepotenzial entspricht einer Spannung im Inneren der Zelle von minus 70 Millivolt. Diese Spannung wird durch Kalium-Ionen und negativ geladene Eiweiße erzeugt. Im Zelläußeren finden wir dagegen durch einen hohen Anteil an positiv geladenen Natrium-Ionen und einen geringeren Anteil an negativ geladenen Chlorid-Ionen eine positive Spannung. Das ganze System geht also mit einem vorübergehenden Austausch von Natrium- und Kalium-Ionen einher. Dadurch ändert sich das Spannungsgefälle, und ab einem bestimmten Spannungsunterschied kommt es zu einer Reaktion.

3.3.4 Einteilung des Nervensystems

Das Nervensystem können wir nach verschiedenen Gesichtspunkten einteilen. Betrachten wir es nach *anatomischen* Kriterien, so finden wir das **zentrale Nervensystem (ZNS),** zu dem das Gehirn und das Rückenmark gehören, und das **periphere Nervensystem (PNS).** Das Rückenmark ist vergleichbar mit einer großen Autobahn, die das Hirn mit den Rückenmarksnerven verbindet. Hier finden wir vielerlei Schalt- und Reflexfunktionen.

Das PNS umfasst alle Nervenstrukturen außerhalb des ZNS und besteht aus den 31 Spinalnerven, die dem Rückenmark entspringen und die motorische, sensible und vegetative Anteile enthalten, sowie den 12 paarigen Hirnnerven oberhalb des Rückenmarks.

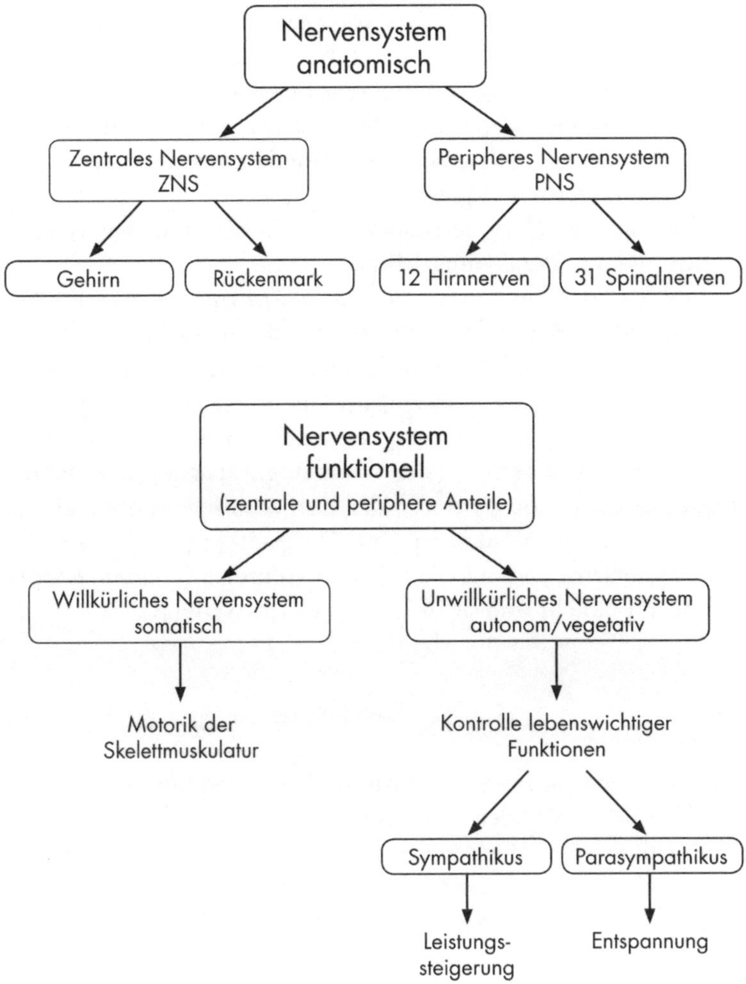

Das menschliche Nervensystem

Nach *funktionellen* Gesichtspunkten unterscheiden wir das **willkürliche (somatische) Nervensystem** und das **autonome (vegetative) Nervensystem.** Beide beinhalten anatomisch gesehen zentrale und periphere Anteile und sind untrennbar miteinander verflochten.

Das *willkürliche* System steuert vorwiegend bewusst unsere Skelettmuskeln; das *autonome* System arbeitet überwiegend unbewusst und steuert unabhängig von unserem Bewusstsein und ohne Willensbeeinflussung die glatte Muskulatur der inneren Organe und der Drüsen. Es kontrolliert die Aufrechterhaltung des inneren Milieus und die inneren Organe.

Das *autonome* Nervensystem teilt sich weiter auf in den **Sympathikus** und den **Parasympathikus.**

Der Sympathikus versetzt den Körper in einen Zustand höherer Aufmerksamkeit und Fluchtbereitschaft; er dominiert bei Anspannung, Stress und Kampfsituationen und reagiert vorwiegend auf äußere Reize. Der Parasympathikus bringt den Menschen in einen Zustand der Entspannung. Er reagiert hauptsächlich auf innere Reize und ist aktiv bei der Verdauung, Ausscheidung und bei der Entspannung. So passt sich der Körper immer optimal an die Bedürfnisse und Anforderungen an. Sympathikus und Parasympathikus sind keine Organe, die sich an bestimmten Orten im Körper befinden, vielmehr sind sie im ganzen Körper verteilt.

3.3.5 Das Gehirn

Betrachten wir nun unser Gehirn, in dessen Strukturen sich auch die Zirbeldrüse befindet, etwas genauer.

Auf den ersten Blick können wir eine Zweiteilung erkennen: Das Gehirn ist durch eine mittig liegende Furche in eine rechte und eine linke Hälfte bzw. Hemisphäre geteilt. Beide Hälften sind durch den Balken (Corpus callosum) miteinander verbunden.

Ganz grob können wir das Hirn einteilen in das Großhirn mit der Hirnrinde, das rund 80 Prozent der Hirnmasse ausmacht, in das Kleinhirn, das Zwischenhirn und den Hirnstamm.

Im Gehirn laufen ununterbrochen eine Vielzahl von Reaktionen und Stoffwechselvorgängen ab. Es verbraucht dabei permanent Sauerstoff und Glukose, also Zucker. Die elektrischen Vorgänge im Gehirn können wir mithilfe eines Elektroenzephalogramms (EEG) sichtbar machen; so haben wir die Möglichkeit, einen direkten Blick in dieses faszinierende Organ zu werfen und seine Arbeit zu beobachten. So ist es auch möglich, Krankheiten zu erkennen und

Rückschlüsse auf die Funktion der einzelnen Hirnareale zu gewinnen. Obwohl sich die Wissenschaft schon lange mit dem Gehirn beschäftigt, birgt es immer noch eine Vielzahl von Geheimnissen und Rätseln. Was wir aber mit Sicherheit sagen können: Normalerweise nutzen wir nur einen Bruchteil dessen, wozu das Gehirn in der Lage wäre.

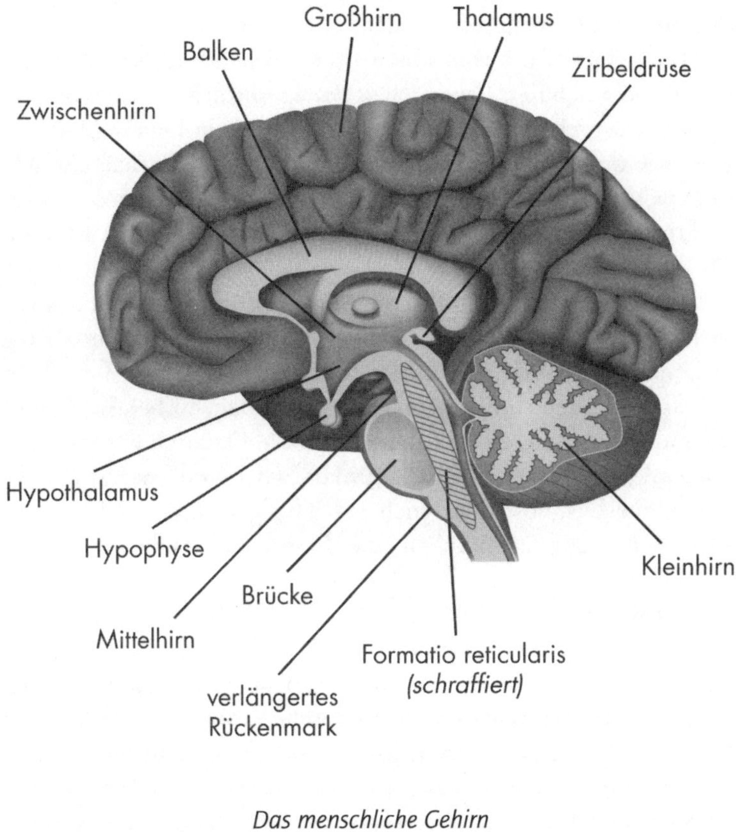

Das menschliche Gehirn

Können wir Menschen durch evolutionäre oder spirituelle Entwicklungsschritte die bisher brachliegenden Areale aktivieren? Sind wir in der Zukunft alle fähig, uns durch Telepathie zu verständigen? Können wir alle irgendwann Gedanken lesen? Haben wir das Potenzial zu Unsterblichkeit, ewiger Jugend und Erleuchtung nur noch nicht entdeckt und aktiviert, obwohl wir dazu mit unseren ungenutzten Hirnarealen in der Lage wären?

Diese Fragen wird uns die Zukunft beantworten; bisher kann nur infolge verschiedener Techniken wie Meditation, Entspannung, bewusste Beeinflussung und Stimulation bestimmter Hirnareale oder gegebenenfalls anhand von Erfahrungsberichten über veränderte Bewusstseinszustände nach Einnahme halluzinogener Drogen darüber spekuliert werden.

Das Gehirn wird von außen durch den Schädelknochen begrenzt und geschützt. Dazwischen finden wir drei Hirnhäute. Das Gehirn selbst schwimmt in einer Flüssigkeit, dem Liquor. Dadurch ist es wie durch einen Stoßdämpfer optimal vor Erschütterungen und vor Verletzungen geschützt. Im Hirn selbst, in den sogenannten Hirnkammern oder Ventrikeln, finden wir ebenfalls mit Liquor gefüllte Hohlräume.

Neben dem Gehirn ist die zweite große Struktur des Zentralnervensystems das Rückenmark, das im Wirbelkanal der Wirbelsäule beheimatet ist. Auch das Rückenmark ist von Liquor umgeben. Alle diese Räume sind miteinander verbunden, wobei der Liquor beständig durch diese Strukturen zirkuliert. Dadurch wird der craniosacrale Rhythmus erzeugt, den man in der Craniosacraltherapie sowohl zur Diagnostik als auch zur Therapie nutzt und der uns Rückschlüsse auf das Befinden eines Menschen erlaubt.

Das Großhirn – das Telencephalon – ist der größte Teil unseres Gehirns. Es ist am höchsten entwickelt und vom Kortex, einer dicken, extrem stark gefalteten Rinde, umgeben. Dadurch wird die Oberfläche des Großhirns massiv vergrößert, ohne dass dafür mehr Platz benötigt wird. Das wäre anatomisch auch nicht möglich, da der Kopf nur bis zu einer bestimmten Größe wachsen darf, ansonsten könnte er nicht mehr getragen werden und wir wären nicht überlebensfähig.

Die Hirnrinde wiederum ist unterteilt in sensorische Felder, in denen Sinneseindrücke verarbeitet werden; in motorische Felder, die Bewegungen koordinieren; in Gedanken- und Antriebsfelder, die dem Denken und dem Erinnern dienen.

In den beiden Hirnhälften des Großhirns sind die meisten Hirnareale und Zentren paarig angelegt, sie kommen also in beiden Teilen vor. Aber es gibt auch Zentren, die nur in einer Hirnhälfte beheimatet sind. Das Broca-Sprachzentrum liegt zum Beispiel bei den meisten Menschen in der linken Hirnhälfte.

Die Hirnhälften lassen sich weiter einteilen in verschiedene Lappen, die jeweils für unterschiedliche Aufgaben zuständig sind.

Im Großhirn ist der Sitz unserer Persönlichkeit und unseres Alltagsbewusstseins. Zu seinen Aufgaben gehören alle bewussten Handlungen und Empfindungen, unser Willen, unsere Kreativität, unsere Intelligenz und unser Gedächtnis. Die linke Hemisphäre ist dabei vorwiegend für die Sprache, die Zahlenkenntnis, das abstrakte und logische Denken zuständig, während in der rechten Hemisphäre unsere künstlerische Begabung, unsere Kreativität und unsere Vorstellungskraft angelegt sind. Eine weitere Aufgabe des Großhirns ist die Koordination aller Bewegungsabläufe.

Das Kleinhirn liegt an der Schädelbasis. Seine Aufgabe besteht in der Regulation der Grundspannung der Muskulatur. Dadurch stimmt es Bewegungen aufeinander ab, gibt aber selbst keine Bewegungsimpulse. Auch die Körperpositionen werden gesteuert, damit die Aufrechterhaltung des Gleichgewichts möglich ist, und es reguliert die Feinmotorik. Bewegungsabläufe werden hier gespeichert und laufen nach entsprechender Übung automatisiert ab.

Das Kleinhirn ist wesentlich feiner und leichter als das Großhirn. Es gehört zum motorischen System und ist mit allen anderen Hirnarealen verbunden. Bei Verletzungen des Kleinhirns werden Bewegungsabläufe gestört und laufen entsprechend unkoordiniert ab, aber die Bewegungen an sich finden weiter statt. Eine willentliche Beeinflussung ist nicht möglich, es arbeitet unterbewusst. Man kann das Kleinhirn als die Instanz im Nervensystem sehen, die für die Feinabstimmung des Zusammenwirkens vieler Faktoren zuständig ist.

Das Zwischenhirn oder Diencephalon – zwischen dem Großhirn und dem Hirnstamm liegend – ist eine Schaltstelle zwischen beiden Strukturen. Es hat wichtige vegetative Aufgaben und hält die Balance zwischen dem Sympathikus und dem Parasympathikus

(➧ Kap. 3.3.4). In enger Zusammenarbeit mit dem Großhirn steuert es den Biorhythmus. Es besteht aus dem Thalamus, dem Hypothalamus, Subthalamus, Metathalamus und Epithalamus. Auch die Hypophyse wird dazu gerechnet und – am Epithalamus gelegen – die Epiphyse, also die Zirbeldrüse, die sich als kleine Vorwölbung des Epithalamus zeigt. Das Zwischenhirn wird durch einen Hohlraum – den dritten Ventrikel – in zwei Hälften geteilt. Im Zwischenhirn werden Gefühle, zum Beispiel Trauer und Freude, verarbeitet.

Der Thalamus arbeitet dabei als Schaltstelle aller sensiblen Empfindungen wie ein Filter und leitet nur für unser Gesamtsystem wichtige Empfindungen an die Großhirnrinde weiter. So wird eine Reizüberflutung verhindert. Ohne diesen Filter wären wir durch die Vielzahl der eintreffenden Empfindungen, die durch unsere Sinneseindrücke entstehen, restlos überfordert und würden wahrscheinlich innerhalb kürzester Zeit wahnsinnig werden. Aufgrund dieser Filterfunktion wird der Thalamus auch als »Tor zum Bewusstsein« bezeichnet, da hier entschieden wird, was in unser Bewusstsein dringt, das heißt, was wir überhaupt wahrnehmen und empfinden, und was nicht.

Lägen hier »Störungen« vor, sodass diese selektive Filterung nur ungenügend oder nicht unserem Wesen entsprechend funktioniert, würden wir von einer Fülle an Empfindungen überschwemmt, die wir wahrscheinlich als fremd, beängstigend, nicht zu uns gehörend usw. wahrnehmen würden. Hier eröffnet sich ein weites Feld, wie Menschen manipuliert werden können, wenn man durch unterbewusste Steuerung und Manipulation Einfluss auf diesen Filter nimmt, sodass wir in unseren Gefühlen und Empfindungen fremdbestimmt werden könnten. Der Thalamus ist also die zentrale Schaltstelle für alle sensiblen Empfindungen.

Der Hypothalamus ist die übergeordnete Zentrale unseres vegetativen Nervensystems und das zentrale Bindeglied zwischen unserem Nerven- und Hormonsystem. Er ist stark mit der Hypophyse vernetzt und damit ein mittelbarer Regulator des endokrinen Systems. Er hat eine herausragende Bedeutung bei der Steuerung vieler physischer und psychischer Vorgänge. So werden hier unter anderem das Durst-, Hunger- und Sättigungszentrum reguliert, der Wärme-

und der Wasserhaushalt sowie der Kreislauf. Der Hypothalamus leitet seine Impulse sowohl über das Nervensystem als auch über den Blutweg mithilfe von Hormonen in den Körper und kann umgekehrt sowohl hormonell als auch nerval beeinflusst werden. Er schüttet Neurotransmitter (Überträgerstoffe des Nervensystems) und Hormone (Botenstoffe des Hormonsystems) aus. Im Hypothalamus werden auch zentral die Hormonkonzentrationen im Blut gemessen und bei Bedarf reguliert.

Die Hypophyse ist über den Hypophysenstiel direkt mit dem Hypothalamus verbunden und umfasst zwei funktionelle und histologische Einheiten. Der **Hypophysenvorderlappen** (Adenohypophyse) aus drüsigem Gewebe ist eine Ausstülpung des Rachendaches. Der **Hypophysenhinterlappen** (Neurohypophyse) ist eine Ausstülpung des Zwischenhirns und besteht aus Nervengewebe. Unter Kontrolle des Hypothalamus kann die Adenohypophyse selbst Hormone bilden, wohingegen die Neurohypophyse als Speicher- und Sekretionsorgan für die im Hypothalamus hergestellten Hormone zuständig ist.

Da sich **die Zirbeldrüse** embryologisch aus dem Ependym (Gliazellen, die die Innenwände der Hirnkammern und des Rückenmarkkanals auskleiden) entwickelt, findet sie ihre Einordnung neben dem Hormonsystem auch beim Nervensystem. Wie bereits bei den Hormondrüsen erwähnt, ist sie maßgeblich an der Steuerung des Schlafrhythmus und der zyklischen Rhythmen der Fortpflanzung beteiligt.[5]

Der Hirnstamm als ältester Teil des Gehirns liegt unter den anderen Gehirnabschnitten, wird von den beiden Hemisphären fast vollständig umschlossen und verbindet das Gehirn mit dem Rückenmark. Wir finden hier anatomisch drei Abschnitte: das Mittelhirn, die Brücke und das verlängerte Rückenmark.

Im **Mittelhirn** werden Informationen vom Rückenmark zum Großhirn weitergeleitet, es koordiniert Bewegungen der Augen und leitet vom Großhirn Informationen zu den motorischen Nerven.

Die **Brücke** erhält vor allem sensorische Informationen vom inneren Gehörgang und vom Gesicht und leitet sie an das Kleinhirn.

Das **verlängerte Rückenmark** ist ein lebenswichtiges Kontrollzentrum. Hier werden der Herzschlag, die Atmung, der Stoffwechsel und lebenswichtige Reflexe wie Husten, Niesen, Schlucken und Erbrechen gesteuert und koordiniert.

Eine weitere Hirnstruktur – **die Formatio reticularis** – wird durch Neuronenverbände gebildet, die sich zwischen dem Hirnstamm und dem Thalamus befinden. Diese Neurone erhalten Informationen aus allen anderen Hirnarealen, sodass wir hier ein Regulationszentrum für alle Funktionen des Nervensystems finden. Ihr kommt bei der Steuerung des Bewusstseinszustandes und des Tag-Nacht-Rhythmus eine entscheidende Rolle zu. So ist ein funktioneller Zusammenhang zur Zirbeldrüse und deren Hormonen gegeben.

Das limbische System ist eine funktionelle Einheit, die aus Strukturen des Großhirns, des Zwischenhirns und des Mittelhirns gebildet wird. Es steuert unsere Emotionen und beeinflusst unser Gedächtnis und unser Triebverhalten.

Der **Hippocampus** gehört zum limbischen System und ist vor allem an der Gedächtnisbildung beteiligt. Er ist die Schaltstelle zwischen Kurz- und Langzeitgedächtnis und ist wichtig für die Entscheidungsfindung und das damit verbundene Handeln.

Die **Amygdala** gehört ebenfalls zum limbischen System: Sie ist für die Bewertung von Erinnerungen zuständig. Auch bei der Entstehung und Verarbeitung von Angstzuständen spielt sie eine wichtige Rolle.

Die Blut-Hirn-Schranke entscheidet als Kontrollinstanz, welche Stoffe aus der Blutbahn ins Gehirn gelangen; sie sorgt dafür, dass ein konstantes inneres Milieu herrscht, das für die ungehinderte Funktion notwendig ist.

Gebildet wird sie von den Endothelzellen an der Innenwand der Blutkapillaren und den die Gefäße umgebenden Astrozyten (spezielle Gliazellen). Über feste Zell-Zell-Verbindungen, die sogenannten *Tight junctions,* sind die Endothelzellen so eng miteinander verknüpft, dass keine Stoffe unkontrolliert zwischen den Zellen hindurchschlüpfen können. Kleine, fettlösliche Substanzen wie Sauerstoff, Kohlendioxid und Narkotika können die Blut-Hirn-Schranke per Diffusion passieren und direkt ins Gehirn gelangen. Andere, für das Hirngewebe notwendige Stoffe wie Glukose, Elektrolyte, Insulin usw. sind auf bestimmte Transportsysteme angewiesen. Die restlichen Stoffe im Blut, die die neuronale Aktivität beeinflussen können, werden zurückgehalten, um eine präzise Signalübertragung zu gewährleisten. Dazu gehören auch Medikamente und bestimmte Krankheitserreger. Die Blut-Hirn-Schranke kann jedoch nicht alle schädigenden Substanzen fernhalten. Suchtmittel – wie Alkohol, Nikotin, Heroin und Kokain – sowie manche Keime (Erreger der Hirnhautentzündung) können die Barriere durchdringen. Ebenso führen verschiedene Erkrankungen, wie Schlaganfall, plötzliche Blutdruckerhöhung oder epileptische Anfälle, zu einer erhöhten Durchlässigkeit der Blut-Hirn-Schranke.

Es gibt auch einige Bereiche des Gehirns, deren Kapillaren nicht als Blut-Hirn-Schranke aufgebaut sind. Dazu gehören Bereiche, die Hormone an das Blut abgeben (zum Beispiel die Neurohypophyse und die Zirbeldrüse) oder sensorische Funktionen haben, wie zum Beispiel das Brechzentrum (Area Postrema), wo für den Körper toxische Substanzen erkannt werden und ein Brechreiz ausgelöst wird.

3.3.6 **Der Umgang mit Reizen**

Jeder Reiz, der von außen auf uns eindringt, muss zunächst in irgendeiner Form über unsere Sinne wahrgenommen werden, also über das Sehen, Hören, Riechen, Schmecken und Tasten. Über die Sinnesorgane bzw. über die Nerven werden die eintreffenden Impulse weiter zu unserem ZNS geleitet; dort erfolgt entweder eine automatisierte Reaktion in Form von Reflexen, oder die Informationen werden zur Weiterverarbeitung zu den entsprechenden Arealen in unserem Gehirn geleitet, wo dann eine entsprechende Reaktion ausgelöst wird. Passieren diese Informationen das Tor zu unserem Bewusstsein – also den Hypothalamus –, dann können wir sie erkennen und uns bewusst entscheiden, wie wir damit umgehen. Das heißt aber auch, dass wir erst in der viel gepriesenen Willensfreiheit sind, sobald eine Information dieses Tor passiert. Alles, was bereits vorher automatisch beantwortet wird, jede Reaktion, die von vorgelagerten Zentren hervorgerufen wird, unterliegt nicht unserem freien Willen und ist somit zunächst nicht steuerbar.

Aber nicht nur bei Reizen von außen funktioniert der eben beschriebene Mechanismus – genauso verhält es sich mit unseren Gedanken. Wir denken jeden Tag ungefähr 60.000 Gedanken, das heißt, pro Minute wandern mehr als 40 Gedanken durch unseren Kopf. Die meisten nehmen wir überhaupt nicht wahr bzw. wir können uns nicht an sie erinnern, obwohl unser Verstand andauernd und ununterbrochen vor sich hin schwätzt. Genauso wie der Reiz von außen, so braucht auch jeder Gedanke, jedes Gefühl und jede Empfindung das Nervensystem, damit wir sie in unserem Bewusstsein erkennen, wahrnehmen, reflektieren und reagieren können. Letztendlich ist es unerheblich, ob ein Reiz oder Impuls von außen oder aus unserem Inneren das Nervensystem stimuliert. Daher können wir auch eine Gotteserfahrung oder ein Erleuchtungserlebnis nur haben, weil wir dazu die entsprechenden Hirnareale haben, die uns zu diesen bewussten Wahrnehmungen befähigen.

3.3.7 Kopfhirn, Bauchhirn und Herzhirn

Viele Menschen haben völlig vergessen, dass es auch andere Möglichkeiten gibt, die Welt wahrzunehmen und Entscheidungen zu treffen, als nur über den Verstand bzw. Kopf, und zwar mit dem Bauch und mit dem Herzen.

Das Kopfhirn: Wie schon besprochen, ist die linke Gehirnhälfte – nicht ausschließlich, aber hauptsächlich – für rationales Denken (Logik und Wörter) sowie für analytische und mathematische Prozesse verantwortlich. Die rechte Hemisphäre steuert mehr die Intuition, Kreativität und Gefühle. Hier finden wir die Sprache der Bilder, Symbole, Melodien und Gerüche.

Das Herzhirn: Neue wissenschaftliche Untersuchungen bestätigen außerdem ein eigenständiges Nervensystem des Herzens.[6,7,8] Das Herz wiederum wird als die Instanz geschätzt, die uns mit der Liebe verbindet, uns zu echter, selbstloser Liebe befähigt und uns Selbstliebe und Nächstenliebe empfinden lässt. Der Volksmund spricht nicht umsonst vom gebrochenen Herzen, wenn eine Liebe zu Ende geht. Auch der Herzschmerz durch Liebesleid hat einen Bezug zu diesem Organ.

Hier können wir wiederum spekulieren, ob unser gesamtgesellschaftlicher grenzenloser Egoismus, unsere Ignoranz und Gedankenlosigkeit, unsere Bequemlichkeit und unsere häufige Unfähigkeit zu echter, selbstloser Liebe dazu beiträgt, dass die Zahl der Herzinfarkte in modernen westlichen Konsumgesellschaften so hoch ist. Hat es nicht auch etwas mit mangelnder Selbstliebe zu tun, wenn wir durch unseren Lebensstil, durch Fehlernährung, falsche Lebensrhythmen, Bewegungsmangel und Dauerstress so schlecht mit uns umgehen? Wenn wir also unserem Körper so sehr schaden, dass wir chronisch krank werden und so viele Risikofaktoren anhäufen, bis das Herz im Herzinfarkt bricht?

Im Herzhirn brennt zudem das Feuer, das uns in Kontakt mit unseren tiefsten Wünschen und Sehnsüchten bringt.

Das Bauchhirn: Die Wissenschaft hat inzwischen ein riesiges eigenständiges Nervengeflecht in unserer Bauchregion entdeckt, sodass wir von einem »Bauchhirn« sprechen können.[9,10,11] Dieser Bereich wird auch als »Sonnengeflecht« bezeichnet und gilt als wichtiges spirituelles Zentrum. Hier finden wir einen direkten Zugang zu unserer tiefsten Intuition, zu unserer inneren Stimme, die in schamanischen Schulen auch als die Stimme der Weisheit unserer Seele betrachtet wird.

Viele Menschen nutzen vorwiegend die linke Gehirnhälfte und treffen Entscheidungen logisch und rational. Aus der Sicht der Seele, die sich entwickeln will und nach Einheit, Ganzheit und Erleuchtung strebt, sind diese Entscheidungen aber unvollkommen, bruchstückhaft und oft nicht hilfreich. Erst im Zusammenspiel zwischen Kopfhirn, Herzhirn und Bauchhirn erwachsen Entscheidungen, die mit unserer inneren Weisheit verknüpft sind und die uns in ein wirkliches Gleichgewicht bringen. [In unserem Online-Kurs zur Aktivierung der Zirbeldrüse (➧ Kap. 7.20) finden Sie entsprechende Meditationen und Übungen, die Ihnen dabei helfen, die Einheit der drei Instanzen herzustellen.]

3.4 Zellkommunikation in Lichtgeschwindigkeit

Aus der Biophotonenforschung wissen wir, dass Zellen neben den bisher bekannten Informationssystemen auch über Lichtquanten kommunizieren. Zellen tauschen untereinander in Lichtgeschwindigkeit Informationen aus. Dabei ist kein materieller Weg wie das Nervensystem oder entsprechende Botenstoffe notwendig.

Die Idee, dass es in biologischen Systemen um Information geht, tauchte 1944 im Buch »Was ist Leben?« des Quantenphysikers Erwin Schrödinger auf.

In den Siebzigerjahren erforschte Fritz-Albert Popp an der Universität Marburg die Photoreparatur von Zellen. 1975 gelang ihm erstmals der experimentelle Nachweis der Biophotonen, deren Existenz mittlerweile unumstritten ist. Lebende Zellen strahlen mit einem schwachen Leuchten wenige Lichtquanten pro Sekunde und Quadratzentimeter ab. Für unser Auge entspricht dies der Intensität eines Kerzenscheins in ungefähr 20 Kilometern Entfernung. Popps Versuche ergaben, dass bei lebenden Systemen die Lichtstrahlung langsamer abklingt als bei bereits toten Zellen, bei denen die Strahlung zudem immer schwächer wird. Die Biophotonen werden von Elektronen erzeugt, die vom Sonnenlicht angeregt wurden. Wenn die Elektronen dann von ihrem höheren Energieniveau herabfallen, strahlen sie Licht ab. Popp vermutet, dass in lebenden Systemen die Quanten nicht unabhängig voneinander agieren. Die Elektronen sind sozusagen voneinander informiert und »kommunizieren« miteinander.[12,13,14]

3.4.1 Lichtnahrung

Aufgrund seiner Forschungen und der Tatsache, dass Sonnenlicht eine elementare Nahrungsquelle der meisten Lebewesen ist, folgerte Popp, dass auch wir Menschen auf zellulärer Ebene Energie und ordnende Signale aus dem Sonnenlicht beziehen. Nach Popp sind Lebensmittel damit nichts anderes als Lichtinformation, und wir Menschen ernähren uns auf zellularer Ebene (auch) von Licht. Bei seinen zahlreichen Versuchen mit Pflanzen und Nahrungsmitteln stellte Popp fest, dass sich die Abstrahlung der Lichtquanten umso mehr verringerte, je älter und schlechter die jeweilige Qualität der Nahrungsmittel war. So weisen die Eier von Freilandhühnern eine höhere Leuchtkraft auf als die von Hennen aus der Legebatterie. Aber nicht nur die Leuchtkraft, sondern auch die »Kohärenz« des Lichtes – also die Tatsache, dass sich die Lichtwellen bis auf eine Phasenverschiebung sehr ähnlich verhalten – bestimmt die Qualität eines Lebensmittels. Laut Popp liefert die Lichtmessung Aussagen zur Qualität, wo die herkömmliche Inhaltsanalyse versage.[15]

Nun kann man zu Popps Forschungen stehen, wie man will. Die Quantenphysik bestätigt diese Hypothesen jedenfalls zum Teil. Vom Wiener Quantenphysiker Anton Zeilinger, dem als Erster die Teleportation von Lichtteilchen experimentell gelang, stammt die Aussage: »Richtig vorstellen kann ich mir auch nicht, was bei diesen Vorgängen jenseits von Zeit und Raum vor sich geht.« Gleichwohl könne man »Lichtteilchen als reine Information betrachten«.[16] Dazu finden wir einige wenige lebende Beispiele, die die Behauptung untermauern, wir würden uns auf der Zellebene letztendlich von Licht ernähren.

So gibt es ein paar wenige yogische Gurus, die seit Jahren, für unsere Vorstellung unerklärlich, ohne Nahrung leben. Hier liegt die Vermutung nahe, dass es diese Menschen über jahrelange mentale Techniken geschafft haben, sich von Lichtnahrung zu ernähren. Für »gewöhnliche« Menschen endet dieser Versuch immer tödlich; tatsächlich gab es wohl schon Tote bei Selbstversuchen – also lassen Sie unbedingt die Finger von derlei Experimenten!

Wir können lange in Fastenperioden ohne Nahrung auskommen und uns damit auf vielen Ebenen reinigen und neu ausrichten, aber das ist etwas völlig anderes als die Fähigkeit, dauerhaft von Licht zu leben. Wir können hier nur vermuten, dass dieses Potenzial in uns angelegt ist, da doch einzelne, hoch entwickelte Menschen dazu fähig sind. Bis wir unser Bewusstsein auch in diesem Bereich so erweitert bzw. geschult haben, dass wir durch die Fokussierung tatsächlich auf Nahrung verzichten können, wird es wohl noch eine Weile dauern.

Des Weiteren hat Essen neben dem Überleben vielerlei andere wichtige Aspekte wie Genuss, Freude, Verbindung, Geselligkeit usw. Ob es überhaupt erstrebenswert ist, auf Nahrung gänzlich zu verzichten, auch wenn das möglich wäre, kann jeder nur für sich selbst entscheiden.

3.4.2 Intelligente Zellkommunikation

Auch wenn die Existenz der Biophotonen unumstritten ist, wird die Biophotonenforschung, insbesondere der Versuch, den Begriff der Information in der Molekularbiologie zu etablieren, von der Naturwissenschaft sehr skeptisch bis ablehnend betrachtet. Forschungen zeigen aber, dass die Photonen – laut Quantenmechanik: Teilchen und Welle zugleich – in unseren Zellen keinesfalls chaotisch agieren, sondern sich zumindest während der Messungen aufeinander beziehen und ein Feld bilden, in dem Informationen ausgetauscht werden. Hier liegt der Rückschluss nahe, dass unsere Zellen über diese Lichtstrahlung intelligent miteinander kommunizieren.

Woher kommt nun allerdings die Biophotonenstrahlung aus den Zellen?

Alle biologischen und nichtbiologischen Objekte emittieren Wärmestrahlung, abhängig von ihrer eigenen Temperatur. Bei der Biophotonenstrahlung wurde diese berücksichtigt und abgezogen. Da die betrachteten und untersuchten Zellen selbst keine speziellen Leuchtstoffe enthalten, kann es sich auch nicht um das Phänomen der Biolumineszenz handeln, die im Übrigen um ein Vielfaches intensiver ist als die gemessene Biophotonenstrahlung. Popp selbst vermutet, die DNA sei in der Zelle aufgrund der extrem hohen Speicherdichte sowohl die Quelle als auch das Speichermedium für die Biophotonen.[17] Er geht davon aus, dass Materie kein zusammenhangloser Materiehaufen, sondern ein hochkomplexer Verband aus elektromagnetischen Schwingungen ist.

All diese Erkenntnisse weisen darauf hin, dass die alten schulmedizinischen und wissenschaftlichen Ansichten über den Menschen und dessen Möglichkeiten des Informationsaustausches viel zu kurz greifen und überhaupt nicht die wahren Möglichkeiten aufzeigen.

3.5 Die Zirbeldrüse

Die Zirbeldrüse ist aufgrund ihrer Lage das geometrische Zentrum unseres Gehirns. Mit ihren Hormonen und ihren übergeordneten Funktionen bzw. als Tor zu einem erweiterten Bewusstsein ist sie das vierte große Informationssystem im menschlichen Körper. Im Folgenden widmen wir uns der Zirbeldrüse nun detaillierter.

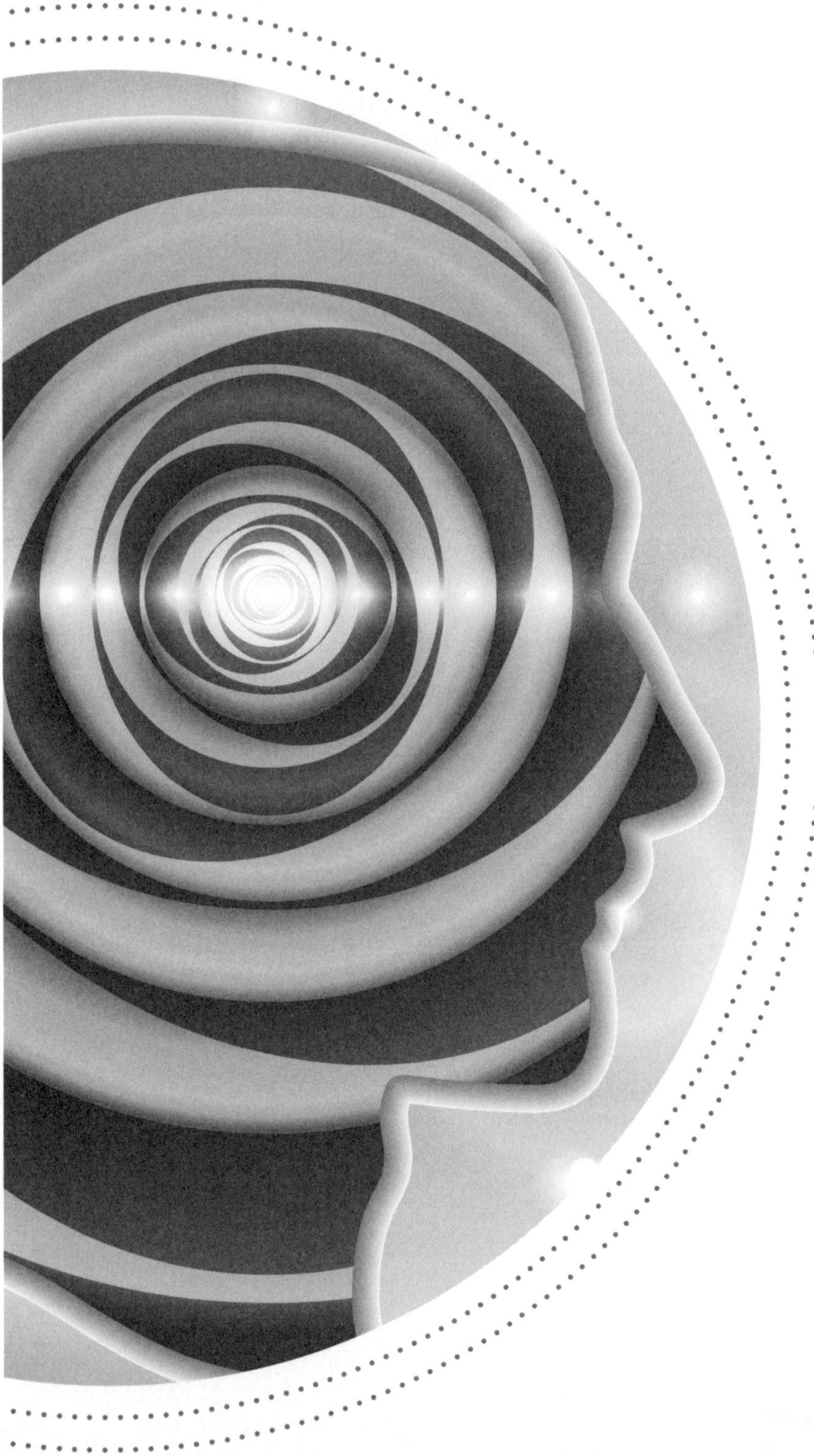

4. WUNDERWERK ZIRBELDRÜSE

Die Zirbeldrüse wurde bisher oft missverstanden und in ihrer Wirkung und Bedeutung unterschätzt. Als eine der wenigen nichtpaarigen Strukturen im Gehirn nimmt sie wegen ihrer außergewöhnlichen, zentrierten Lage und durch die fehlende Blut-Hirn-Schranke eine Sonderstellung im ZNS ein. Wir haben ihr in unserer Einteilung (➧ Kap. 3.2.3) eine eigenständige und übergeordnete Funktion im Bereich der menschlichen Informationsübertragungssysteme zugewiesen.

Während das klassische Hormonsystem hauptsächlich unser inneres Milieu steuert, ist es die Aufgabe der Zirbeldrüse, als übergeordneter Taktgeber unsere Gesundheit und unser Wohlbefinden aufrechtzuerhalten. Was das Kleinhirn für das Nervensystem ist, ist die Zirbeldrüse für das Hormonsystem. Sie fungiert sozusagen als »Dirigent«, der das Zusammenspiel vieler Faktoren aufeinander abstimmt und moduliert.[18]

Die grau-rötliche Zirbeldrüse (Epiphyse, Glandula Pinealis, Corpus Pineale, Pinealdrüse) ist lediglich erbsengroß; ihre durchschnittliche Länge beträgt bei einem Erwachsenen 5–8 Millimeter bei einer Breite von etwa 3–5 Millimetern. Ihr mittleres Gewicht beträgt 100 Milligramm. Vereinfacht dargestellt, liegt sie oberhalb des Mittelhirns im Bereich des Zwischenhirns. Sie besteht vorwiegend aus sekretorischen Nervenzellen, den sogenannten Pinealozyten, und den Astrozyten-ähnlichen Gliazellen, die die Pinealozyten in ihrer Funktion unterstützen. Dazwischen finden wir ein Geflecht von Kapillaren und Nervenfasern. Die Zirbeldrüse nimmt eine Zwischenstellung zwischen dem ZNS und den endokrinen Organen ein.

Sie wird vom Sympathikus innerviert (mit Reizen aus dem Nervensystem versorgt) und steht allgemein mit dem Nervensystem in enger Verbindung.

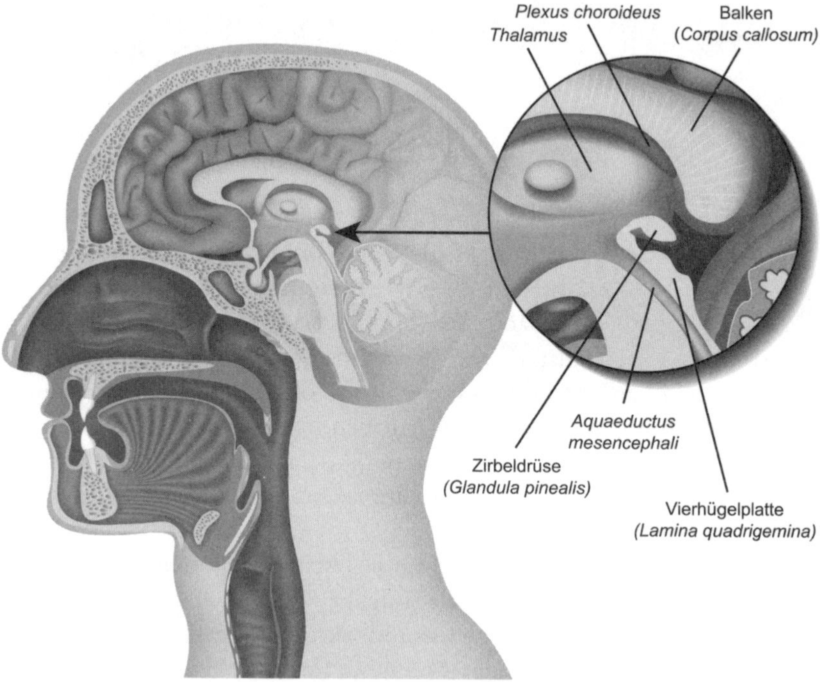

Die Zirbeldrüse im Gehirn

Sie hat ein sehr auffälliges Netzwerk von Kapillaren und ist nach der Niere das meistdurchblutete Gewebe im Körper. Infolge des hohen Blutdurchflusses können alle im Blut fließenden Stoffe in die Zirbeldrüse transportiert werden. Wegen dieses ständigen Kontakts erhält sie einen »Gesamtüberblick« über die im Körper zirkulierenden Stoffe. Durch ihre Vielzahl an Rezeptoren für unterschiedlichste Botenstoffe können diese an der Zirbeldrüse andocken, sodass sie wiederum darauf reagieren kann. Neben den von ihr selbst hergestellten Hormonen konzentrieren sich dort aufgrund der starken Durchblutung eine sehr hohe Zahl weiterer, unterschiedlichster Hormone. Mit den zusätzlichen Informationen aus dem Nervensystem und aus der Umwelt, die sie auch durch ihre Fotosensibilität und ihren Bezug zum Licht erhält, kann die Zirbeldrüse eine übergeordnete Antwort kreieren und ihre Rolle als Haupttaktgeber erfüllen.

Die Funktionen der Zirbeldrüse im Überblick

Die Zirbeldrüse …

… steuert die biologische innere Uhr und übergeordnete Lebensgrundrhythmen;
… passt den zirkadianen Rhythmus an die tatsächlich gegebenen Verhältnisse an – Feintuning je nach Lichteinfall;
… bildet und schüttet verschiedene Hormone aus, insbesondere Melatonin, das an einer Vielzahl von biologischen Prozessen im Körper beteiligt ist;
… reguliert den Schlaf-Wach-Rhythmus;
… verlangsamt den physischen und psychischen Alterungsprozess;
… sorgt für einen korrekten Beginn der Pubertät;
… dient als Energietransformator;
… nimmt eine Zwischenstellung zwischen dem Nerven- und dem Hormonsystem ein und verbindet beide;
… verbindet uns mit unserer Umwelt;
… nimmt die Informationen aus der Umwelt, aus dem ZNS und aus dem Hormonsystem auf und wandelt sie übergeordnet in eine entsprechende Antwort um;
… erhöht unsere Intuition;
… ermöglicht außersinnliche Wahrnehmung;
… stellt das Tor zum Allbewusstsein dar.

4.1 Übergeordnete Rhythmen und die Zirbeldrüse als Taktgeber

Obwohl wir es oft vernachlässigen oder nicht wahrhaben: Wir sind keine autonomen, von der Natur abgekoppelten Wesen, sondern Teil der Natur und ihrer grundlegenden, lebensbestimmenden Rhythmen. Wir unterliegen dem Rhythmus des Sonnenjahres genauso wie dem 28-tägigen Mondrhythmus, der sich auch in der weiblichen Periode manifestiert. Überall in der Natur finden wir eine grundlegende rhythmische Dualität wie Tag – Nacht, hell –

dunkel, Sommer – Winter, Geburt – Tod usw. Das ganze Leben basiert auf dem immerwährenden Prozess des Werdens und Vergehens. Der Zerfall wiederum eröffnet die Möglichkeit, dass auf Basis der alten, überkommenen Strukturen neues Leben geboren wird. So sind wir eingebettet in einen immerwährenden Kreislauf von Geburt, Leben, Sterben, Tod und Wiedergeburt.

4.1.1 Der suprachiasmatische Kern und die Zirbeldrüse

Der suprachiasmatische Kern ist ein Kerngebiet im Hypothalamus; als »Kerngebiet« bezeichnet man die Ansammlung von Nervenzellkörpern. Er ist ein zentraler Schrittmacher der inneren Uhr für die Kontrolle der zirkadianen Rhythmen, zum Beispiel des Schlaf-Wach-Rhythmus. Die Zirbeldrüse mit ihren Hormonen wiederum ist der Taktgeber in uns, der das Feintuning vornimmt. In Zusammenarbeit mit dem suprachiasmatischen Kern und anderen inneren Uhren ist sie eingebettet in die großen Grundrhythmen des Lebens. Sie steuert alle grundlegenden, auch zirkadianen Rhythmen im menschlichen Körper, sowohl den Rhythmus des Organismus im Tagesverlauf als auch den saisonalen Rhythmus über das ganze Jahr.

Neben dem Schlaf-Wach-Rhythmus finden wir andere wichtige zirkadiane Rhythmen, unter anderem beim Stoffwechsel, dem Blutdruck, dem Hormonstatus und bei der Körperkerntemperatur.

4.1.2 Der Rhythmus der Körperorgane

Auch unsere Körperorgane unterliegen dieser grundlegenden rhythmischen Ordnung und sind in ihrer Funktionalität in einen 24-Stunden-Rhythmus eingebunden. Jedes einzelne Organ hat eine bestimmte Zeit, in der es besonders leistungsfähig ist, und eine bestimmte Zeit, in der es seine physiologische Leistung drosselt, um sich zu erholen. Durch diese sogenannte Organuhr sind Rückschlüsse auf Organschwächen und Erkrankungen möglich. Die Einnahme von Medikamenten sollte idealerweise diesem Rhythmus angepasst werden.

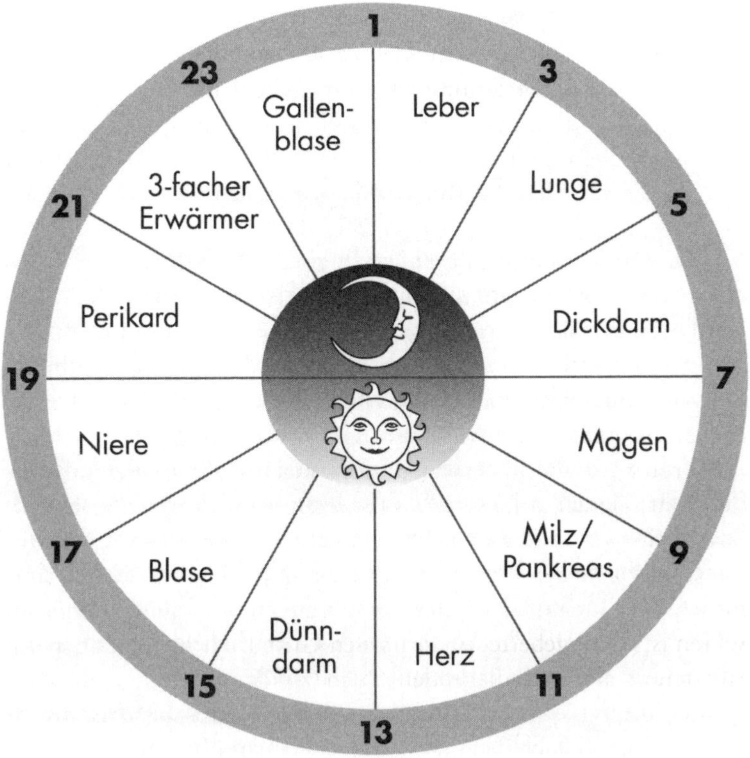

Die Organuhr

Das Wissen um die Organuhr stammt aus der Traditionellen Chinesischen Medizin (TCM), die den Menschen in seiner Ganzheit und eingebunden in natürliche Kreisläufe betrachtet und dementsprechend auch Störungen behandelt. So können Beschwerden, die immer zu einer bestimmten Uhrzeit auftreten, auf eine Irritation im jeweiligen Organ hinweisen. Beachten wir diese natürlichen Zusammenhänge und passen unser Verhalten entsprechend an, so wirkt sich das grundsätzlich positiv auf unsere Gesundheit aus.[19]

Nachdem die Zirbeldrüse und der suprachiasmatische Kern in Zusammenarbeit mit anderen inneren Uhren die steuernden und regelnden Instanzen für alle zirkadianen und übergeordneten Rhythmen im Menschen sind, können wir davon ausgehen, dass auch die Organrhythmen der obersten Aufsicht sowie dem Feintuning und der Steuerung der Zirbeldrüse unterliegen. Erneut zeigt sich, wie wichtig eine funktionierende Zirbeldrüse ist.

4.1.3 Die Fotosensibilität der Zirbeldrüse

Vor ca. 240 Millionen Jahren hatten einige Wirbeltiere tatsächlich ein drittes Auge auf ihrem Kopf. Interessant ist, dass bis heute sowohl die Zirbeldrüse der Wirbeltiere – zu denen der Mensch zählt – als auch der wirbellosen Tiere ein gewisses Maß an Fotosensibilität aufweist. Obwohl sie bei den meisten Lebewesen nicht mehr in direktem Kontakt mit dem Tageslicht steht, reagiert sie auf Lichtreize, nicht nur sekundär über die Lichtimpulse, die durch die Fotosensibilität der Augen in Nervenimpulse umgewandelt werden, sondern auch direkt über ihre eigene Fotosensibilität. Licht ist reine Schwingung in einem bestimmten Frequenzbereich. Da wir wissen, dass Zellen über Lichtquanten bzw. Biophotonen miteinander kommunizieren, bekommt die Fotosensibilität der Zirbeldrüse wiederum eine andere, vielleicht bisher unterschätzte Bedeutung.[20]

Die auf der Netzhaut der Augen eintreffenden Lichtsignale erreichen über den Sehnerv den suprachiasmatischen Kern des Hypothalamus. Von dort werden sie weiter zum Rückenmark geleitet, und über weitere Schaltstellen gelangen sie hirnwärts zur Zirbeldrüse. Dort werden sie aufgenommen und weiterverarbeitet. Dadurch wird hauptsächlich die Melatoninausschüttung gesteuert.

4.2 Hydroxylapatitkristalle und die physiologische Kalzifizierung (Verkalkung) der Zirbeldrüse

Die Zirbeldrüse macht bereits vom Kindheitsalter an einen physiologischen, langsam fortschreitenden Prozess der Verkalkung durch. Erstaunlicherweise ist der Kalzifizierungsgrad und der -verlauf aber nicht bei allen Menschen gleich, sondern sehr individuell. Normalerweise nimmt die Anzahl der Kalkkonkremente, die auch als »Hirnsand« bezeichnet werden, mit steigendem Alter zu. Die Kalzifizierung wird auf Röntgenaufnahmen ab einer bestimmten Größe bereits im frühen Erwachsenenalter in der Mittellinie des Schädels sichtbar. Sie ist jedoch nicht gleichzusetzen mit der pathologischen Verkalkung durch eine ungesunde Lebensweise! So gibt es Kinder, deren Zirbeldrüse bereits stark verkalkt ist, und alte Menschen, bei denen nur eine geringe Verkalkung feststellbar ist. Warum das so ist, stellt bis jetzt ein Rätsel dar.[21] Da die Natur weise ist, ist davon auszugehen, dass die Kalzifizierung gewollt ist und einen übergeordneten tieferen Sinn erfüllt.

Vermutlich ist die Anwesenheit dieser Verkalkung ein Zeichen dafür, dass die Zirbeldrüse metabolisch aktiv war und ist. Ein negativer Einfluss auf die hormonproduzierenden und sekretorischen Eigenschaften der Pinealozyten und auf die Funktion der Zirbeldrüse ist nicht festzustellen.[22] Die Kalkkristalle fungieren im Gegenteil wohl auch als Speicherort für die in der Zirbeldrüse synthetisierten Stoffe.

Die Kalkkongremente werden überall in der Zirbeldrüse gefunden, vorwiegend in den Bereichen der Gliazellen und in den bindegewebigen Strukturen, wo sie meist in direkter Nähe zu den Blutkapillaren liegen.[23] Die Konkremente entstehen in Hohlräumen im Zellinneren der Pinealozyten, in denen sich kalkartiges Material abgelagert hat, und wachsen von dort weiter in den Zwischenzellraum hinein. Dabei entstehen konzentrische, dünn geschichtete Strukturen, in denen sich proteinreiche mit kalkreichen Zonen abwechseln.[24] Die Kalkkonkremente bestehen hauptsächlich aus Phosphat, Kalzium sowie Magnesium und den Spurenelementen Sulfur, Strontium, Mangan, Zink und Kupfer. Sie werden auch als »Hydroxylapatitkristalle« bezeichnet. Hydroxylapatit ist ein Kalziumphosphatsalz, das sich mit einer funktionellen Gruppe aus einem Sauerstoff- und einem Wasserstoffatom (OH) verbunden hat. Die chemische Formel lautet $Ca_5[OH|(PO_4)_3]$. Hydroxylapatit bildet die anorganische Grundsubstanz von Zähnen und Knochen.

4.3 Die Kalzitkristalle und die Piezolumineszenz der Zirbeldrüse

Diese neben den Hydroxylapatitkristallen in der Zirbeldrüse gefundenen Kristallstrukturen liegen in kubischer, hexagonaler und zylindrischer Form vor. Sie bestehen aus Kalzium, Kohlenstoff und Sauerstoff; ihre chemische Formel ist $Ca(CO_3)$. Sie ähneln stark Kristallstrukturen, wie wir sie auch im Innenohr vorfinden. Dort haben sie eine wichtige Funktion für den Gleichgewichtssinn. Nur diese beiden Anhäufungen von Kalzitkristallen im Körper sind nicht pathologisch. Sie können sich unter dem Einfluss elektromagnetischer Felder ausdehnen oder zusammenziehen. Deshalb reagiert die Zirbeldrüse auch auf das Erdmagnetfeld und dessen Veränderungen. Diese Kristalle sind piezoelektrisch: Infolge ihrer Bewegungen senden die Kristalle Schwingungen aus. Sie erzeugen eigenständig Lichtphotonen und strahlen sie ab; dies bezeichnet man als »Piezolumineszenz«. Im Laborversuch konnte dies bisher aber nur mit Piezokristallen nachgewiesen werden, die hohem Druck ausgesetzt waren. (Das gleiche Prinzip kennen wir bei Feuerzeugen, wenn durch das Drehen des Rades Funken erzeugt werden.)[25]

4.3.1 Weitere Quellen für Piezolumineszenz der Zirbeldrüse

Vermutet wird auch, dass es außer den Kalzitkristallen weitere Quellen für Lichtstrahlung in der Zirbeldrüse gibt. Das Dimethyltryptamin (DMT), ein Hormon der Zirbeldrüse, das uns ein Tor zur außersinnlichen Wahrnehmung öffnet (➧ Kap. 4.4.3), strahlt bei bestimmten Zerfallsprozessen Lichtquanten ab[26] – was nicht sonderlich verwundert, wenn man die Forschungen bezüglich der Biophotonen und der Zellstrahlung berücksichtigt. Wir können daher vermuten, dass eine erhöhte Konzentration von DMT in der Zirbeldrüse zu einer erhöhten Lichtschwingung führt. Wenn sich also aufgrund der biochemischen Prozesse und der Kristallschwingungen das Tor zum Allbewusstsein öffnet, würden wir auch in der Zirbeldrüse und in den Innenohren mehr Licht erzeugen, und dies wiederum ist wahrscheinlich das Licht, das wir in vielen Kulturkreisen (Buddhismus, Christentum, Islam) auf Abbildungen von Heiligen und Erleuchteten im Kopfbereich sehen: der sogenannte »Heiligenschein«.

Wie gesagt, beweisbar sind solche Vermutungen und philosophischen Betrachtungen bisher nicht, aber aufgrund der logischen Zusammenhänge doch sehr wahrscheinlich.

4.4 Hormone und Neurotransmitter der Zirbeldrüse und deren Wirkmechanismen (Serotonin, Melatonin, DMT)

Die Zirbeldrüse produziert einige wichtige Hormone und Neurotransmitter, die essenziell für unsere Gesundheit und für das Funktionieren unseres Systems sind.

4.4.1 Serotonin

Der Name Serotonin leitet sich von dessen Wirkung auf den Blutdruck ab: Serotonin ist eine Komponente des **Ser**ums, welche die Spannung (den **Ton**us) der Blutgefäße reguliert.

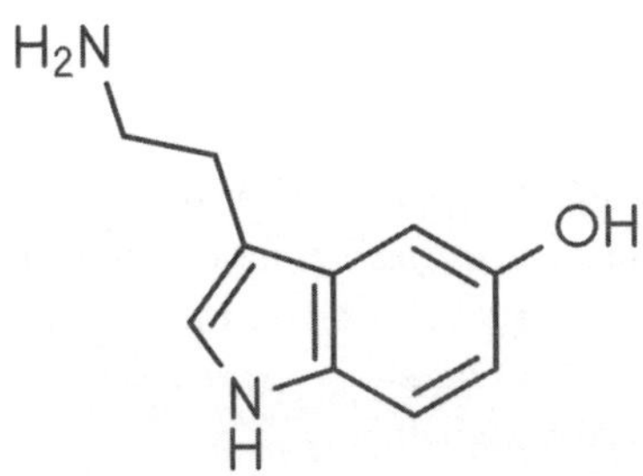

Die chemische Struktur von Serotonin

Serotonin wird oft als »Glückshormon« bezeichnet. Tatsächlich schafft es die biochemische Voraussetzung, um das Gefühl des Glücks überhaupt empfinden zu können. Ungefähr 90–95 Prozent des Serotonins finden wir im Darm und 5–10 Prozent im Gehirn. Serotonin kann die Blut-Hirn-Schranke nicht überwinden und muss deshalb in allen Hirnarealen, die durch diesen Schutzmechanismus gesichert sind, aus L-Tryptophan selbst hergestellt und gespeichert werden. Die Zirbeldrüse, die nicht durch die Blut-Hirn-Schranke geschützt ist, kann aus dem Darm produziertes Serotonin aus dem Blut aufnehmen, stellt aber auch Serotonin aus L-Tryptophan selbst her.

Synthetisierung von Serotonin

Wie aus der nachfolgenden Grafik ersichtlich, erfordert es einige Zwischenschritte von der Nahrungsaufnahme bis zum fertigen Serotonin. Grundvoraussetzung ist ein *gesunder* Darm: Einerseits soll er selbst aus L-Tryptophan Serotonin herstellen; andererseits muss er das L-Tryptophan – jenes aus der Nahrung – in den Blutkreislauf befördern, damit es für die Serotoninproduktion im Gehirn dorthin transportiert werden kann.

Die enterochromaffinen Zellen – neuroendokrine Zellen der Dünndarmschleimhaut – produzieren bestimmte Hormone und Neurotransmitter und setzen sie frei. In diesen Zellen wird auch das Serotonin produziert, das dann im Dünndarm abgegeben wird und Einfluss auf die Darmbeweglichkeit hat. Hier wird die weitaus größte Menge im menschlichen Körper produziert. Bestimmte Aromastoffe in der Nahrung regen dann spezielle Sensoren in der Darmschleimhaut an, die daraufhin das produzierte und gespeicherte Serotonin freisetzt, was wiederum die Verdauung anregt. Auch durch den vom Nahrungsbrei induzierten erhöhten Druck im Darm kommt es zur Serotoninfreisetzung.

Für die Serotoninherstellung werden bestimmte Bestandteile benötigt. Insbesondere brauchen wir:

- L-Tryptophan, eine essenzielle Aminosäure
- Vitamin B3 und Vitamin B6
- Magnesium und Zink

Aus L-Tryptophan wird jetzt in zwei Schritten Serotonin gebildet. Das mit der Nahrung aufgenommene L-Tryptophan wird zunächst unter Zuhilfenahme des Enzyms Tryptophan-5-Hydroxylase zu 5-Hydroxytryptophan umgewandelt.

Im zweiten Schritt wird das 5-Hydroxytryptophan mithilfe von Vitamin B6 zu Serotonin weiterverarbeitet. Diesen Schritt übernimmt das Enzym AADC, das zur Aktivierung Zink benötigt.

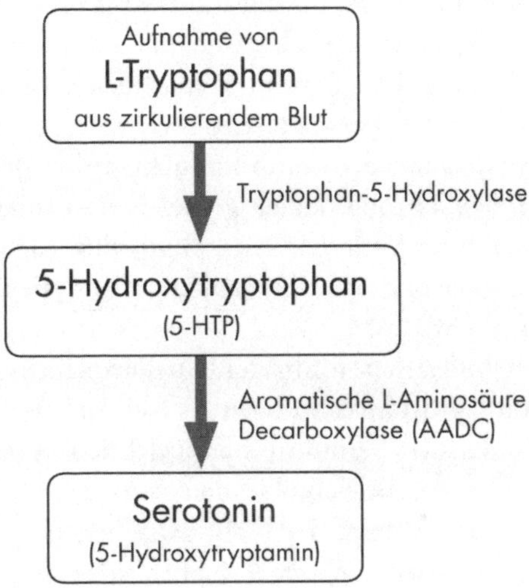

Der Syntheseweg von Serotonin

Enzyme sind Biokatalysatoren, das heißt, durch Herabsetzung der Aktivierungsenergie beschleunigen sie biochemische Reaktionen, damit es zu einer Stoffumsetzung kommt. Sie helfen, Substrate zu spalten oder anderweitig zu verändern, und gehen dabei vorübergehend mit den Stoffen Bindungen ein.

Wo wirkt Serotonin?

- **Im Herz-Kreislauf-System** reguliert Serotonin direkt die Spannung in den Blutgefäßen, und über das ZNS nimmt es Einfluss auf den Blutdruck und den Blutgefäßtonus.
- **In der Lunge** und **in der Niere** hat Serotonin eine blutgefäßverengende Wirkung, **in der Skelettmuskulatur** dagegen finden wir einen gefäßerweiternden Effekt.
- **Im Blut** bindet sich Serotonin an die Thrombozyten (spezielle Blutzellen für die Blutgerinnung) und wird von ihnen transportiert. Serotonin hat eine direkte und eine indirekte Wirkung auf die Blutgerinnung. Die Thrombozyten speichern Serotonin und setzen es frei, haben aber auch selbst Serotoninrezeptoren. Wenn an diese Rezeptoren Serotonin andockt, führt das zur Entleerung der in den Thrombozyten gespeicherten Inhaltsstoffe, was die Blutgerinnung fördert. Kleine Blutgefäße ziehen sich dann zusammen, sodass der Blutfluss reduziert und die Wundheilung beschleunigt wird.
- **Im Auge** reguliert Serotonin den Augeninnendruck über Nerven, die unter anderem Serotonin als Neurotransmitter nutzen.
- **Im ZNS** finden wir Serotonin hauptsächlich in den sogenannten Raphé-Kernen, die sich über den gesamten Hirnstamm und entlang der Mediallinie, der Naht zwischen den beiden Hirnstammhälften (griech. *Raphé* = Naht), verteilen. Die Nervenzellfortsätze der Raphé-Kerne strahlen in alle Hirnregionen aus, deshalb werden alle Gehirnfunktionen mittelbar oder unmittelbar beeinflusst.
- Die wichtigsten Funktionen des Serotonins **im Gehirn** sind die Steuerung bzw. Beeinflussung des Schlafs, der Wahrnehmung, der Temperaturregulation, der Schmerzempfindung und -verarbeitung, der Sensorik, des Appetits, des Sexualverhaltens und der Hormonsekretion.

Serotonin und unsere Stimmung

Serotonin hat im ZNS einen entscheidenden Einfluss auf unsere Stimmungslage und unsere Gefühle. Mit anderen Stoffen aktiviert es im Gehirn die Stimmungszentren und sorgt für Gefühle der Zufriedenheit und des Wohlbefindens bis hin zu Glücksgefühlen. Es ist der Botenstoff für Einfühlungsvermögen, Anteilnahme, Mitgefühl, Mitleidempfinden und für ein grundlegendes Verständnis für die Mitmenschen. Gleichzeitig hemmt es die Impulsivität und Aggressivität.

Nun könnte man glauben, man müsste sich nur genügend Serotonin zuführen und schon wären wir entspannt, ausgeglichen und glücklich. Leider funktioniert das nicht. Wie gesagt, Serotonin kann nicht die Blut-Hirn-Schranke passieren; damit Serotonin im Gehirn gebildet wird, brauchen wir unbedingt L-Tryptophan als die Aminosäure, die die Blut-Hirn-Schranke überwinden kann. Andererseits schafft Serotonin nur die chemische Basis, damit wir uns wohlfühlen können. Wohlgefühl und Zufriedenheit hängen von vielen anderen körperlichen, biochemischen, geistigen und seelischen Faktoren ab. Letztendlich geht es um ein sinnvolles Zusammenspiel vieler unterschiedlicher Komponenten. Aber ohne die biochemische Basis für eine gute Stimmung sind viele andere und vor allem isolierte Maßnahmen nicht oder nur wenig von Erfolg gekrönt.

Haben wir grundlegend Stress und schlechte Laune, dann sinkt auch der Serotoninspiegel im Gehirn; sorgen wir dagegen für Entspannung und für unser Wohlgefühl, ist auch der Serotoninspiegel im Gehirn auf einem höheren Niveau. Wissenschaftliche Untersuchungen haben gezeigt, dass der Serotoninspiegel bei Menschen mit Depressionen oder Zwangsstörungen um bis zu 50 Prozent reduziert ist.[27]

Die L-Tryptophan-Aufnahme

L-Tryptophan konkurriert mit vielen anderen Stoffen, die in die Zellen aufgenommen werden wollen. Die einzelnen Aminosäuren werden entsprechend einer Hierarchie in die Zellen gelassen, wobei das L-Tryptophan immer relativ weit hintenan steht.

Deshalb wird immer wieder empfohlen, tryptophanreiches Essen gleichzeitig mit zuckerhaltigen, Insulin anlockenden Nahrungsmitteln zu konsumieren. Durch Insulin öffnen sich die Zellen nicht nur für Glukose, sondern auch für viele anwesende Aminosäuren außer L-Tryptophan. Dadurch werden die Aminosäuren, die mit dem L-Tryptophan an der Blut-Hirn-Schranke um Einlass konkurrieren, zum Muskelaufbau in die Skelettmuskulatur abgezogen, und somit kann L-Tryptophan, das jetzt ohne Konkurrenz auf Einlass wartet, leichter im Gehirn aufgenommen werden. Das erklärt auch, warum Schokolade zu einem Glücksgefühl führen kann, obwohl der L-Tryptophan-Gehalt eigentlich sehr niedrig ist: Durch die gleichzeitige Zuführung der Kohlenhydrate wird der soeben erwähnte Mechanismus angekurbelt und die L-Tryptophan-Aufnahme erhöht.

Auch durch Bewegung tritt dieser Effekt ein, da sich die Muskelzellen für Aminosäuren öffnen, aber eben auch wieder nicht für L-Tryptophan.

Serotoninmangel führt zu schlechter Laune und zum klassischen »zickigen« Verhalten, bei dem der Betroffene unleidlich wird und für sein Umfeld nicht nachvollziehbare Stimmungsspitzen zeigt. Serotonin wird innerhalb von rund 21 Stunden zur Hälfte abgebaut. Haben wir nun viel Stress oder verbrauchen anderweitig viel Serotonin, dann kann es vor allem am frühen Morgen zu Stimmungstiefs kommen: Nachts wird viel Serotonin in Melatonin umgewandelt; zusätzlich baut sich vorhandenes Serotonin ab, sodass ein morgendlicher Serotoninmangel auftritt.

Dieser Mechanismus ist aber nicht nur auf den Morgen beschränkt. Eine ungenügende Zufuhr von L-Tryptophan oder Probleme beim Transport ins Gehirn oder bei der Synthetisierung von Serotonin können zu jeder Tageszeit Stimmungseinbrüche und schlechte Laune hervorrufen. Aber auch bei Verlustängsten, starker Eifersucht, Tendenz zu irrationalem Handeln und Hemmungslosigkeit finden wir häufig einen erniedrigten Serotoninspiegel. Was wir vorbeugend gegen einen erniedrigten Serotoninspiegel tun und wie wir uns die biochemische Basis zum Glücklichsein erhalten können, beschreiben wir im folgenden Unterkapitel.

Auch unter dem Einfluss von Licht wird die Serotoninproduktion angeregt. Je mehr wir uns dem Tageslicht aussetzen, desto höher steigt die Serotoninkonzentration an. Deshalb ist es für einen hohen Serotoninspiegel so wichtig, sich nicht nur in geschlossenen Räumen mit Kunstlicht aufzuhalten, sondern sich möglichst oft in der Natur zu bewegen und »Lichtnahrung« aufzunehmen. Im Übrigen wird durch Sonnenlicht über unsere Haut die Vitamin-D-Synthetisierung angekurbelt – was ebenfalls nötig ist, um den Serotoninspiegel zu erhöhen. Der Zusammenhang von Licht und Serotoninspiegel erklärt die eher depressive Stimmungslage im Winter im Gegensatz zu der tendenziell gehobenen Stimmung im Sommer.

Aus Serotonin wird in der Zirbeldrüse Melatonin synthetisiert. Ist nicht genügend Serotonin vorhanden, kann auch nicht genügend Melatonin hergestellt werden.

Den Serotoninspiegel erhöhen

Um den Serotoninspiegel zu erhöhen, sind neben Licht und Nahrung alle auch für die Zirbeldrüse förderlichen Maßnahmen sinnvoll (➧ Kap. 7). Grundsätzlich sollten wir unser Leben so gestalten, dass wir genügend Zeit für uns selbst haben, uns um unsere Bedürfnisse kümmern und entspannt, ohne Stress unser Leben genießen.

Bei hohem Fleisch- und Milchkonsum (von dem aus vielerlei Gründen abzuraten ist und der viele andere Krankheiten begünstigt) ist zu beachten, dass wegen des hohen Aminosäuregehalts das L-Tryptophan fast keine Chance hat, mit den konkurrierenden Aminosäuren mitzuhalten und die Blut-Hirn-Schranke zu überwinden. So riskiert man hier trotz genügender Zufuhr von L-Tryptophan einen Serotoninmangel im Gehirn. Für die Tryptophan-Aufnahme eignen sich deshalb viel besser pflanzliche Lebensmittel, die alle zur Herstellung von Serotonin notwendigen Bestandteile enthalten. Das sind neben L-Tryptophan die Vitamine der B-Gruppe – besonders B6 –, außerdem Vitamin C, Magnesium, Mangan, Omega-3-Fettsäuren und Zink.

Weitere Angaben dazu finden Sie in ➧ Kap. 7.4.

4.4.2 **Melatonin**

Melatonin wurde in den 1950er-Jahren erstmals von Aaron Lerner isoliert. Es ist das Haupthormon der Zirbeldrüse und spielt eine wichtige Rolle bei vielen Aufgaben im Körper. So hat es zum Beispiel immunfördernde Effekte, reduziert Stress und ist fähig, unzählige endokrine Vorgänge zu regulieren. Ohne Melatonin hätten wir keine Träume.

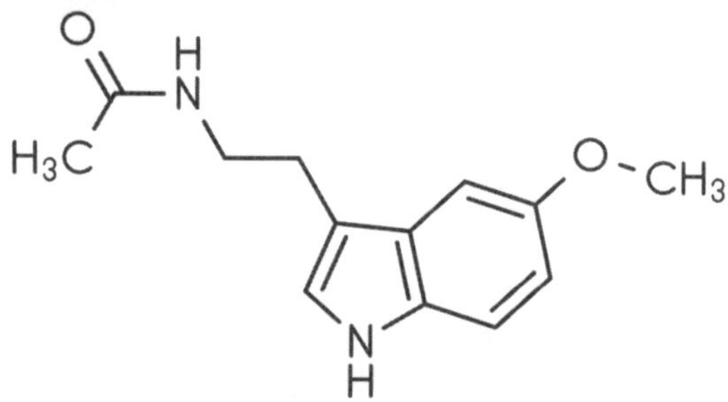

Die chemische Struktur von Melatonin

Synthetisierung von Melatonin

Die Synthese und Sekretion von Melatonin wird durch eine Interaktion zwischen den herrschenden äußeren Lichtverhältnissen und dem endogenen Rhythmus des suprachiasmatischen Kerns des Hypothalamus bestimmt. Dabei hat Licht einen hemmenden und Dunkelheit einen aktivierenden Einfluss auf die Synthese von Melatonin.

Wie bereits im Abschnitt über Serotonin beschrieben (➧ Kap. 4.4.1), wandelt die Zirbeldrüse das im Blut zirkulierende L-Tryptophan in zwei enzymatischen Schritten in Serotonin um.

Die Information der Dunkelheit veranlasst nun die Nervenfasern, die in direkter Nachbarschaft zu den Pinealozyten liegen, den Neurotransmitter Noradrenalin auszuschütten.

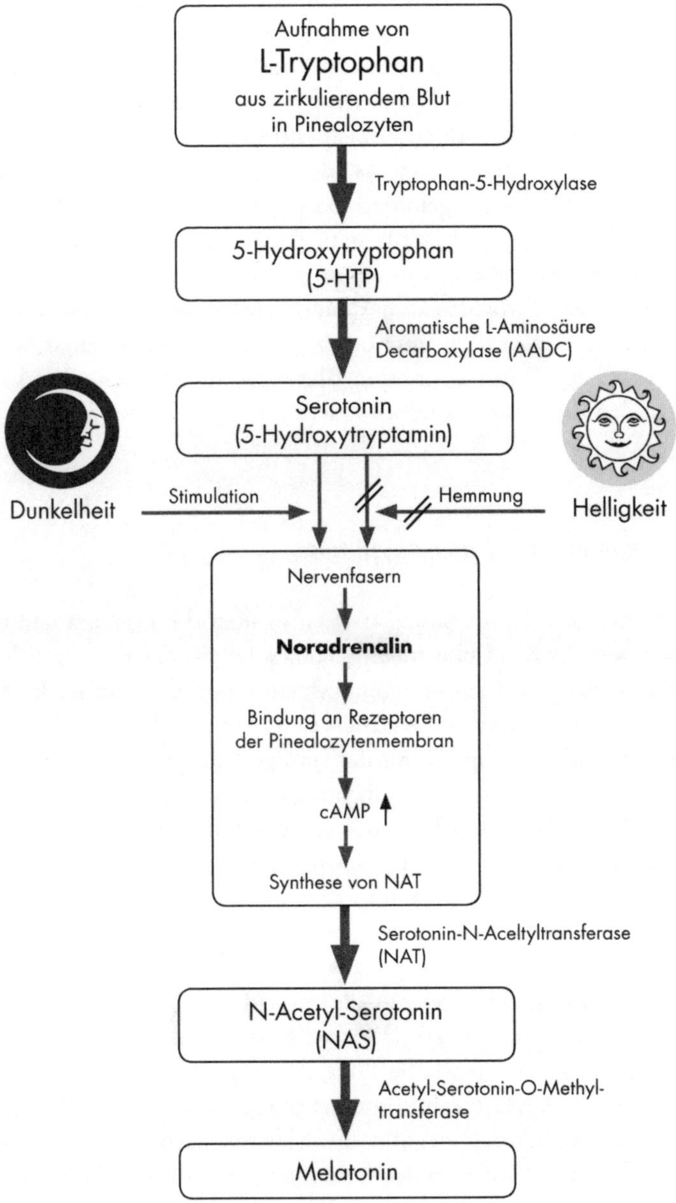

Die Melatoninsynthese

Noradrenalin bindet sich an bestimmte Rezeptoren der Pinealozytenmembran und stimuliert damit einen sekundären Botenstoff (cAMP), der wiederum ein Enzym, die Serotonin-N-Acetyltransferase (NAT), aktiviert. Dabei wird zunächst Serotonin in N-Acetyl-Serotonin (NAS) umgewandelt. Im nächsten Schritt wird nun mithilfe eines weiteren Enzyms (der Acetyl-Serotonin-O-Methyltransferase) Melatonin gebildet. Da das Enzym NAT bei Dunkelheit signifikant ansteigt, geht man davon aus, dass es ausschlaggebend für die Synthese von Melatonin ist.

Neben der Zirbeldrüse als Hauptsyntheseort wird Melatonin auch an anderen Stellen im Körper gebildet: in der Retina (Netzhaut des Auges), in bestimmten Blutzellen und Knochenmarkzellen, in den Eierstöcken und im Darm.[28]

Melatonin und der Lebensrhythmus

Melatonin ist plazentagängig (wird also über die Plazenta von der Mutter auf das Kind übertragen), sodass bereits der Fötus mit Melatonin versorgt wird. Die eigene Melatoninproduktion findet erst nach der Geburt statt und reguliert sich manchmal erst nach einem Jahr. Vermutlich hängt damit der unregelmäßige Schlaf der Säuglinge zusammen. Der Melatoningehalt steigt normalerweise bis zum siebten Lebensjahr an. Melatonin veranlasst die Hirnanhangdrüse, Wachstumshormone im Schlaf auszuschütten. Dabei ist die Ausschüttung im Schlaf bei Kleinkindern bis drei Jahren am höchsten.

In der Pubertät kommt es zu einer ersten Absenkung der Melatoninkonzentration. Diese Absenkung führt zur erhöhten Ausschüttung des luteinisierenden Hormons (LH) und des follikelstimulierenden Hormons (FSH) – zwei Sexualhormone, durch deren Ausschüttung die eigentliche Pubertät ausgelöst wird. Bei Jungen kommt es zur Samenproduktion, bei Mädchen setzt der Zyklus ein.

Nach der Pubertät beginnt die Melatoninproduktion allmählich nachzulassen, und bei den Mittvierzigern fällt sie relativ abrupt ab. Dadurch ist weniger Melatonin im Umlauf – der eigentliche Alterungsprozess wird eingeleitet. Nicht nur bei Frauen, auch bei den Männern beginnen nun die Wechseljahre, und die Zirbeldrüse verliert als Dirigent langsam die Kontrolle über den restlichen Organismus.

Die Wirkung von Melatonin

Melatonin besitzt ein großes Wirkspektrum mit regenerierenden und regulierenden Eigenschaften. Aufgrund seines stark lipophilen (fettliebenden) Charakters ist es dem Melatonin möglich, ungehindert die Zellmembranen sämtlicher Organe und Körpersysteme zu durchdringen.

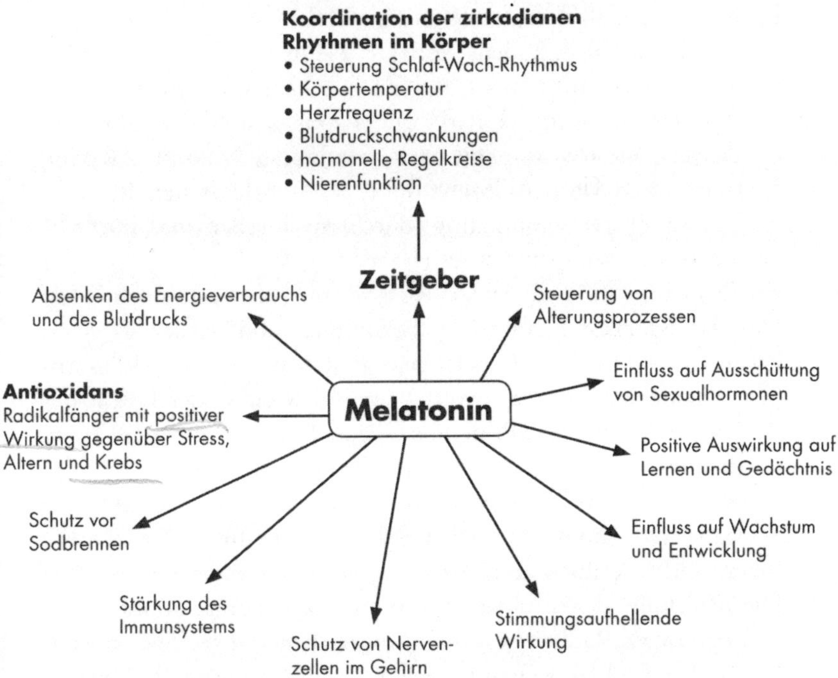

Die Aufgaben von Melatonin im Körper

Die stark lipophilen Eigenschaften sowie die fehlende Blut-Hirn-Schranke der Zirbeldrüse schaffen auch die optimalen Voraussetzungen, damit die Zirbeldrüse als verantwortlicher primärer endokriner Umwandler und Regulator der Hormonsignale arbeitet und sie aufgrund dieser Stellung als »Meisterdrüse« gelten kann.

Melatonin finden wir im Blut, im Speichel, der Hirn- und Rückenmarksflüssigkeit, der Samenflüssigkeit, dem Fruchtwasser und in der Vorkammer der Augen. Die Biosynthese unterliegt dem zirkadianen Rhythmus.

Melatonin als Antioxidans sowie die stärkenden Effekte auf das Immunsystem und bei Stress

Freie Radikale sind sauerstoffhaltige Moleküle. Sie entstehen im Körper durch Chemikalien, Pestizide, Herbizide, durch industriell verarbeitete Nahrungsmittel und Zucker, Lebensmittelzusatzstoffe wie Konservierungsmittel, Farbstoffe, Aromen, außerdem durch radioaktive sowie elektromagnetische Strahlung, Nikotin, Alkohol, Drogen, durch Körperpflegeprodukte aus synthetischen Rohstoffen, durch Luftverschmutzung, durch psychischen und körperlichen Stress … Aufgrund ihrer chemischen Struktur – ihnen fehlt ein Elektron – sind sie extrem instabil und sehr reaktionsfreudig: Um das fehlende Elektron zu bekommen und wieder in einen Zustand der Stabilität zu gelangen, greifen sie relativ wahllos andere intakte Moleküle an, zum Beispiel Moleküle der DNA, der Zellmembran oder von Proteinen. Dieser Prozess – die sogenannte »Oxidation« – findet im Körper andauernd statt.

Normalerweise ist unser Körper in der Lage, freie Radikale zu neutralisieren, sodass sie keinen Schaden anrichten. Nehmen die freien Radikale überhand, sprechen wir von »oxidativem Stress«: Die Moleküle, denen ein Elektron entrissen wurde, können jetzt selbst zu freien Radikalen werden; sie versuchen ihrerseits, anderen Molekülen ein Elektron zu entreißen. Dadurch kommt es zu einer Zellschäden-verursachenden Kettenreaktion – und in der Folge zu Organschäden und entsprechenden Krankheiten. Eine geringere Menge körpereigener Eiweiße wird hergestellt, Enzyme werden inaktiviert, durch die DNA-Schäden kommt es zu einer unkontrollierten Zellteilung und zu Krebs. Die Zellfunktionen werden eingeschränkt, und Membranschäden führen zum Zelltod, zu Gelenkproblemen, zu Schlaganfall und Demenz. Wichtige Rezeptoren an der Zelloberfläche werden zerstört – was in eine Fehlsteuerung bei der Signalübertragung mündet. Letztendlich können alle Körperfunktionen betroffen sein.

Melatonin und die Antioxidantien
Antioxidantien sind Radikalfänger, die diese Reaktionen unterbrechen und somit Zellschäden verhindern können. Wenn ausreichend Antioxidantien im Körper vorhanden sind, ist der Körper geschützt. Bekannte und wichtige Radikalfänger sind zum Beispiel die Vitamine C, E und das Provitamin A, Selen und sekundäre Pflanzenstoffe. Melatonin als körpereigenes Antioxidans gehört zu den besten Radikalfängern, die wir kennen. Aufgrund seiner geringen Größe gelangt Melatonin auch in Zellzwischenräume, Gefäßwände und bestimmte Hirnareale, die andere Antioxidantien nur schwer erreichen, und kann deshalb auch hier seine Wirkung entfalten. Melatonin kann mit unterschiedlichen Abwehrzellen interagieren und nimmt damit Einfluss auf deren Tätigkeit. Dadurch kann Melatonin das Abwehrsystem stimulieren. Es hat Einfluss auf die Ausschüttung von Sexualhormonen; insofern schützt es vor hormonabhängigen Tumoren wie Brustkrebs und Prostatakrebs. Untersuchungen haben gezeigt, dass bei diesen Krebsarten der Melatoninspiegel häufig erniedrigt ist.[29]

Melatonin unterstützt unser Immunsystem, indem es an der Produktion von verschiedenen Immun- und Blutzellen beteiligt ist.

Melatonin und der Schlaf-Wach-Rhythmus

Der suprachiasmatische Kern ist das primäre Zentrum für die chronologischen Abläufe im Körper. In Ergänzung dazu hat die Zirbeldrüse die Aufgabe, den Tag-Nacht-Rhythmus zu synchronisieren, und passt ihn somit an die tatsächlichen Hell-Dunkel-Verhältnisse an. Sobald es dunkel wird, gibt die Zirbeldrüse Melatonin in den Blutkreislauf ab – wir werden müde. Bis weit nach Mitternacht steigt die Melatoninkonzentration im Blut weiter an und erreicht zwischen zwei und drei Uhr morgens ihren Höhepunkt. Bei älteren Menschen ist der Anstieg der Konzentration allerdings geringer als bei jüngeren. Je mehr wir uns dem aufkommenden Licht des Morgens nähern, desto mehr sinkt die Melatoninkonzentration wieder ab. Gleichzeitig erhöht sich die Konzentration von Kortisol im Blut.

Eine erste Kortisolspitze bei Tagesanbruch sorgt dafür, dass wir aufwachen. Im weiteren Tagesverlauf sinkt der Kortisolspiegel wieder ab, bis das Melatonin erneut die Schlafphase einleitet. Dunkelheit fördert die Melatoninbildung in der Zirbeldrüse, Helligkeit hemmt sie.

Da die Zirbeldrüse über den suprachiasmatischen Kern mit den Lichtsensoren der Augen in Verbindung steht, weiß sie immer Bescheid, wann es hell und wann es dunkel ist. Der Melatoninspiegel im Blut ist aufgrund dieser Mechanismen tagsüber deshalb sehr niedrig und kaum messbar.

Dieser Schlaf-Wach-Rhythmus ist seit Urzeiten an den natürlichen Wechsel von Tag und Nacht angepasst bzw. an den Hell-Dunkel-Rhythmus gebunden. Nun haben wir uns aber mit unserer modernen Lebensweise weitestgehend von diesem Grundrhythmus entfernt. Mit Kunstlicht verlängern wir den Tag bis in die Nacht hinein. Außerdem gibt es in Deutschland fast keinen Platz mehr, der nachts nicht künstlich erhellt wird. Die Lichtglocken der Städte sind weithin sichtbar. Jede Abweichung von der natürlichen Dunkelheit der Nacht beeinflusst aber auch die Melatonin- bzw. die Kortisolausschüttung. Wie wir von Flugreisen über verschiedene Zeitzonen wissen, kann sich unser Schlaf-Wach-Rhythmus nicht so schnell an veränderte Hell-Dunkel-Rhythmen anpassen: Wir bekommen Schlafprobleme, es dauert ein paar Tage, bis wir uns umgestellt und an den veränderten Rhythmus angepasst haben. Auch bei Schichtarbeitern zeigt sich, dass die Umstellung oft nur sehr schwer gelingt und sich der Körper nicht an den permanent ändernden Rhythmus anpassen kann. Dadurch kommt es mittel- bis langfristig zu vielerlei anderen gesundheitlichen Störungen. Die herausragende Bedeutung des Schlaf-Wach-Rhythmus auf unsere Gesundheit sollte nicht unterschätzt werden.

Weitere Aufgaben von Melatonin im Körper

Lernen und Gedächtnis: Die durch Melatonin bedingte Nachtruhe leistet einen wichtigen Beitrag zur Funktion unseres Gedächtnisses. Tagsüber sorgen die Botenstoffe Acetylcholin und Dopamin für Lernen und Erinnern, und nachts wird das Erlernte im Gedächtnis abgespeichert.

Regenerations- und Alterungsprozesse: Eine der besten Maßnahmen, um jung zu bleiben, ist ein entspanntes Leben mit Vermeidung von unnötigem Stress. Melatonin kann die Leistungsfähigkeit verschiedener Organsysteme in einen so weit entspannten Zustand regulieren, dass sich dadurch die Lebensdauer erhöht. Die Hauptregeneration aller unserer Körpersysteme findet nachts statt. Insofern spielt auch hier das Melatonin als das Hormon, das für den Schlaf sorgt, eine wichtige Rolle. Ein gesunder, tiefer, regelmäßiger Schlaf bahnt den Weg für eine optimale Regeneration des Körpers, und Schäden können repariert werden. Melatonin senkt die nächtliche Körpertemperatur ab. Stoffwechselvorgänge verlangsamen sich, und der erniedrigte Energieverbrauch gewährt Entspannung und Regeneration. All dies funktioniert aber nur, wenn wir nicht noch kurz vor dem Zubettgehen viel Nahrung zu uns nehmen oder unser Nervensystem überreizen.

Herz-Kreislauf-System: Melatonin fungiert hier als Gegenspieler von Adrenalin. Es senkt die Stresshormone und damit den Blutdruck und schützt das Herz und die Wände der Blutgefäße.

Schutz von Nervenzellen im Gehirn: Melatonin kann die Blut-Hirn-Schranke schnell überwinden. Ein erhöhter Melatoninspiegel im Gehirn hat schützende Auswirkungen auf die Nervenzellen, vor allem in starken Stresssituationen. Bei Entzündungsprozessen und neurodegenerativen Vorgängen im Gehirn wie Parkinson und Alzheimer hat Melatonin einen positiven, schützenden Effekt.[30]

Melatonin hat eine hemmende Wirkung auf die **Magensäureproduktion,** es kontrolliert den **Schließmuskel zwischen Magen und Speiseröhre** und schützt ihn damit vor Säureschäden.

Melatonin als Stimmungsaufheller: Melatonin passt nicht nur zu seinen eigenen Rezeptoren auf Zelloberflächen, sondern kann auch an die Rezeptoren für Benzodiazepine andocken. Benzodiazepine – Substanzen, welche die menschliche Psyche beeinflussen – wirken angstlösend, sedierend, antidepressiv und schlaffördernd. Beide Stoffe besitzen ähnliche biochemische Eigenschaften. Somit verbessert Melatonin dieselben Symptome wie Benzodiazepine – jedoch mit wesentlich geringeren Nebenwirkungen. Zudem haben exogen zugeführte Benzodiazepine ein hohes Suchtpotenzial.[31]

Melatoninmangel und die Folgen

Wenn zu wenig Melatonin produziert wird, gleitet der Körper langsam, aber sicher in eine eher depressive Grundstimmung. Probleme sind dann vorprogrammiert, weil die oben beschriebenen, mit Melatonin zusammenhängenden Funktionen geschwächt bzw. gestört sind.

Viele Faktoren, die wir oft selbst beeinflussen können (➧ Kap. 6), wirken sich negativ auf den Melatoninspiegel aus. Zu den durch Melatoninmangel bedingten Beeinträchtigungen zählen Ein- und Durchschlafstörungen sowie leichter Schlaf mit häufigem Aufwachen, Traumlosigkeit, Depressionen, Stimmungsschwankungen, Migräne, Sodbrennen, Gedächtnisschwäche und schnellere Alterung. Ein Melatoninmangel ist Mitverursacher schwerer Erkrankungen wie Fibromyalgie, dem Erschöpfungssyndrom, Krebs, Alzheimer, Parkinson usw. Letztendlich können alle beschriebenen positiven Melatoninwirkungen bei einem Mangel abgeschwächt und schlimmstenfalls ins Gegenteil verkehrt werden.

Externe Zufuhr von Melatonin, Hormonen und Medikamenten

Wenn Melatonin oder auch andere Stoffe, die der Körper normalerweise selbst synthetisiert, von außen zugeführt werden, hat die körpereigene Intelligenz keinen Grund, selbst für die Produktion der notwendigen Stoffe zu sorgen: Alle Messfühler im Körper melden ja bereits eine ausreichende Konzentration. Aber genau wie ein Muskel, der nicht mehr trainiert wird und dadurch Muskelmasse abbaut, letztendlich degeneriert und verkümmert, so fährt auch jedes Organ, jede Drüse und jede Funktionseinheit im Körper seine Funktionalität zurück und ist vorerst nicht mehr voll leistungsfähig. Innersekretorische Drüsen stellen ihre Produktion bei dauerhafter exogener Zufuhr zunächst ein, was unseren zuweilen sehr unbekümmerten Einsatz von Hormonen und ihre Dauergabe zumindest in einem bedenklichen Licht erscheinen lässt.

Führen wir uns zum Beispiel andauernd Melatonin zu, stellt der Körper die Produktion ein. Wichtig wäre aber das genau richtige Maß, das über die Zufuhr von außen niemals genau gesteuert werden kann. Ein Zuviel kann genauso zu Fehlfunktionen und Störungen führen wie ein Zuwenig. Über seine Mess- und Regelkreise fordert der Körper bei seinen eigenen Produktionsstätten genau das an, was er für die optimale Funktionalität braucht. Da Melatonin an sehr vielen anderen Körperfunktionen beteiligt ist und beispielsweise auch auf die Geschlechtsdrüsen wirkt, hat es natürlich Auswirkungen auf deren Tätigkeit.

Genauso ist es bei der Gabe von Medikamenten: Sie gehen oft mit massiven Nebenwirkungen einher, die dann mit dem nächsten Medikament abgefangen werden. So hat unser Körper immer weniger die Chance, mit seinen Steuer- und Regelkreisen zu agieren und sein eigenes Chemielabor zu nutzen, um echte, tiefgreifende Heilung zu bewirken. Medikamente sind zuweilen lebensrettend und notwendig und deshalb ein Segen; auch retten sie uns manchmal den Alltag und ermöglichen uns Unternehmungen, auf die wir ansonsten aufgrund von Symptomen verzichten müssten. Aber ein bedenken- und sorgloser Umgang greift massiv in biologische Systeme ein: Der zum Beispiel hemmungslose und meist völlig unnötige Einsatz von Antibiotika zeitigt bei Mensch und Tier unkalkulierbare Resistenzen. Die uralten Regelkreise und Mechanismen der Natur können es einfach besser und reagieren empfindlich auf den massiven Einsatz der menschengemachten künstlichen Stoffe.

Die Überforderung des Systems

Die Melatoninproduktion hängt vom individuellen zirkadianen Rhythmus ab. Ein Normwert ist deshalb nur schwer festzulegen.

Solange der Körper (sowie unser Geist und unsere Seele) an vielen Stellen degeneriert, krank, eingeschränkt, blockiert, nicht voll funktionstüchtig ist und daher überhaupt nicht alle Informationen und Botenstoffe sinnvoll verarbeitet, kann es zu einer zusätzlichen massiven Überforderung kommen, wenn wir uns einfach die fertigen Stoffe in Form von Medikamenten zuführen.

Stellen Sie sich einen alten, stark durchgerosteten Pkw vor. Der Motor ist undicht, die Materialien sind marode. Jetzt tanken Sie hochwertigen Sprit und erwarten, dass plötzlich alles wieder perfekt funktioniert. Spätestens wenn Sie mit 180 Stundenkilometern über die Autobahn jagen (falls Sie das überhaupt schaffen), wird Ihnen der Motor mitsamt dem Wagen »um die Ohren fliegen«. Wir hätten das Auto zunächst reparieren müssen, um die Voraussetzungen für eine optimale Funktion zu schaffen.

Genauso ist es mit unserem menschlichen System: Sofern die Zirbeldrüse, der gesamte Körper sowie unser Geist und die Seele nicht auf eine erhöhte Energie vorbereitet sind, kann dies zu massiven Problemen führen und uns völlig überfordern (➧ Kap. 5.4 und 7.17).

4.4.3 **Dimethyltryptamin (DMT)**

DMT, ein endogener Neutrotransmitter aus der Familie der Tryptamine, wurde erstmals 1931 synthetisch hergestellt. Erst Anfang der 1950er-Jahre wurde entdeckt, dass DMT ein natürlicher, in vielen Pflanzen vorkommender Stoff ist. Später fand man ihn auch in Tieren. DMT ist ein eher kleines Molekül in der Größe eines Glukose-Moleküls, gilt jedoch als die stärkste bekannte psychedelische Substanz. Mittlerweile konnte DMT im menschlichen Körper nachgewiesen werden. Hier ist noch viel Forschungsarbeit zu leisten, denn hinsichtlich der Aufgabe von DMT im menschlichen Organismus gibt es bisher vorwiegend nur Vermutungen.

Unser Körper kann diesen Stoff selbst herstellen. Nachdem in der Natur nichts ohne sinnvollen Grund geschieht, stellt sich die Frage, wozu wir diese Substanz brauchen. Der genaue Syntheseweg ist noch nicht hundertprozentig erforscht. Die körpereigene Herstellung von DMT setzt voraus, dass ausreichend Melatonin verfügbar ist, da es aus Melatonin gebildet wird.

Auch Versuche mit Nagetieren weisen darauf hin, dass DMT in der Zirbeldrüse produziert wird. Außerdem sind andere Körperorgane wohl in der Lage, DMT zu synthetisieren. Da in der Zirbeldrüse eine sehr hohe Melatoninkonzentration vorliegt, wird vermutlich auch DMT dort synthetisiert. Aus Melatonin wird zunächst Pinolin gebildet (wir erläutern dies noch in diesem Unterkapitel); erst wenn hiervon eine genügende Menge vorhanden ist, wird DMT hergestellt.

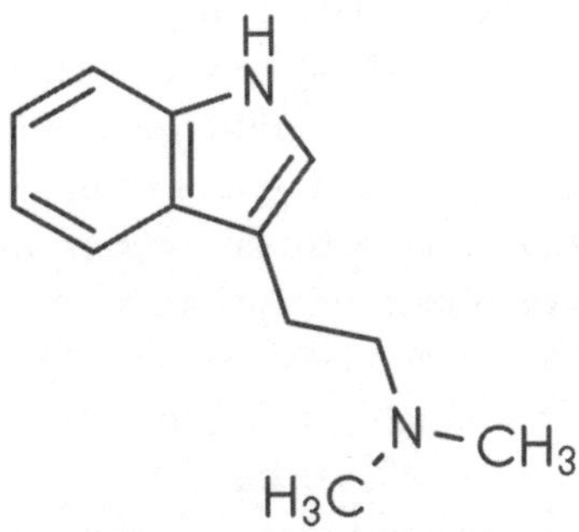

Die chemische Struktur von DMT

DMT wird vermehrt bei unserer Geburt und beim Tod ausgeschüttet. Auch während des Träumens kommt es offenbar zu einer verstärkten Ausschüttung von Pinolin und DMT. Man geht davon aus, dass diese Stoffe dabei wichtig, womöglich sogar entscheidend sind und die neurochemische Basis für das Erleben von Träumen darstellen. In diesem Zusammenhang spielt das endogene DMT sicherlich auch bei Meditationen und beim Erleben schamanischer Trancezustände, die nicht durch exogen zugeführtes DMT hervorgerufen werden, eine wesentliche Rolle.

Der Nachweis von endogenem DMT im Körper bzw. im Blut gestaltet sich schwierig, da es von dem Enzym MAO – Monoaminooxidase – sehr schnell abgebaut und inaktiviert wird. MAO befindet sich im Gehirn, in den Nervenenden des sympathischen Nervensystems sowie in der Schleimhaut des Darmes und der Plazenta.

MAO wird auch benötigt, um Serotonin, Melatonin, Noradrenalin, Adrenalin, Dopamin, Tyramin (entsteht bei der Zersetzung von Eiweißen und ist häufig natürlicher Begleitstoff von gegärten oder fermentierten Nahrungsmitteln) und Tryptamin (bestimmte Stoffwechselprodukte) abzubauen. MAO baut grundsätzlich biogene Amine ab, wodurch eine übermäßige Aufnahme ins Gewebe verhindert wird. Biogene Amine sind Stoffwechselprodukte, die natürlicherweise in menschlichen, pflanzlichen und tierischen Zellen vorkommen.

Einer der wichtigsten Vertreter der biogenen Amine ist das Histamin. Die in vielen Nahrungsmitteln enthaltenen Tyramine stimulieren den Sympathikus, wodurch der Blutdruck erhöht und die Herzfrequenz gesteigert wird, sofern sie nicht abgebaut werden. Tyramine wiederum können selbst andere Enzyme hemmen, sodass verstärkt Histamin produziert wird, wodurch wiederum Nahrungsmittelunverträglichkeiten ausgelöst werden. Deshalb sollte man auf den Verzehr von tyraminhaltigen Lebensmitteln verzichten, wenn man MAO-Hemmer (MAOH), die Gegenspieler von MAO, zu sich nimmt. Zu den tyraminhaltigen Lebensmitteln zählen unter anderem geräucherte Wurst-, Fleisch- und Fischwaren, Rotwein, Hefe, Bananen, Schokolade. (Entsprechende Listen finden Sie im Internet.)

MAO-Hemmer finden wir zum Beispiel in Muskatnüssen, aber auch in Antidepressiva. Nimmt man MAO-Hemmer zu sich, wird der Abbau der oben genannten Stoffe verhindert, was zu stark ausgeprägten Kreislaufproblemen bis hin zum Kollaps führen kann.

Wird Serotonin nicht mehr abgebaut, kann es schlimmstenfalls zum Serotonin-Syndrom kommen mit Symptomen wie Ruhelosigkeit, vermehrtem Schwitzen, Muskelzuckungen und Schüttelfrost. Im Extremfall führt dies sogar zum Tod. Dies geschieht nur bei MAO-Hemmern, die über einen längeren Zeitraum bis zu mehreren Tagen im Blut bleiben und nicht abgebaut werden. Es gibt reversible MAO-Hemmer, die nur selektiv wirken und in der Medizin eingesetzt werden. Letztendlich ist es entscheidend, welcher MAO-Hemmer zugeführt wird und ob er reversibel und selektiv ist oder über mehrere Tage unselektiv wirkt.

Die Ayahuasca-Zeremonie der Schamanen

Südamerikanische Schamanen verwenden in Zeremonien und Ritualen unterschiedliche Pflanzen, aus denen sie ein hochwirksames, psychoaktives Gebräu herstellen, dessen Hauptwirkstoff DMT ist. Es besteht aus einer DMT-Quelle, meist *Psychotria viridis*, sowie *Banisteriopsis caapi*, einer Lianenart, die als MAO-Hemmer (Stoffgruppe der Beta-Carboline) fungiert. Ohne MAO-Hemmer würde das oral zugeführte DMT sofort verstoffwechselt und keine Wirkung entfalten. Die hier eingesetzten natürlichen MAO-Hemmer aus der Liane wirken reversibel. Sie werden auch »Reversible Inhibitoren der Monoaminooxidase (RIMA)« genannt. Da sie selektiv und nur für kurze Zeit wirken, gibt es keine Langzeitprobleme mit angereicherten Tyraminen im Körper.[32]

In Ayahuasca sind einige der wichtigsten schamanischen Kraftpflanzen vereint. Der Konsum dieses Gebräus löst tiefe Trancezustände aus. Die »Geister der Pflanzen« entsprechen dabei der bedingungslosen Liebe der »Urmutter«, der »Madre«, wie sie mancherorts liebevoll genannt wird. Sie nimmt den Konsumenten im Idealfall mit auf die Reise in eine andere Bewusstseinsdimension, zeigt ihm die Geheimnisse des Lebens im Allbewusstsein und führt ihn an die Grenzen jenseitiger Dimensionen und darüber hinaus. Es kommt zu tiefgehenden spirituellen Erfahrungen, manchmal mit Erleuchtungscharakter, und zu stark berührenden Erlebnissen inniger Liebe, Geborgenheit und des Angenommenseins.

Die Schamanen wussten um die Geheimnisse des Allbewusstseins und konnten mithilfe der Ayahuasca oder anderer psychoaktiver Stoffe und Rituale das Tor dorthin vorübergehend öffnen. So gewannen sie zum Beispiel aus dieser übergeordneten Ebene Heilinformationen für Krankheiten oder wichtige Empfehlungen und setzten sie dann in der Welt der Materie um. Niemals wäre ein Stammesschamane der Idee verfallen, dauerhaft nur im Allbewusstsein zu verweilen und der materiellen Welt den Rücken zu kehren. Für sie stand außer Frage, dass ihr Platz hier auf der Erde in der materiellen Welt ist.

Protokoll eines Teilnehmers an einer schamanischen Ayahuasca-Zeremonie

Der Raum war erfüllt von beißendem Tabakgeruch. Seit alle Teilnehmer das Gebräu, die Madre, die Mutter aller Pflanzen, zu sich genommen hatten, herrschte völlige Dunkelheit, nur unterbrochen von den glimmenden Punkten der Zigaretten und Pfeifen, die sich wie Glühwürmchen im Raum bewegten. Don Pedro hatte zu singen begonnen, der Klangteppich, den er durch Raum und Zeit bis zum Tod webte, trug meine Seele immer weiter fort. Um mich herum vernahm ich aus weiter Ferne, dass sich die ersten Teilnehmer übergaben. Ich spürte nichts, außer einer inneren Spannung, die sich immer weiter aufbaute, je länger Don Pedro sang und je mehr sich die anderen die Seele aus dem Leib spien.

Ich wollte darüber nachdenken, ob die Madre mich nicht annehmen wollte, ob ich nicht bereit war für die Erfahrung des Rituals. Aber irgendwie funktionierte mein Denken nicht mehr. Die Gedanken kamen nicht mehr aus meinem Gehirn, sondern aus einer tiefen, dunklen Schicht in meinem Bauch.

Und dann hörte ich diese vertraute Stimme, die ich nicht einordnen konnte. Ich spürte den heißen Atem direkt in meinem Gesicht, nahm die schattenhaften, geschmeidigen Bewegungen wahr und war doch unfähig, mich zu erinnern. »Du musst loslassen, das kann dir keiner abnehmen«, tönte es durch jede Zelle meines Körpers. Aber wo war mein Körper überhaupt? Ich hatte das Gefühl, meine bisher so klare Grenze würde sich immer mehr auflösen, ich fühlte mich an, als würde alles Feste weich wie Kaugummi.

Aus dieser wabernden Masse kam urplötzlich ein Schwall von Übelkeit hochgeschossen und erfüllte alles, was ich noch erspüren konnte, dehnte sich aus über alle Grenzen von Raum und Zeit bis an den Rand des Universums. Aber ich konnte nicht loslassen und würgte alles immer wieder hinunter, sodass sich auch das Universum zu einem einzigen winzigen Punkt zusammenzog, in dessen Mitte ich gefangen war.

So ging es weiter, bis die Zeit sich komplett aufgelöst hatte, begleitet von der lockenden Stimme. Der Raum, mein Raum, mein Körper verlor jegliche Kontur.

»Lass deine Begrenzung los, lass alles los und komm«, lockte die Stimme wieder und war so voller Liebe, voller Getragen- und Ange-

nommensein, dass ich meinen Widerstand nicht länger aufrechterhalten konnte und sich mein gesamter Mageninhalt schwallartig aus mir ergoss.

Plötzlich explodiert das ganze Universum, der Urknall findet jetzt statt, und der Raum und die Zeit werden geboren. Ich schleiche durch die Dunkelheit des Urwaldes, über mir zerbricht der Himmel und öffnet ein Tor in die Unendlichkeit, in die Ewigkeit hin zu Gott. Ich bin völlig eins mit allem um mich herum, ich bin der Urwald, das Universum, der Urknall, ich bin Gott und ich bin der schwarze Jaguar, der durch den Urwald schleicht. Ich nehme Witterung auf und schleiche mich an meine Beute. Die Antilope zuckt nur kurz, während ich sie töte und anfange, sie zu verspeisen.

Zufrieden schlafe ich auf dem Boden des Urwaldes ein. Der Gesang sickert in meine Träume und streichelt meine Seele. Die Liebe der Madre erfüllt mein ganzes Sein, und ich ruhe im tiefsten Bewusstsein: »Ich bin.«

Viele berichten nach der Teilnahme an einer Ayahuasca-Zeremonie von den tiefsten spirituellen Erfahrungen, die sie bisher erlebt hatten, von spirituellem Erwachen, Kontakten mit Geistwesen, Erlebnissen jenseits von Raum und Zeit in der Unendlichkeit und von Kontakten mit weisen und heilenden Kräften, die als einschneidend und manchmal lebensverändernd bezeichnet werden.

Negative Begleiterscheinungen des Ayahuasca-Rituals

In schamanischen Ayahuasca-Zeremonien erleben die Teilnehmer aus dem Westen nicht nur wundervolle Erleuchtungserlebnisse und bewusstseinserweiternde Zustände. Bei den meisten öffnen sich erst einmal alle Schleusen: Viele müssen sich stundenlang immer wieder übergeben oder ihren Darm explosionsartig entleeren. Dabei sind sie völlig hilflos und oft auf externe Hilfe angewiesen, weil gleichzeitig jeglicher Orientierungssinn verloren geht.

Ayahuasceros – die Schamanen, die die Zeremonien leiten – werten dies als notwendige körperliche Reinigung, bevor sich das

Tor zu spirituellen Dimensionen und ins Allbewusstsein überhaupt öffnen kann. Und nicht wenige, die in einen erweiterten Bewusstseinszustand gelangen, wissen von angstauslösenden, erschütternden Bildern der Gewalt, Zerstörung usw. zu berichten.

DMT darf in seiner Wirkung keinesfalls unterschätzt werden! Es hat die Macht, eigene Glaubenssätze und bisherige Ansichten zu verändern; nicht immer ist gewährleistet, dass die neuen Erfahrungen auch tatsächlich ins eigene Glaubens- und Bewusstseinssystem integriert werden können. Insofern ist hier eine bewusste Auseinandersetzung und Vorbereitung dringend anzuraten!

Erleuchtung gibt es eben nicht wie den Kaffee im Einwegbecher an der Ecke zu kaufen, sondern erfordert eine tiefgehende Auseinandersetzung mit uns selbst, mit unseren Verhaltensweisen, unserem Umgang mit uns selbst und der Welt. Sie erfordert letztendlich einen gewissen Grad an spiritueller Reife, Demut, Hingabefähigkeit und Weisheit. Wir sollten solche Wege also nur sehr bewusst gehen. Erleuchtung und Bewusstseinserweiterung eignen sich nicht als weiteres Event in unserer Gier nach immer neuen Kicks, so wie es von manchen Zeitgenossen hinsichtlich der Einnahme von Drogen und bewusstseinserweiternden Stoffen propagiert und betrieben wird!

Die bisherigen Forschungen auf dem Gebiet der Psychedelika legen nahe, dass die Ayahuasca-Bestandteile eher weder eine körperliche noch eine psychische Abhängigkeit wie andere Drogen provozieren. Trotz der stärksten psychoaktiven Wirkung gilt DMT als einer der sichersten derartigen Stoffe. Weil DMT eine körpereigene Substanz ist, weiß der Körper bzw. das Gehirn genau, wie er sie gut verstoffwechselt. Im Gegensatz dazu kann zum Beispiel LSD als körperfremder Stoff, der DMT in seiner chemischen Molekülstruktur sehr ähnlich ist, sehr wohl zu Neuronenschäden im Gehirn führen. Aber auch wenn DMT exogen zugeführt wohl nicht abhängig macht, ist eine Tendenz zur Sucht und Abhängigkeit oft auf anderen Ebenen bereits tief verankert.

»Sucht« kommt von »suchen«: Sooft wir uns aufgrund eines Gefühls oder einer Sehnsucht auf die Suche machen, jedoch diesen Weg nicht konsequent zu Ende gehen, weil wir durch die Verlockungen und Ablenkungen einen Ersatzstoff gefunden haben, landen wir automatisch in der Sucht. Alkohol, Drogen, psychoaktive Stoffe, Nikotin, Spielsucht, Sexsucht, Eifersucht, Herrschsucht … – es gibt wohl nichts, von dem wir nicht abhängig werden könnten. Unser Ziel erreichen wir damit aber nicht. Wir bleiben tief in uns unbefriedigt, und darüber kann auch der kurze Kick der Bedürfnisbefriedigung nicht hinwegtäuschen. Spätestens wenn das kurze Hochgefühl wieder nachlässt, taucht das Gefühl der Leere, der Unzufriedenheit usw. erneut auf und erinnert uns daran, nicht angekommen, sondern auf dem Weg stecken geblieben zu sein.

Aus spiritueller Sicht ist es unser tiefster Wunsch, in der Erleuchtung wieder zu Hause anzukommen. Dank der Zirbeldrüse, unseres körpereigenen DMT, unseres Melatonin und der entsprechenden Hirnareale tragen wir alles Notwendige im Gepäck, um dorthin zu gelangen. Wir müssen uns nur auf den richtigen Weg machen und dürfen uns nicht ablenken lassen. Aber wir müssen zunächst die Grundvoraussetzung dafür herstellen, indem wir uns und unseren Körper entsprechend reinigen und ihm das Optimale bieten.

In Deutschland regelt das Betäubungsmittelgesetz und das NPS-Gesetz (NPS = Neue Psychoaktive Substanzen) die rechtliche Situation zum Erwerb, Besitz und zur Weitergabe von allen Stoffen, die als Betäubungsmittel oder psychoaktive Stoffe bekannt und im Umlauf sind.

Archäologische Funde belegen, dass bereits seit mehreren Jahrtausenden Ayahuasca in Zeremonien verwendet wurde. Neben der Einnahme in flüssiger Form wird DMT auch geraucht. Je nachdem, wie wirkungsvoll MAO durch MAO-Hemmer außer Kraft gesetzt wird, ist mit mehr oder weniger lang anhaltenden Wirkungen zu rechnen, deren Tiefe und Inhalt wie beschrieben nicht nur von der Zusammensetzung und Stärke des jeweiligen Gebräus abhängt, sondern ganz entscheidend von der körperlichen, psychischen und seelischen Verfassung der betreffenden Konsumenten. Da unter dem Einfluss von DMT die normale Zeitwahrnehmung größtenteils außer Kraft gesetzt wird, wird die Zeitspanne subjektiv meist als sehr viel länger empfunden, als es der realen Zeitdauer entspricht.

Wissenschaftliche Hintergründe zu DMT

Viele der Erkenntnisse über DMT verdanken wir Dr. Rick Strassmans Forschungsarbeit[33], obwohl immer noch viele Zusammenhänge im menschlichen Körper hinsichtlich DMT ungeklärt oder spekulativ sind. So hat Strassman zwischen 1990 und 1995 an der Universität in New Mexico staatlich genehmigte Forschungen mit 60 Freiwilligen durchgeführt, die alle bereits Erfahrung mit psychoaktiven Stoffen hatten. Strassman injizierte seinen Probanden DMT intravenös und dokumentierte ihre Erfahrungen. Für die meisten Teilnehmer zählten die Erlebnisse zu den tiefsten ihres bisherigen Lebens. Ein therapeutischer Wert von DMT konnte noch nicht gefunden werden, allerdings öffnet es die Tore zu anderen Bewusstseinsebenen. Genaue Studien über die Wirkung von exogen zugeführtem DMT auf unser Gehirn gibt es im Gegensatz zu LSD oder der Droge Psilocybin nicht. Alle drei Stoffe sind in ihrer Grundstruktur dem Serotonin (und dem Melatonin) sehr ähnlich und imitieren dessen Wirkung. Sie docken im Gehirn an bestimmte Serotoninrezeptoren an und vermitteln so den Nervenzellen ähnliche Signale. DMT bindet sich dabei aber nicht unspezifisch an alle vorhandenen Serotoninrezeptoren; nur bestimmte Rezeptoren werden aktiviert. Dadurch kommt es zu untypischen Prozessen der Informationsverarbeitung im Gehirn und zu den spezifischen, außergewöhnlichen Bewusstseinserfahrungen. Es öffnen sich nur spezielle informationsverarbeitende Gehirnareale mit stark erhöhter Impulsübermittlung. Informationen werden nicht mehr durchgehend abgespeichert. Sinneseindrücke können deshalb unter dem Einfluss von DMT nicht mehr in gewohnter Weise interpretiert werden, was zu einer völlig veränderten Wahrnehmung der Umwelt und des Ich bis hin zur Ich-Auflösung führen kann. Je stärker diese spezielle Aktivierung stattfindet, desto mehr lösen sich die inneren Bilder aus dem Gesamtkontext, und es werden nur noch einzelne Bilder ohne Zusammenhang verarbeitet.

Pinolin, der körpereigene MAO-Hemmer

Monoaminooxidase-Hemmer, wie jene aus der Pflanze *Banisteriopsis caapi,* gehören der Stoffklasse der Beta-Carboline an. Man findet sie sowohl bei Tieren als auch bei Pflanzen.[34]

Einige Beta-Carboline wurden außerdem in Körpergewebe und Körperflüssigkeiten des Menschen gefunden, die – davon geht man aus – aus endogenen Tryptaminen wie Serotonin oder 5-Methoxytryptamin hergestellt werden. Dabei handelt es sich unter anderem um Pinolin. Dieses besitzt spezifische Bindungsstellen in der Zirbeldrüse, in den Nebennieren und einigen Bereichen des Gehirns.[35]

Durch die Ausschüttung von Pinolin können die MAOs gehemmt werden. Dadurch kann DMT seine bewusstseinserweiternde Wirkung entfalten, was zum Beispiel bei spirituellen Erfahrungen, Träumen, Meditationen usw. der Fall ist.

DMT und Entspannung

Nach allen bisher bekannten Erfahrungen und Forschungen kann man davon ausgehen, dass es sehr enge Synergismen zwischen Melatonin, DMT und Beta-Carbolinen gibt, die alle mehr oder weniger stark zur Entspannung beitragen. DMT und Melatonin haben sehr ähnliche chemische Strukturen und werden gemeinsam in der Zirbeldrüse gefunden. Beide stammen ursprünglich von einem Tryptaminmolekül. Bei der intravenösen Gabe von DMT hat Strassman dokumentiert, dass sich der Melatoninspiegel praktisch nicht verändert. Wenn wir davon ausgehen, dass zwischen diesen Stoffen synergistische Eigenschaften bestehen, muss Melatonin also einen bestimmten Schwellenwert erreichen, der dann die Ausschüttung von DMT triggert, und nicht umgekehrt.

Die Wirkungen von endogenem DMT sind sicherlich um einiges sanfter und abgeschwächter als die Zuführung von exogenem DMT.

Melatonin wird vermutlich in einem Zustand von tiefer Meditation vermehrt ausgeschüttet, wenn ein bestimmter Tiefengrad der Entspannung bzw. eine leichte Trance und zumindest der Alpha-Wellenbereich (➧ Kap. 2.4.1) erreicht ist. Schreitet der Entspannungs- und Trancezustand weiter fort, wird vermutlich DMT ausgeschüttet, und das Tor zu Visionen und tiefgehenden spirituellen Erfahrungen der Transzendenz und des Allbewusstseins öffnet sich. Auch an transzendenten sexuellen Erfahrungen, die die Ich-Grenzen auflösen und in tiefe Einheitserlebnisse führen, ist DMT wahrscheinlich beteiligt.

In den USA werden Forschungen mit verschiedenen psychoaktiven Stoffen wie LSD, Cannabis, Ecstasy und Psilocybin zur Behandlung psychischer Erkrankungen mit einer bisher sehr guten Erfolgsquote betrieben. Werden diese Stoffe in die Therapie einbezogen, ist auch noch ein Jahr später bei rund 80 Prozent der Patienten ein anhaltender Erfolg nachweisbar.[36,37]

DMT und die Seele

Die Existenz einer Seele, die während oder auch in der Zeit nach der Zeugung in den Körper »hineingeht« und ihn beim Tod wieder verlässt, kann wissenschaftlich nicht bewiesen, aber auch nicht widerlegt werden. Vielleicht spielt hier DMT ebenfalls eine wesentliche Rolle, indem es die Verbindung zwischen dem materiellen Körper und der Seelenenergie eines Menschen herstellt. In schamanischen Trancereisen haben wir eine einfache Möglichkeit, Seelenbilder und Seelenbotschaften erfahrbar zu machen; dazu brauchen wir kein exogen zugeführtes DMT. Es genügt, unser Hirn mithilfe spezieller Trommelrhythmen zu »triggern«, um schnell in den Zustand der Tiefenentspannung zu gelangen. Dabei verändern sich unsere Gehirnwellen, und wir können mit einfachen mentalen Techniken Tore in uns öffnen, die uns den Eintritt in das Land unserer Seele ermöglichen. Auf die trommelinduzierte Trance kommen wir später zu sprechen (➧ Kap. 7.12.1). Die Vermutung liegt nahe, dass unser Gehirn in derlei erweiterten Bewusstseinszuständen vermehrt DMT ausschüttet. Aufgrund aller bisherigen Forschungsergebnisse und allem, was wir über die Wirkung von DMT wissen, kann DMT als das spirituelle Molekül schlechthin bezeichnet werden.

4.5 Der Alterungsprozess

Alle biologischen Systeme altern und sterben irgendwann. Das ist der natürliche Lauf der Dinge.

Nur wir Menschen haben damit ein Problem, deshalb suchen wir nach Möglichkeiten, den Alterungsprozess zu verlangsamen oder gar zu stoppen. Der Traum von der ewigen Jugend treibt seit Generationen die Menschen an, nach entsprechenden Mitteln und Wegen zu suchen.

Beim Menschen setzt die natürliche Alterung spätestens zwischen 20 und 25 Jahren ein, da in dieser Zeit der Melatoninspiegel abzusinken beginnt.

Sehr hohe Melatoninspiegel haben wir als Säugling und in der Pubertät, das heißt, auch in unserer Kindheit und Jugend schwankt der natürliche Melatoninspiegel.

Wie bei jedem Körpergewebe, so setzt mit zunehmendem Alter zugleich der Alterungsprozess der Zirbeldrüse ein. Aufgrund des riesigen Wirkspektrums von Melatonin fehlt dieses Hormon dann bei anderen wichtigen Prozessen, sodass wir mit Fehlfunktionen rechnen müssen.

So geraten wir in eine Abwärtsspirale der Abbauprozesse und Mangelerscheinungen: Die Zirbeldrüse schrumpft und verliert Funktionsgewebe; der Organismus verfügt über weniger Energie, seine Anpassungsfähigkeit an die Umwelt wird reduziert.

Die Folge davon sind Störungen des Schlafes und der Temperaturregelung. Der Drang zum nächtlichen Wasserlassen erhöht sich aufgrund der mangelnden Einwirkung auf die Nieren, und die Verdauungsregulierung lässt nach. Weil die positive Verstärkung des Immunsystems durch Melatonin teilweise ausbleibt, wird es geschwächt – die Anfälligkeit für Krankheiten wächst. Krebszellen entstehen häufiger und werden weniger effektiv abgebaut. Lernen und Gedächtnis lassen nach, Vergesslichkeit nimmt zu.

Melatonin als das Haupthormon der Zirbeldrüse fungiert vorwiegend aufgrund seiner hohen antioxidativen Wirkung als Jungbrunnen, weil es dabei hilft, aggressive freie Radikale zu neutralisieren, die uns ansonsten schneller altern lassen würden.

Indem die Zirbeldrüse als übergeordneter Regler fungiert und uns in natürlichen Grundrhythmen hält, die unsere Gesundheit und unsere Regenerationsfähigkeit maximal fördern, trägt sie zur Gesunderhaltung bei.

4.5.1 **Die Zirbeldrüse – das Tor zur ewigen Jugend**

Solange unsere Zirbeldrüse mit ihren Hormonen voll funktionsfähig ist, läuft auch der Alterungsprozess verlangsamt ab und die Anfälligkeit für Krankheiten ist wesentlich geringer. Bei einer gesunden, unbelasteten Zirbeldrüse und gesunder Lebensweise findet die Degeneration der Zirbeldrüse nur sehr langsam statt, dadurch kann bis ins weit fortgeschrittene Alter eine hohe Lebensqualität aufrechterhalten werden.

Wir werden trotzdem sterben, aber die Frage ist, wie. Krank, dahinsiechend, dement – oder fit, agil, im Vollbesitz unserer geistigen Kräfte, unserer Lebensfreude und Lebensqualität?

Die funktionstüchtige Zirbeldrüse kann uns dank ihres Zugangs zum Allbewusstsein zu der Erkenntnis verhelfen, dass wir unsterblich sind. Nicht in dem Sinne, dass die biologischen Prozesse aufgehalten werden, aber hinsichtlich der Erkenntnis: Wir sind als geistige Wesen, in unserer wahren Natur, immer schon unsterblich gewesen und werden es immer sein.

Dass wir die Zirbeldrüse trotzdem als Drüse der ewigen Jugend auffassen können, liegt also an ihrer spirituellen Funktion als Tor zum Allbewusstsein, in dem wir von Raum und Zeit unabhängig existieren und es weder Vergangenheit noch Zukunft gibt. Hier erleben wir uns als unsterbliche, ewige Wesen jenseits des vergänglichen Körpers.

Damit verliert jeder Versuch, sich gegen das Grundgesetz und den Grundrhythmus der biologischen Natur des Werdens und Vergehens zu stellen und Unsterblichkeit durch das Stoppen des Alterungsprozesses zu erlangen, jeglichen Sinn. Warum sollten wir diesen Körper dauerhaft aufrechterhalten, wenn er uns letztendlich eher daran hindert, in die Dimension der Unsterblichkeit und Ewigkeit zu gehen?

Das Wunderwerk und Geschenk des materiellen Körpers ist einzigartig, um diese begrenzte Zeitspanne eines Erdenlebens in einer

Lücke der Ewigkeit zu erleben und um hier handlungsfähig zu sein. Wer den Lebenssinn im Kreislauf des Werdens, Lebens, Vergehens und Wiedergeborenwerdens findet und ihn akzeptiert, verschwendet nicht länger seine Energien in einem sinnlosen Kampf gegen das Altern und gegen den biologischen Tod.

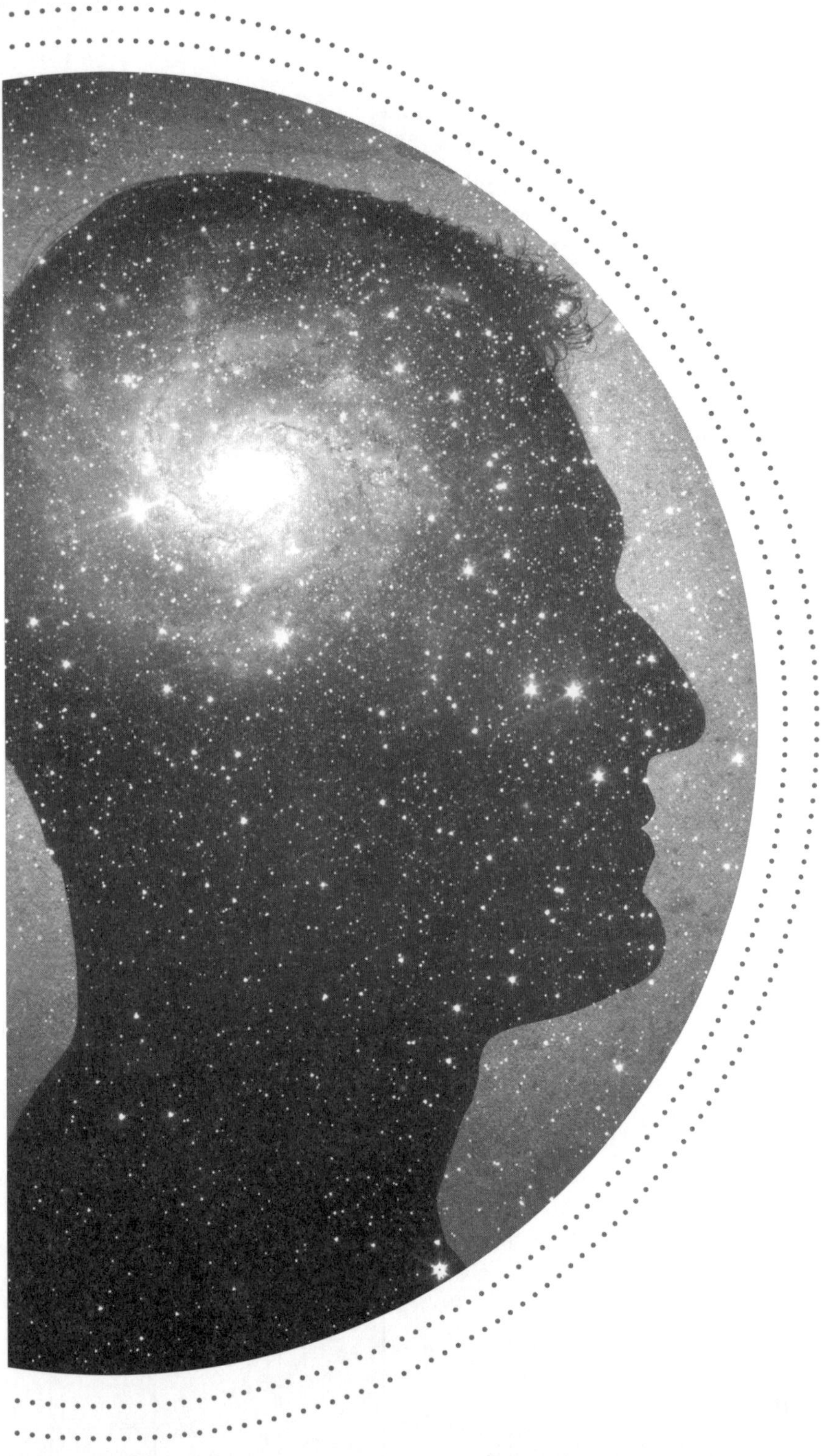

5. DIE ZIRBELDRÜSE – DAS TOR ZUM ALLBEWUSSTSEIN UND ZUR ERLEUCHTUNG

Neben unserem beschränkten Alltagsbewusstsein gibt es einen unbegrenzten Bewusstseinsraum: das Allbewusstsein. Ist unser Kanal dorthin dauerhaft geöffnet, sprechen wir von »Erleuchtung«. Der Weg dorthin setzt eine voll funktionsfähige Zirbeldrüse und ein unbelastetes feinstoffliches Energie- und Chakrasystem (➧ Kap. 5.2) voraus.

Wie erwähnt, haben Kinder nach ihrer Geburt einen sehr hohen Melatoninspiegel. Vorausgesetzt, sie werden nicht von den rationalen Erwachsenen ausgebremst, haben sie zugleich ein sehr weites Bewusstsein und einen offenen Kanal zum Allbewusstsein, zu außersinnlichen Wahrnehmungen und zu den feinstofflichen Erscheinungen um uns herum: Sie nehmen sie wahr, sprechen mit Zwergen, Wichteln, Feen usw., und sowohl ihr drittes Auge als auch ihre Zirbeldrüse sind voll funktionsfähig.

Je älter wir in einer rationalen Gesellschaft werden, desto mehr verschließt sich dieser Kanal. Gleichzeitig haben wir aber im Fortschreiten unseres Lebens die Möglichkeit, diese Tore wieder auf einer neuen Ebene zu öffnen und ins Allbewusstsein einzutauchen, diesmal mit allen Erfahrungen im Gepäck, die wir in dieser Inkarnation bisher machen durften.

5.1 Außersinnliche Wahrnehmung

Wahrnehmung erfolgt normalerweise über unsere Sinnesorgane und über unser Wissen von der Welt und der Funktion unseres Körpers. Anhand unserer bisherigen Erfahrungen können wir die

Wahrnehmungen einordnen, erklären und Antworten formulieren. Als »außersinnlich« werden dementsprechend alle Formen von Wahrnehmungen bezeichnet, die sich dieser Definition entziehen: Wahrnehmungen, die nicht über unsere Sinne erfolgen, oder solche, die nicht durch unsere Erfahrung und unser Wissen erklärbar sind. Dabei gibt es keine wissenschaftlichen Erklärungen für diese Phänomene. Wir sind hier auf Eigenerfahrung oder Erfahrungsberichte angewiesen – wodurch der Wahrheitsgehalt keineswegs geschmälert wird.

Bei außersinnlichen Wahrnehmungen unterscheiden wir vier Gruppen:

- **Telepathie:** Informationen werden zwischen Lebewesen ohne Nutzung der Sinneskanäle übertragen.
- **Hellsehen:** Ereignisse werden wahrgenommen, die gleichzeitig, in der Zukunft (Präkognition) oder in der Vergangenheit (Retrokognition) stattfinden bzw. schon stattgefunden haben, ohne dass wir bisher davon Kenntnis (erlangt) haben.
- **Hellhören:** Geräusche, Worte oder Stimmen werden wahrgenommen, ohne dass es ein akustisches Ereignis dazu gibt.
- **Die Wahrnehmung der nicht alltäglichen Wirklichkeit** (wie sie im schamanischen Weltbild beschrieben ist ➧ Kap. 2.6).

Nun können wir mithilfe einfacher Trancetechniken, die uns in den Alpha- oder sogar Thetazustand (➧ Kap. 2.4.1) führen – also in einen Zustand tiefer Entspannung –, unser Bewusstsein so weit verändern, dass sich die Tore zu diesen anderen, mit unseren normalen Sinnen nicht erfassbaren Wahrnehmungsebenen öffnen.

Wir brauchen dazu keinerlei psychoaktive Stoffe und Drogen. Unser Nervensystem kann ganz von alleine mithilfe der richtigen Techniken die benötigten Hirnareale aktivieren und andere, hinderliche Bereiche so weit »herunterfahren«, dass wir zu anderen Wahrnehmungen in der Lage sind. Die Zirbeldrüse spielt hier eine entscheidende Rolle.

Über das in der Zirbeldrüse gebildete körpereigene DMT sind wir ohne Weiteres zu solchen Wahrnehmungen in der Lage, sofern es uns in ausreichender Menge zur Verfügung steht und nicht gleich inaktiviert wird, so wie es im normalen Alltagsbewusstsein passiert.

Außersinnliche Wahrnehmungen können sowohl in Trancezuständen und im Schlaf in Form von Träumen auftreten als auch in unserem alltäglichen Wachbewusstsein. Dabei sind unterschiedliche Intensitätsstufen möglich; außerdem unterscheiden sich die Wahrnehmungen hinsichtlich des Grads ihrer Klarheit. Wir neigen sehr schnell dazu, derartige Phänomene sowie die Bilder von Träumen als irrelevante Fehlfunktionen unseres Nervensystems oder als realitätsferne Fantasie abzuqualifizieren. Wollen wir aber ernsthaft unser Bewusstsein erweitern und einen Weg der Erkenntnis gehen, der uns in immaterielle Bereiche der Wahrnehmung, in unsere eigene innere Weisheit, in das Erkennen tieferer Zusammenhänge jenseits der Materie, in Gotteserfahrungen und Erleuchtungserlebnisse führt, dann sollten wir genau diesen Erfahrungen und Möglichkeiten tunlichst genügend Beachtung und Raum schenken. Wollen wir zu einer wirklich ganzheitlichen Sicht der Welt und von uns selbst gelangen, finden wir hier einen Weg. Es geht eben nicht darum, mithilfe von Drogen aus unserem Alltag zu entfliehen oder Erfahrungen zu machen, die zwar sehr tiefgehend sein mögen, aber eben auch nicht steuerbar sind. Stattdessen gilt es, unser eigenes Potenzial zu aktivieren, sodass wir uns selbst in die Lage versetzen, uns zu heilen, zu wachsen, Gott zu erfahren und ein Leben zu gestalten, das auf unserer Schöpferkraft und Größe erwächst statt auf unserer Kleinheit und Selbstbeschränkung.

5.1.1 Mit dem dritten Auge sieht man besser

Heute leben wir in einer Welt, in der unser Alltag von äußeren visuellen Reizen bestimmt wird. Wir sind einer ständigen Flut von visuellen Sinnesreizen und künstlichen Bildern der Print- und Elektronik-Medien ausgesetzt, die in unser Bewusstsein strömen und unser Gehirn immer öfter überfordern. Gleichzeitig bewegen wir uns Tag und Nacht in künstlich beleuchteten Räumen und geben der notwendigen Dunkelheit immer weniger Raum. Dies führt zu Störungen in der visuellen Verarbeitung des Gehirns und in der Zirbeldrüse, und unser feinstoffliches drittes Auge – falls es denn überhaupt funktionsfähig ist – kann seine eigenen Bilder immer weniger gegen die künstliche Bilder- und Lichtflut in unser Bewusstsein schicken. Die inneren Bilder verblassen, und unsere Intuition bzw. übersinnliche Wahrnehmung ist blockiert. Wir werden abhängig von den Bildern im Außen.

Letztendlich geht es jedoch darum, sich von den Bildern der äußeren Welt zu lösen, die wie ein Schleier die wahre Natur dahinter verbergen. Erst wenn wir wieder beginnen, mit dem dritten Auge die Welt hinter der Materie wahrzunehmen, können wir unser Bewusstsein erweitern und unseren Lebenssinn jenseits der Materie erkennen.

5.2 Das feinstoffliche Energiesystem des Menschen

Unser Energiesystem ist wie alles Existierende vielschichtig und multidimensional. Drei Hauptkomponenten sind besonders wichtig bzw. bekannt: die Aura, unser Chakrasystem und die Meridiane. Wir sprechen hier nicht im klassisch-physikalischen Sinne von messbaren, sondern von »feinstofflichen« Energien, die seit Jahrtausenden in Weisheitslehren wie im Yoga, im Hinduismus, Buddhismus und Schamanismus beschrieben werden. Auch beim Heiligenschein (siehe Bilder aus dem christlichen Kulturkreis) haben wir es mit einer Form feinstofflicher Energie zu tun. Mit unserer normalen Alltagswahrnehmung können wir weder unsere Aura noch unsere Chakras sehen. Es gibt aber Techniken, durch die wir unsere Wahrnehmung so schärfen können, dass diese Energien für uns sichtbar oder spürbar werden.

5.2.1 Die Aura

Die Aura umgibt uns wie eine Hülle. Stellen Sie sich einen Menschen vor, der von einem farbigen, wolkenartigen, eiförmigen Gebilde aus mehreren Schichten umgeben ist. Das Energiegebilde ist nicht statisch, sondern pulsiert, dehnt sich aus, zieht sich wieder zusammen und leuchtet in verschiedenen Farben, die sich je nach Stimmung und Zustand des Menschen ändern.

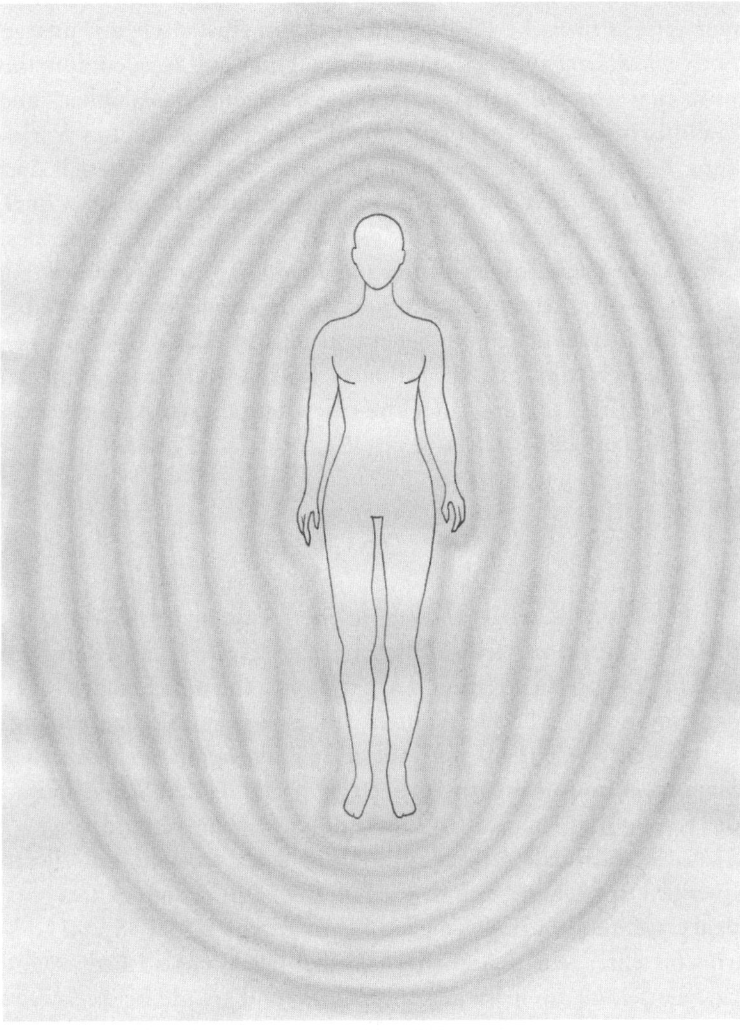

Die menschliche Aura

Die Reichweite der Aura um den Körper beträgt zwischen 30 und 100 Zentimeter. Die Aura verteilt die durch die Chakras herein- und hinausfließende Energie. Sie steht einerseits in ständigem Kontakt mit der Welt und den Energien um uns herum und ist andererseits über die Chakras in direktem Austausch mit unserer Seele. Sie ändert andauernd ihre Farbe, Form und Ausdehnung mit unseren wechselnden und sich ständig wandelnden Gedanken- und Gefühlsströmen. Jede Form von Blockade, Problem und Verletzung hinterlässt ihre Spuren in der Aura und speichert sich dort ab. In solchen Bereichen wird der Energiefluss langsamer, schneller oder ist völlig erstarrt; die Farbe ist meist deutlich verändert oder verwaschen. Insofern ist es möglich, über Auradiagnostik auf den gesundheitlichen Zustand und die derzeitige Verfassung eines Menschen zu schließen. Im Schamanismus arbeiten die Schamanen mit unterschiedlichen Extraktionstechniken und Ritualen in der Aura, um Blockaden zu lösen und einen harmonischen Energiefluss wiederherzustellen.

5.2.2 Die Chakras

Chakras sind Bewusstseinszentren im menschlichen Körper, die ihren Ursprung im feinstofflichen Energiesystem des Menschen haben. Entsprechend ihrer Lage durchstrahlen sie jedoch auch den physischen Körper. Wahrscheinlich kennen Sie das bekannteste Chakrasystem aus der indischen Philosophie mit den sieben Hauptchakras, die entlang unserer Wirbelsäule den Scheitelpunkt des Kopfes mit dem tiefsten Punkt des Steißbeins verbinden.

Viele spirituelle Lehren und Geistheiler arbeiten mit diesen Energien. Im Schamanismus wird oft mit neun Hauptchakras gearbeitet, während in traditionellen Schriften von bis zu 88.000 Chakras berichtet wird. Die Lehre von den Chakras als Energie- und Bewusstseinszentren ist jahrtausendealt und wurde beispielsweise aus der Yogatradition von den Rishis – Heiligen und Sehern im alten Indien – überliefert. Aber auch in vielen anderen Kulturen wurde mit den Chakras gearbeitet.

Der Begriff »Chakra« stammt aus dem Sanskrit, der altindischen Gelehrtensprache, und bedeutet »Rad« oder »Wirbel«. Sie können sich ein Chakra als eine Art rotierenden Energiewirbel oder drehendes Energierad vorstellen. Die Chakras entspringen entlang der Wirbelsäule und öffnen sich trichterförmig nach außen. Dabei durchdringen sie die menschliche Aura und versorgen sie mit Energie; sie verbinden unsere Aura, unsere Seele, unsere Innenwelt und unser ganzes Energiesystem mit der Außenwelt.

Sie beeinflussen die Zellen, die Organe und das gesamte Hormonsystem und wirken sich als psychoenergetische Zentren auf die Gedanken und Gefühle aus. Über die Chakras stehen wir also in einem ständigen Austausch mit unserer Umwelt. Sie ziehen Energie von außen an und verteilen sie im feinstofflichen Körper. Sie nehmen Energien aus der Natur, aus der Aura der Pflanzen, Tiere und Mitmenschen, aus der Sonne, dem Mond, den Gestirnen, ja dem ganzen Kosmos auf. Ebenso lassen die Chakras die kosmische Lebensenergie in den Menschen hineinstrahlen.

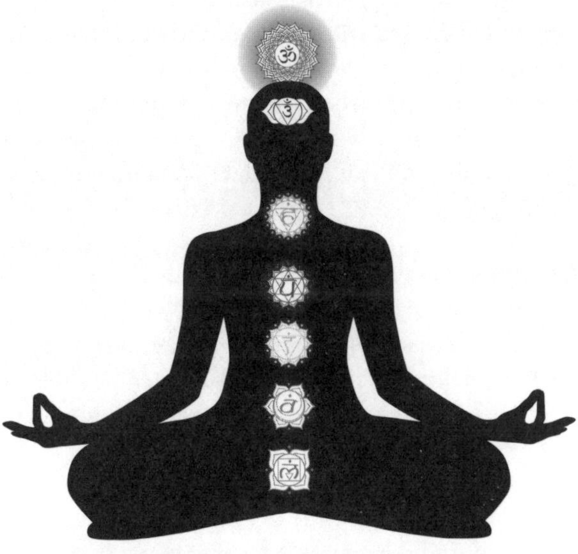

Das menschliche Chakrasystem

Jedes Chakra bildet den Mittelpunkt für Tausende von feinstofflichen Bahnen, über die Energie in den ganzen Körper weitergeleitet wird. Somit dienen die Chakras als Transformationszentren, in denen die aufgenommene Energie gesammelt, umgewandelt und für körperliche, seelische und geistige Prozesse zur Verfügung gestellt wird.

Jede Schwäche, Unsicherheit und Blockierung zeigt sich auch im Energiezustand eines oder mehrerer unserer Chakras. Keines dieser Zentren ist wichtiger, besser oder schlechter; sie arbeiten alle miteinander und bedingen sich gegenseitig.

Die Chakras werden traditionell bestimmten Farben, Symbolen, Mantras (Klanglauten), Elementen und Gottheiten zugeordnet, die wiederum jeweils den energetischen Schwingungsfrequenzen dieser Chakras entsprechen. Wir können unser volles Potenzial nur dann ausschöpfen, wenn alle Chakras optimal entwickelt sind.

Bei der Arbeit mit den Chakras wäre es grundlegend falsch, es anzustreben, dass sich alle Energiezentren in eine Richtung drehen und alle das gleiche Energieniveau haben. Es entspricht überhaupt nicht unserem Leben und würde uns als individuellen Wesen nicht gerecht werden. In der Realität zeigen sich je nach Entwicklungsstand, Tagesform und aktuellen Themen manche Chakras energievoller, andere schwächer. Je nachdem, ob sie Energie aufnehmen oder abgeben, drehen sie sich rechts oder links herum.

Die Bedeutung der Hauptchakras

In der folgenden Betrachtung gehen wir intensiver auf das sechste und das siebte Chakra ein, da diese beiden einen besonderen Bezug zur Zirbeldrüse haben. In der Gesamtbetrachtung sind sie mit den anderen Chakras aber gleichwertig.

Das erste Chakra liegt am Ende des Steißbeins zwischen den Geschlechtsorganen und dem Anus. Der Energietrichter ist senkrecht nach unten gerichtet und verbindet unsere Seele und unsere Aura mit Mutter Erde. Das erste Energiezentrum erscheint in roter Farbe. Es hat einen engen Bezug zu unserer grundlegenden Lebensenergie. Hier ist unser Wille zum Leben beheimatet. Es sorgt für die nötige Energie, um unseren Selbsterhaltungstrieb aufrechtzuerhalten, und lässt die Energie fließen, die uns Urvertrauen ins Leben schenkt. Hier sind wir über Energiefäden, die uns tief in der Erde verwurzeln, mit der urweiblichen Energie der Erde verbunden.

Das zweite Chakra liegt zwei bis vier Fingerbreit unter dem Nabel und hat einen Energietrichter waagrecht nach vorne und einen weiteren waagrecht nach hinten. Es erscheint in oranger Farbe. Dieses Zentrum hat eine direkte Beziehung zum Sexualtrieb, zur Arterhaltung und Fortpflanzung. Alle vom Triebzentrum gesteuerten und noch nicht ausgereiften Gedanken und Emotionen finden hier ihren Ausdruck. Unsere im ersten Chakra fließende grundlegende Energie erfährt hier eine Differenzierung und beginnt sich zu verzweigen. Hier drücken sich auch unsere Vitalität und Lebensfreude aus.

Das dritte Chakra liegt in der Mitte zwischen Bauchnabel und dem unteren Ende des Brustbeins. Es hat einen Energietrichter waagrecht nach vorne und einen weiteren waagrecht nach hinten. Es erscheint in gelber Farbe. Hier richtet sich unsere Willenskraft nach außen; unsere Fähigkeit, uns durchzusetzen und uns abzugrenzen, tritt in Erscheinung. Es findet eine weitere Differenzierung der grundlegenden Lebensenergie statt. Unser Ich-Bewusstsein entwickelt sich, unsere Gedanken und Gefühle werden sensibler und feiner. Unsere Persönlichkeit beginnt zu strahlen, und unsere Lebensfreude erfährt immer mehr an Tiefe.

Das vierte Chakra liegt mittig in Höhe des Herzens und hat einen Energietrichter waagrecht nach vorne und einen weiteren waagrecht nach hinten. Es erscheint in grüner Farbe. Hier fließt unsere wirkliche Energie von Liebe, Mitgefühl, Menschlichkeit, Güte, Zuneigung, Selbst- und Nächstenliebe. Wir werden empfindungsfähig und entwickeln ein Gespür für unseren Eigenraum und für unsere innere Freiheit.

Das fünfte Chakra liegt in Höhe des Kehlkopfes und hat einen Energietrichter waagrecht nach vorne und einen weiteren waagrecht nach hinten. Es erscheint in blauer Farbe. Hier fließt die Energie, mit der wir unsere Persönlichkeit ausdrücken und mit anderen kommunizieren. Hier können wir unsere innere Wahrheit und die Kraft unserer Gedanken, Gefühle und unseres Herzens verbal vermitteln.

Das sechste Chakra liegt in der Mitte der Stirn etwas oberhalb der Augenbrauen und hat einen Energietrichter waagrecht nach vorne und einen weiteren waagrecht nach hinten. Es erscheint in indigoblauer bzw. violetter Farbe. Über dieses Zentrum fließen die Kraft unserer Fantasie sowie unsere Fähigkeit zum Träumen, und wir können die feinstoffliche Welt wahrnehmen. Deshalb wird es auch als drittes Auge bezeichnet. Hier drücken sich unsere Weisheit und Intuition aus, und wir sind fähig zur Erkenntnis und Selbsterkenntnis. So können wir die Gesetzmäßigkeiten des Universums verstehen und erhalten Zugang zu unserem Potenzial als schöpferische Wesen.

In verschiedenen mystischen Traditionen wird die Lehre gepflegt, die Zirbeldrüse stehe im Zusammenhang mit dem »dritten Auge« in der Mitte der Stirn – in Verlängerung zur Zirbeldrüse. Im Hinduismus finden wir Beschreibungen von Shiva und Buddha mit dem dritten Auge als »leuchtenden Punkt« und »flammende Perle«: Es symbolisiert Einheit, Weisheit und Bewusstsein. Dieses Chakra wird häufig als Konzentrationspunkt in der Meditation genutzt, da es zu den Stellen im Körper gehört, auf die wir uns besonders leicht fokussieren können, und es außerdem die psychische Energie aktiviert. Die Konzentration auf das dritte Auge ist eine Methode, um mit der Energiedimension, die über den physischen Körper hinausgeht, in Kontakt zu treten. Das Stirnchakra verbindet uns mit der geistigen Welt.

Höheres Wissen kann nur durch das Überschreiten der Dualität erlangt werden. Laut indischer Philosophie laufen hier die wichtigsten Energiebahnen, Ida und Pingala, zusammen – weiblich und männlich. Während wir uns in der Meditation auf dieses Zentrum einstellen, kann das Denken von der Dualität befreit werden, und es kommt zu einer Vereinigung der Grundpolarität. Dies wiederum erleben wir als Erleuchtungserlebnis. Übersinnliche Wahrnehmungen erfolgen über das dritte Auge.

Die Aufgabe, die mit der Entwicklung des Stirnchakras einhergeht, ist die Selbsterkenntnis – das Erkennen des höheren Selbst, das nicht mit dem Ego identisch ist, sondern weit darüber hinausgeht. Meditationen, die sich auf das Stirnchakra konzentrieren, werden oft von Lichterfahrungen gekrönt, was ein Zeichen für das Aufleuchten der inneren Erkenntnis ist. Hier betrachten wir Probleme von einem höheren Blickwinkel aus. Können hier die Energien ungehindert fließen, entsteht geistige Klarheit.

Bei *Blockaden* im Bereich des sechsten Chakras sind die Fähigkeiten und Möglichkeiten betroffen, die mit klaren Gedanken, Einsicht und Fantasie einhergehen. Konzentrations- und Lernschwächen resultieren daraus. Konzentrationsschwäche und Gedankenflucht weisen auf Störungen hin, ebenso Vergesslichkeit, geistige Verwirrung und Aberglaube, Selbstsucht, Selbstverherrlichung und Machtstreben. Auch Schizophrenie wird mit einem stark blockierten Stirnchakra in Zusammenhang gebracht. Unklare Ängste, Wahnvorstellungen, Aberglauben oder geistige Verwirrung können als Folge auftreten, und Gefühle wie Sinnlosigkeit und Richtungslosigkeit sind charakteristisch.

Das siebte Chakra liegt am höchsten Punkt des Kopfes, am Scheitelpunkt, und hat einen Energietrichter nach oben. Es erscheint in violett-weißer Farbe. Das Grundthema dieses Chakras ist das Streben nach Erleuchtung und die Suche nach der höchsten Ebene der Selbstverwirklichung, die das Selbst überwindet. Hier verlassen wir die stoffliche Ebene und betreten das Transformationstor zu unserem höheren Bewusstsein und zum Allbewusstsein. Es öffnet sich das Tor, das echte Spiritualität und Erleuchtung ermöglicht, wir können uns unseres göttlichen Ursprungs bewusst werden und tiefen Frieden erlangen. Dieses Chakra verbindet uns mit der Gesamtheit allen Seins, mit dem Ort des reinen, von Dualität befreiten, kosmischen Bewusstseins. Die volle Entfaltung ist gleichbedeutend mit der Erfahrung, die als »Erleuchtung« bezeichnet wird.

Alle religiösen und spirituellen Erfahrungen werden durch das Kronenchakra übermittelt. Die Entwicklung dieses Zentrums führt unsere Persönlichkeit zu höchster Reife.

Dieses Chakra lässt sich nicht erwecken, solange nicht alle anderen Chakras eine stabile Basis bilden. Genauso wenig ist eine Aktivierung ratsam, solange die anderen Chakras nicht angeregt wurden. Eine einseitige Konzentration auf das siebte Chakra kann zu Welt- und Realitätsflucht, Depressionen und Verwirrungszuständen führen. Innerhalb einer normalen Entwicklung ist das Erwachen des höchsten Bewusstseins die letzte Stufe der inneren Leiter. Unumstößliche Gelassenheit, tiefer Friede und das Verbundensein mit dem Universum sind Anzeichen dafür, dass das höchste Ziel erreicht wurde: vollkommene Verschmelzung und der Zustand absoluter Glückseligkeit.

Bei *Blockaden* bleiben wir in der Welt der Dinge verhaftet und empfinden immer einen Mangel, den wir nicht deutlich erfassen können. Unsere Lebensfreude ist eingeschränkt – bis hin zum Auftreten von Depressionen. Wir empfinden einen Zustand der Dumpfheit und geistigen Erschöpfung. Wir können uns nicht richtig entscheiden, fühlen uns leer und wissen nicht recht, warum. Bei einem schwachen Kronenchakra zeigen sich die Ausprägungen der anderen Chakras besonders deutlich.

Die sieben Hauptchakras repräsentieren psychologische Grundmuster. Für unsere menschliche Entwicklung ist es bedeutsam, diese Zentren in ein harmonisches Miteinander zu führen, ohne Blockaden, also im freien Fluss der Energien. Bei den meisten Menschen dominieren ein oder mehrere Chakras über die anderen – was sich in typischen psychologischen Grundmustern äußert: Auf dieser Basis können wir Einsichten in uns selbst, in unsere Stärken und Entwicklungsmöglichkeiten sowie in den für uns geeigneten Weg gewinnen.

Da also jedes der ersten sieben Chakras eine spezielle Stufe der geistig-seelischen Entwicklung eines Menschen repräsentiert, können wir durch die Beschäftigung damit unser volles Potenzial, die Gesamtheit unserer Möglichkeiten entwickeln. Durch Übungen erfahren wir, wie wir uns jederzeit mit neuen Energien aufladen können, um uns im Alltag frischer und vitaler zu fühlen. Dadurch verändert sich unsere Ausstrahlung, die Kommunikation mit Mitmenschen fällt leichter, unser Verhältnis zum Partner, zu Freunden und zur Umwelt erfährt positive Impulse.

Die Arbeit mit den Chakras dient in besonderem Maße unserer spirituellen Entwicklung. Durch die schrittweise Aktivierung können wir einen Weg gehen, der ins Allbewusstsein und in die Erleuchtung mündet; anhand der einzelnen Energiezentren besitzen wir gleichzeitig eine Landkarte, wohin dieser Weg führt.

Die Chakras und die menschliche Entwicklung

Die Chakras haben einen besonderen Bezug zur spirituellen Entwicklung jedes Menschen und der Menschheit als Ganzes. Zu Beginn, wenn wir auf diese Welt kommen, sind wir völlig auf uns und die Befriedigung unserer Ich-Bedürfnisse fixiert, es geht um »Leben und Überleben«. Diese Entwicklungsstufe finden wir in der Energie der ersten drei Chakras, die wir deshalb auch als die »persönlichen Energiezentren« oder die »Ich-Zentren« bezeichnen.

In unserer weiteren Entwicklung wenden wir uns irgendwann dem Du zu, wir erkennen, dass es noch andere Wesenheiten und Menschen gibt, entwickeln Mitgefühl und Hilfsbereitschaft und werden zu sozial handelnden und mit anderen kommunizierenden Wesen. Diese Entwicklungsstufe und die Hinwendung vom Ich zum Du entspricht der Energie des vierten und fünften Zentrums, die wir deshalb auch »gesellschaftliche Zentren« oder »Du-Zentren« nennen.

In der folgenden Entwicklungsphase, im Austausch und in der Selbst- und Fremdreflexion mit anderen Menschen begeben wir uns, wie auch die ganze Menschheit, irgendwann auf die Suche nach einem tieferen Sinn, nach einer universellen Wahrheit hinter den sichtbaren Dingen. Durch die entwickelte Fähigkeit zum differenzierten Denken, Fühlen und Träumen taucht die Ahnung und Vorstellung eines Sinns, eines Gottes, einer Lebensaufgabe auf, die unsichtbare Realität wird greifbar und erfassbar. Diese Entwicklungsstufe entspricht der Energie des sechsten und siebten Zentrums, die deshalb auch als »transpersonale«, »transzendente« oder »feinstoffliche Zentren« gelten.

Hier wird nun wieder der direkte Bezug dieser Chakras zur Zirbeldrüse deutlich: Sie verbindet das feinstoffliche Energiesystem, das Hormonsystem und das Nervensystem mit dem Allbewusstsein und ermöglicht allumfassende Erfahrungen jenseits unseres normalen Bewusstseins.

Vermutlich wird auch erst durch eine aktivierte und vollkommen intakte Zirbeldrüse eine uneingeschränkte Verbindung zum achten Chakra außerhalb des körperlichen Bereiches hergestellt. Solange diese Verbindung nicht voll funktionsfähig ist, bleibt uns der Zugang zu den Energien des achten und des neunten Chakras verschlossen. Diese sind es aber, die uns den Zugang zur Seele öffnen (achtes Chakra) und uns mit dem Allbewusstsein (neuntes Chakra) verbinden.

5.3 Der Einfluss auf unsere spirituelle Entwicklung und Erleuchtung

Wie wir gesehen haben, ist eine Aktivierung des sechsten Chakras notwendig, damit wir unser Potenzial zur Hellsichtigkeit, Intuition und übersinnlichen Wahrnehmung nutzen können. Die Aktivierung des siebten Chakras öffnet uns das Tor zu Erfahrungen von Einheit, Göttlichkeit und Erleuchtung. Aber all das ergibt nur dann einen Sinn, wenn unser Chakrasystem als Ganzes aktiviert ist, ansonsten besteht die Gefahr, einseitig in geistige Dimensionen abzudriften und den Bezug zur Realität zu verlieren. Wir brauchen zugleich unsere unteren Chakras, die genauso aktiv und frei von Blockaden sein sollten.

Einer der größten Fallstricke auf dem Weg der spirituellen Entwicklung und Erkenntnis ist der Glaube, die geistige sei wichtiger als die materielle Welt. Jede Überbewertung einer Dimension führt letztendlich zu einem Ungleichgewicht, das uns eher schadet als nützt. Eine gute, stabile Verbindung mit Mutter Erde ist nötig, um die Dimension von »Vater Sonne« – wie es Schamanen ausdrücken würden – gefahrlos und sicher erkunden zu können. Wie ein Baum ohne die Wurzeln in der Erde keine gesunde Krone ausbilden und das Sonnenlicht transformieren könnte, so brauchen auch wir eine gute Verwurzelung und Erdung, damit ein echtes, stabiles spirituelles Wachstum stattfindet.

Außer dem Chakrasystem sollten zugleich unsere Hauptmeridiane in der Lage sein, einen Energietransport zu gewährleisten, ansonsten sind auch unsere Meridiane in einem Ungleichgewicht, Energiedefizit oder Energieüberschuss. Wir empfehlen zuerst eine grundlegende Aktivierung und Harmonisierung des gesamten Energiesystems, bevor man sich an die Aktivierung und Stärkung des sechsten oder siebten Chakras macht. So vermeiden wir unnötige und teilweise bedenkliche Ungleichgewichte, die nur allzu schnell in Zustände der Arroganz, Verblendung, Überheblichkeit und Abgehobenheit münden, aber auch Krankheiten, psychische Störungen, Depressionen, Suchttendenzen usw. zeitigen können.

5.4 Die Zirbeldrüse und die Kundalini-Energie

In östlichen Lehren bzw. im Yoga wird immer wieder von der Kundalini-Energie gesprochen. Kundalini ist dabei die in uns wohnende Energie des Universums, die Manifestation der göttlichen Mutter im Menschen, die höchste schöpferische Kraft im Universum. Es handelt sich um die göttliche, intelligente Energie, aus der dieses Universum besteht. Eine dauerhafte Erweckung der Kundalini-Energie im Menschen entspricht dabei der Erleuchtung.

Menschen, die auf dem yogischen Weg eine Spontanerweckung der Kundalini-Energie erleben durften, beschreiben dies als wunderbare Gnade und großen Segen. Diese Zustände dauern meist mehrere Tage, Wochen oder Monate an und verblassen dann wieder – was als ein Hinweis gilt, dass wir noch Anhaftungen haben, die uns in unser normales Bewusstsein zurückholen; dass wir noch irdische Themen zu erledigen haben und uns nicht dauerhaft im inneren Raum der Grenzenlosigkeit und Freiheit bewegen können.

Interessanterweise ist der Zustand bei einer erweckten Kundalini praktisch identisch mit den Erfahrungen, wie wir sie aus Beschreibungen der schamanischen Ayahuasca-Zeremonien kennen. So berichten Menschen mit einer echten Kundalini-Erweckung von Gefühlen der Verbundenheit, der Liebe und Wonne, von Bewusstseinserweiterung und Einheitserfahrungen und von der Erfahrung der Gegenwart Gottes. Phänomene wie Kribbeln, intensive Hitze oder Kälte, unkontrollierte Zuckungen tauchen auf, manche weinen, lachen oder schreien. Strahlendes Licht wird wahrgenommen, begleitet von inneren Klängen und ekstatischen Glücksgefühlen. Es kommt zu außersinnlichen Wahrnehmungen und starken Visionen, zum Gefühl, den Körper zu verlassen und ins Universum einzutauchen. Aber auch eine sehr schmerzhafte Konfrontation mit den eigenen Schattenseiten und den tieferliegenden Gründen für persönliche Blockaden und Traumata kann auftreten; darüber hinaus wird von notwendigen Reinigungserscheinungen des Körpers (Erbrechen, Durchfall usw.) berichtet.

5.4.1 Die Erweckung der Kundalini-Energie

Nach yogischer Lehre schlummert die durch eine Schlange symbolisierte Kundalini-Energie im Beckenbereich, im ersten Chakra und wartet dort auf ihre Erweckung. Diese kann allerdings nur vollständig geschehen, sofern alle Chakras gereinigt und voll funktionsfähig sind und die feinstoffliche Wirbelsäule als Kanal für die Kundalini-Energie fungiert. Erst dann steigt die erwachte Schlange entlang unserer Wirbelsäule bis ins siebte Chakra empor. Im Idealfall öffnet sich wie beschrieben (➧ Kap. 2.5.2) in der Zirbeldrüse das Tor zum Allbewusstsein. Gleichzeitig verbindet sich unser Energiekörper mit dem achten und neunten Chakra, und wir erlangen Zugang zum Allbewusstsein – oder anders ausgedrückt: die Energie des Universums in uns verbindet sich wieder mit der Energie des Universums im Außen.

Das Phänomen der Kundalini erklärt nochmals, warum eine isolierte Aktivierung der Zirbeldrüse wenig sinnvoll ist und durch exogene Stoffe wie DMT zwar kurzzeitig möglich, aber sicherlich nicht als Dauerzustand haltbar ist.

Wie wir bereits bei der exogenen Einnahme von DMT ausgeführt haben, finden wir auch hier die strikten Hinweise auf die Wichtigkeit der eigenen Lebensführung, zu welcher der Verzicht auf Genussmittel und eine gesunde, am besten pflanzliche Ernährung gehören. Ganz besonders wird auf eine gute Erdung verwiesen, um ein Abdriften zu verhindern. Weitere Energie-erhöhende Maßnahmen gelten als nicht sinnvoll, wenn die Kundalini-Energie bereits voll aktiv ist.

5.5 Allbewusstsein und Erleuchtung

Bisher haben wir wiederholt von Erleuchtung und Allbewusstsein gesprochen. Darum geht es letztendlich bei allem, was wir Menschen denken, fühlen und tun. Wir sind alle dabei, über die Erfahrungen und Erkenntnisse während unserer Inkarnationen auf der Erde diesen Weg nach Hause zu gehen. Obwohl es uns im Alltag oft nicht bewusst ist und andere, weltliche Themen viel wichtiger erscheinen, trägt unsere Seele trotzdem dieses Wissen in sich und erinnert uns des Öfteren an das Wesentliche. Leider haben wir die Kanäle zu unserer inneren Seelenstimme, zu unserem Bauchgefühl und zu unserer Herzensweisheit so weit verschlossen, dass wir ihre Stimmen nicht mehr hören oder allzu oft ignorieren.

Oft wird Erleuchtung völlig falsch interpretiert bzw. mit der Sehnsucht vermischt, die als negativ und belastend empfundene, abgelehnte Welt endlich verlassen zu können. Erleuchtung gemäß schamanischer Sichtweise sieht anders aus: Wir Menschen sind aufgefordert, Erdenhüter zu sein und dementsprechend mit Achtung, Respekt, Demut und ganzer Hingabe dem Leben zu dienen. Letztendlich ist es die innere Einstellung: Sagen wir von ganzem Herzen Ja zur Welt mit all ihren Erscheinungsformen? Bejahen wir aus tiefster Liebe zur ganzen Schöpfung das Leben als solches und sehen es als das größte Geschenk dieses Universums an?

Der Widerspruch, einerseits in der polaren Welt zu leben und andererseits vom Paradies getrennt zu sein, existiert für Schamanen überhaupt nicht. Aus ihrer Sicht haben sie nie das Paradies verlassen und leben deshalb mit einem Gefühl der glückseligen Einheit mit allem, was ist. Indianer drücken es in dem Satz aus: »Ich bin mit allem verwandt.« Sie empfinden sich als Teil der Schöpfung, und ihr Bewusstsein ist gleichzeitig der Himmel, die Erde, der Baum, der Adler, der Fisch, der Wind …

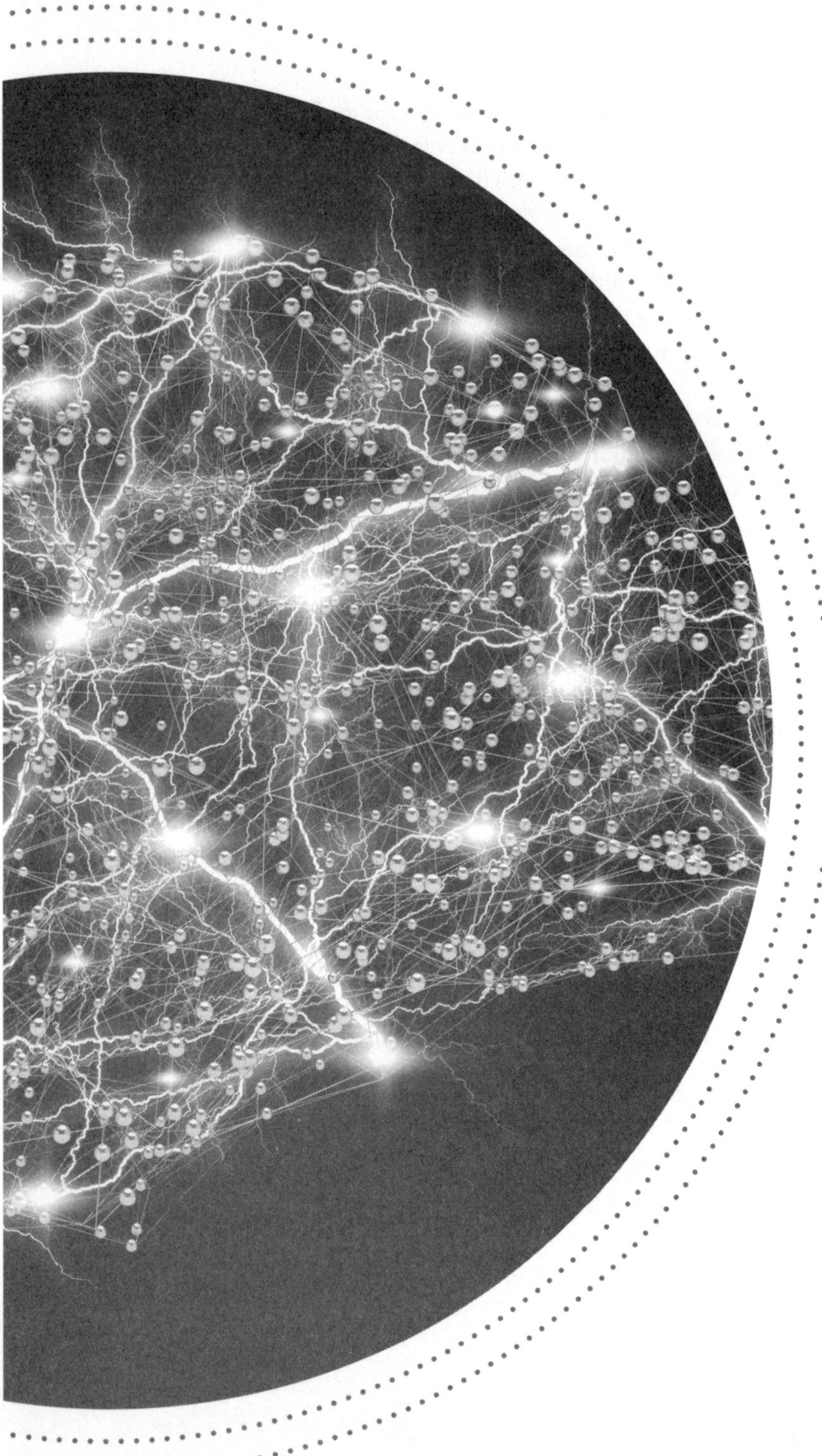

6. BLOCKADEN DER ZIRBELDRÜSE

Ist die Zirbeldrüse in ihrer Funktionstüchtigkeit eingeschränkt oder sogar blockiert, dann ist aufgrund ihrer Bedeutsamkeit für viele physiologische Vorgänge mit teilweise gravierenden Störungen und Einschränkungen zu rechnen. Da auch hier Rückkopplungssysteme und Regelkreise den gesamten Kreislauf überwachen und steuern, kann eine pathologisch verkalkte, nicht funktionsfähige, giftbelastete und durch Elektrosmog geschwächte Zirbeldrüse mit verantwortlich dafür sein, dass ein Mensch – wie so viele – in einer depressiven Grundstimmung verharrt und dass Krankheitsbilder wie das chronische Müdigkeitssyndrom und Burn-out immer mehr um sich greifen. Die Zusammenhänge beleuchten wir nun etwas genauer.

6.1 Ungesunde Lebensrhythmen

Wir sind eingebettet in natürliche Lebensrhythmen. Unser Körper kann sich nur in sehr begrenztem Umfang und vorübergehend an eine Lebensform anpassen, die diese Grundrhythmen missachtet. Dadurch entsteht Stress im gesamten Körper-Geist-Psyche-Seele-System. Frühzeitige Alterung setzt ein, die Krankheitsanfälligkeit nimmt zu, und wir finden keine wirkliche, tiefe, befriedigende Ruhe in uns. Für die Hormonsynthese und -ausschüttung sowie die allgemeine Funktionsfähigkeit der Zirbeldrüse sind neben allen anderen Rhythmen vor allem der Schlaf-Wach- und der Hell-Dunkel-Rhythmus von Bedeutung. Je mehr wir uns davon entfernen, desto größer ist neben den akuten Symptomen – wie Schlaflosigkeit, Einschlaf- und Durchschlafstörungen, Kreislaufproblemen, Stress, Erschöpfung – die Gefahr von mittleren bis langfristig schweren Gesundheitsstörungen. Auch das Tor zum Allbewusstsein öffnet sich nicht bzw. nur teilweise oder in verzerrter Form, solange wir nicht im Rhythmus des Lebens mitschwingen und uns entsprechend verhalten.

Während wir den natürlichen Hell-Dunkel-Rhythmus verändern und uns zu sämtlichen Tages- und Nachtzeiten Kunstlicht aussetzen oder uns hauptsächlich in künstlich beleuchteten Räumen aufhalten, so wie das in vielen Büros, Geschäften und Produktionsstätten der Fall ist, werden durch die Stromversorgung der Beleuchtungskörper einerseits elektromagnetische Felder erzeugt, andererseits kann das Lichtspektrum je nach verwendeter Lichtquelle problematisch sein. Hier gilt wiederum grundsätzlich: Je natürlicher das Lichtspektrum, desto gesünder und besser.

Zu den künstlich erhellten Innen- oder Außenräumen kommt das unnatürliche Licht unserer Computermonitore, Handydisplays und Fernsehbildschirme hinzu. So liefern wir uns entgegen jedem natürlichen Rhythmus auch nachts einer hohen Lichtexposition aus. Für die Zirbeldrüse und die Melatoninproduktion besonders problematisch ist dabei der hohe Anteil an Blaulicht in den verbauten Lichtquellen der meisten Displays und Bildschirme sowie bei tageslichtweißen LEDs. Blaues Licht unterdrückt die Melatoninproduktion, es wird vermehrt Kortisol produziert. Somit wirkt blaues Licht direkt auf unseren Schlafrhythmus ein.

Studien konnten belegen, dass das Blaulicht tagsüber einen positiven Einfluss auf die Leistungsfähigkeit hat, aber gegen Abend einen gesunden Schlaf aufgrund des nicht produzierten Melatonins stört oder verhindert.[38]

Wir wollen hier nicht die persönlichen und individuellen Rhythmen Einzelner pauschal kritisieren. Jeder Mensch hat im Rahmen der übergeordneten Rhythmen seinen individuellen Grundrhythmus, der aber in das große Ganze eingebettet ist. Neben diesen Gegebenheiten ist eine natürliche und gesunde Balance zwischen Anspannung und Entspannung wichtig, ebenso ein ausgewogenes Verhältnis der Zeiten, die wir für uns bzw. für unsere eigene spirituelle Entwicklung und die Innenschau haben, und der Zeiten, in denen wir uns nach draußen in die Welt orientieren. Hier liegen oft eklatante Missverhältnisse vor, die sich auf die Funktionsfähigkeit der Zirbeldrüse auswirken.

6.2 Falsche Ernährung, Genussmittel, Giftstoffe und Medikamente

Die Ernährung hat generell einen wesentlichen Einfluss auf alle physiologischen Vorgänge. Etliche Nährstoffe sind essenziell, das heißt, unser Körper kann sie nicht selbst herstellen, benötigt sie jedoch ohne Wenn und Aber. Führen wir uns durch einseitige Ernährung oder den Konsum minderwertiger Nahrungsmittel nicht alle essenziellen Stoffe zu, sind Fehlfunktionen und Einschränkungen, entsprechende Symptome und Krankheitsbilder vorprogrammiert.

Für die Zirbeldrüse ist wichtig, dass wir uns genügend L-Tryptophan zuführen und uns optimal mit allen Nährstoffen, Vitaminen und Mineralien versorgen. Gleichzeitig sollten wir darauf achten, dass wir uns basisch ernähren. Alle Stoffwechselvorgänge im Körper sind pH-Wert-abhängig, das heißt, sie brauchen ein in engen Grenzen festgelegtes Milieu, das je nach Ort und Funktion sauer oder basisch ist. Unsere Ernährung hat einen wesentlichen Einfluss auf den Säure-Basen-Haushalt. Die moderne, westliche Lebensweise sorgt leider dafür, dass sehr viele Menschen insgesamt »übersäuert« sind.

Genussmittel wie Kaffee, Alkohol, Nikotin, aber auch Stress, Bewegungsmangel usw. können die Übersäuerung des Körpers fördern und haben eine Vielzahl weiterer negativer Auswirkungen auf unsere Gesundheit, vor allem wenn sie als Suchtstoffe verwendet werden. Es treten Mangelerscheinungen von Vitaminen, Mineralien und Spurenelementen auf, die jedoch für einen gut funktionierenden Stoffwechsel wichtig wären. Freie Radikale können sich bilden und Zellschädigungen hervorrufen. Die meisten Genussmittel führen zu einer Aktivierung des Sympathikus, Neurotransmitter wie Adrenalin werden ausgeschüttet und steigern die Herzfrequenz und den Blutdruck. Ein dauerhaft erhöhter Blutdruck wiederum kann in den Gefäßinnenwänden Läsionen hervorrufen, die eine Entzündungsreaktion nach sich ziehen und durch weitere Kettenreaktionen zu Arteriosklerose führen.

Auch **Medikamente** belasten unseren Organismus grundlegend. Zugunsten der gewünschten Wirkung greifen sie mitunter tief in den Stoffwechsel des Körpers ein. Dies kann sowohl die Aufnahme als auch die Verstoffwechselung von Nährstoffen beeinträchtigen, wodurch dem Körper wichtige Vitamine und Mineralstoffe entzogen werden. Zusätzlich überfordern sie oft unsere Ausscheidungsorgane, vor allem die Leber. Dies gilt besonders bei Langzeittherapien. Viele schulmedizinische, aber auch naturheilkundliche Medikamente haben teils gravierende Nebenwirkungen und können ihre Wirkung – bei gleichzeitiger Einnahme mehrerer Arzneimittel – gegenseitig riskant verstärken oder partiell aufheben.

Giftstoffe finden wir in unserer Nahrung und in der Umwelt inzwischen in unüberschaubarer Anzahl: sowohl natürliche als auch industriell hergestellte künstliche Stoffe, die gesundheitsschädlich sind. Viele Metalle, besonders einige Schwermetalle, sind für den Körper toxisch; Herbizide, Fungizide, Lebensmittelzusatzstoffe, Farben, Lacke, Kraftstoffe usw. – Giftstoffe belasten den Organismus, und manche lagern sich im Körpergewebe ab. Sie blockieren dort zum Beispiel die Funktionalität von Enzymen, sodass die Stoffwechselaktivitäten gestört werden.

Nicht nur Pestizide, Insektizide oder Schwermetalle wirken belastend, sondern auch Süßstoffe, raffinierter Zucker, praktisch alle Nahrungsmittel mit E-Nummern und die meisten Körperpflegeprodukte. Selbst in Naturkosmetik sind zum Teil bedenkliche Stoffe enthalten.[39]

Normalerweise versucht der Körper eigenständig, die tägliche Flut an Giftstoffen über die Entgiftungsorgane Darm, Lymphe, Nieren, Leber und Haut auszuleiten. Allerdings funktioniert dies wegen der Vielzahl der Giftstoffe, aufgrund von Blockierungen, geschwächten Ausscheidungsorganen und infolge einer ungesunden Lebens- und Ernährungsweise oft nicht mehr, sodass Menschen schneller krank werden. Die Zellen übersäuern und verschlacken; sie können somit kaum noch Nährstoffe aufnehmen und Abfallstoffe ausleiten, was zu einer Zellblockade führen kann. Die Folgen sind chronische Erkrankungen wie Schlafstörungen, Bluthochdruck, Diabetes, Neurodermitis, Arthritis, Demenz, Autoimmunerkrankungen …

Durch einen intakten **Darm** werden automatisch die Leber und die Nieren entlastet, weil nicht mehr so viele Giftstoffe über das Blut zu ihnen gelangen; zusätzlich wird das Immunsystem gestärkt (70 Prozent des Immunsystems sind im Darm lokalisiert!). Nähr-

und Vitalstoffe können durch einen intakten Darm besser aus der Nahrung aufgenommen und verwertet werden. Zusätzlich werden Vitalstoffe zugeführt sowie die Organe regeneriert und gepflegt, damit sie bestmöglich funktionieren.

Bei einer gereizten und defekten Darmschleimhaut können Schadstoffe ins Blut gelangen und müssen über die Leber neutralisiert werden. Nährstoffe können nicht oder nicht ausreichend aufgenommen werden. Wegen Fehlernährung und der defekten Schleimhaut ist auch die Darmflora gestört. Da diese wiederum sehr eng mit dem Immunsystem zusammenhängt, können vielerlei Krankheiten die Folge sein.

Die **Leber** ist unser wichtigstes Entgiftungsorgan. Sie reinigt und entgiftet unseren Körper ohne Pause. Allerdings führt die moderne Lebens- und Ernährungsweise zu einer Überlastung, wodurch sich die Leber in ihrer Funktion erschöpft. Alles was wir zu uns nehmen, sowohl oral als auch über das Atmungssystem und die Haut, wird zuerst über das Blut in die Leber geleitet, die alle Giftstoffe aus dem Blut filtert und unschädlich macht. Die unschädlichen Toxine können dann über den Darm oder die Nieren ausgeschieden werden. Ist die Leber überlastet und kann nur noch einen Teil des »Mülls« entsorgen, sammeln sich Giftstoffe im Blut. Der Sauerstofftransport wird erschwert, ebenso der Abtransport von Stoffwechselabbauprodukten: Sie sammeln sich im Bindegewebe an und erschweren den Stoffaustausch der Zellen. Bemerkbar wird dies, wenn Sie unter Müdigkeit, Kopfschmerzen, juckender Haut, hohem Cholesterinspiegel u.v.m. leiden.

Das **Lymphsystem** hält als die »Kläranlage« das Körperwasser sauber. Die Filterstationen sind die Lymphknoten. Ist die Lymphe nicht mehr voll funktionstüchtig, wird der Körper mit Giften, Abfallstoffen, Bakterien oder auch entarteten Zellen überschwemmt. Die Lymphgefäße laufen parallel zu den Blutgefäßen. Da aber die Lymphe nicht aktiv durch den Körper gepumpt wird wie das Blut durch die Blutgefäße, sondern sich nur in peristaltischen Wellen fortbewegt, sind viel Bewegung, Muskelkontraktionen und Atembewegungen notwendig, damit kein Lymphstau entsteht. Unangenehme Folgen eines Lymphstaus sind Wassereinlagerungen, Cellulitis, aber auch häufige Infekte und chronische Krankheiten. Die ungereinigte Lymphe kann ins Blut gelangen und dort schleichende Vergiftungen verursachen.

Die Funktionstüchtigkeit von Darm und Leber sowie ein guter Lymphfluss schaffen eine optimale Voraussetzung, damit die **Nieren** ohne »Stress« arbeiten können. Sie haben die vielfältigsten Aufgaben, sind an der Blutbildung, der Entgiftung, dem Mineralien- und Säure-Basen-Haushalt, der Regulation des Blutdrucks und der Bildung gesunder Knochen beteiligt. Eine geschwächte Niere macht sich nicht so schnell bemerkbar wie eine geschwächte Leber. Die Nieren sind aber auch nicht so regenerationsfähig.

Natürlich ist auch unsere Zirbeldrüse von allen oben genannten Faktoren betroffen. Infolge ihrer starken Durchblutung und der fehlenden Blut-Hirn-Schranke ist sie allen Stoffen, die über das Blut zu ihr gelangen, sogar besonders stark ausgesetzt.

6.3 Degeneration, Verkalkung und die Rolle des Fluorids

Ursprünglich war die Zirbeldrüse drei Zentimeter lang und damit wesentlich größer als heute. Im Lauf der Evolution und durch Umwelteinflüsse ist sie auf Erbsengröße geschrumpft. Da sie sowohl zu den Weichgeweben als auch zu den mineralisierenden Geweben gezählt werden kann, nimmt sie eine Sonderstellung unter den Geweben ein. Wie bereits erläutert (➧ Kap. 4.2), ist die Kalzifizierung (Verkalkung) der Zirbeldrüse in geringem Maß ein physiologischer, von Mensch zu Mensch unterschiedlich ausgeprägter Vorgang. Trotz einiger Ausnahmen ist jedoch mit ansteigendem Alter eine zunehmende Kalzifizierung zu beobachten. Dies geht aber nicht zwingend mit einer Funktionseinschränkung der Zirbeldrüse einher. Vielmehr ist unsere moderne Lebensweise für die Degeneration und für die Funktionseinschränkung mit verantwortlich. Veränderte Lebensrhythmen, ungesunde Ernährung und damit einhergehende Stoffwechselstörungen, hohe Belastungen durch Toxine, aber auch Elektrosmog führen zu einer zusätzlichen Verhärtung und Verkalkung der Zirbeldrüse mit weitreichenden Auswirkungen auf den gesamten Organismus.

6.3.1 Der Mechanismus der pathologischen Verkalkung

Bei der pathologischen Kalzifizierung lagern sich unlösliche Kalziumsalze in Körpergeweben und Hohlräumen ab. Grundlage dafür können Entzündungsgeschehen und Verletzungen an den Gefäßinnenwänden sein, die zum Beispiel durch Bluthochdruck sowie durch ein Übermaß an freien Radikalen (➧ Kap. 6.2: Genussmittel) entstehen. Aufgrund der Entzündungsgeschehen an den Gefäßinnenwänden wird das Abwehrsystem aktiviert, das die Schäden zu reparieren versucht. Dabei dringt in die Gefäßwand Flüssigkeit ein; es entsteht eine Schwellung, und an eben dieser Stelle können sich Blutzellen, Fett und Kalk festsetzen. Dabei lagert sich im Lauf der Zeit in diesen »Plaques« immer mehr Kalk ab, sodass die Betroffenen unter Arteriosklerose leiden, unter einer Verkalkung und Verengung der Gefäße mit allen Konsequenzen.

Begünstigt wird die zunehmende Ablagerung von Kalk auch durch einen gestörten Kalzium-Phosphat-Haushalt. Zu seiner Funktion gehört es, frei gelöste Kalzium- und Phosphat-Ionen in den verschiedenen Körperbereichen konstant zu halten. Für die Regulation spielen Hormone der Schilddrüse (Calcitonin) und Nebenschilddrüse (Parathormon) sowie Vitamin D eine wichtige Rolle.

Kalzium und Phosphat stellen den anorganischen Anteil der Knochenmatrix in Form von Hydroxylapatit. Eine entscheidende Voraussetzung für die Mineralisierung des Knochens ist die geringe Löslichkeit von Kalziumphosphatsalzen, die vornehmlich im basischen Bereich besteht. Wenn jedoch ein starker Überschuss dieser Salze vorherrscht und nicht ausreichend kristallisationshemmende Proteine produziert werden, kann die Verkalkung ihren Lauf nehmen. Dieser Überschuss an Kalziumsalzen bildet sich meist dann, wenn eine überwiegend säurebildende Ernährungsweise praktiziert wird. Die bei der Verstoffwechselung von Fleisch, Milchprodukten, Teigwaren, Fertigprodukten, Alkohol usw. entstehenden Säuren werden mithilfe von wertvollen Mineralien, vor allem Kalzium, neutralisiert. Das Ergebnis sind unter anderem Kalziumsalze. Und genau diese Kalziumsalze können jetzt bei ungenügender Flüssigkeitsaufnahme zu Kalkablagerungen führen.

Die Zirbeldrüse ist hier gleich doppelt gefährdet: Zum einen kann aufgrund der starken Gewebedurchblutung eine Verkalkung bis in die kleinsten, hier reichlich vorhandenen Gefäße stattfinden (Mikroverkalkung). Zum anderen besteht sie aus Drüsengewebe, wobei in den sekretorischen Zellen schon physiologische Kalkablagerungen vorhanden sind. Im Fall eines Kalziumüberschusses im Körper – zum Beispiel weil Vitamine, Mineralstoffe und Proteine zum Weitertransport, zur Verwertung oder zum Einbau ins Gewebe vor allem der Knochen und Zähne fehlen oder weil die den Kalziumhaushalt regulierenden Hormone wegen einer Erkrankung nicht voll funktionsfähig sind – kann sich in der Zirbeldrüse (sowie im übrigen Körper) vermehrt Kalk ablagern. Bei dieser zunehmenden Verkalkung vermindert sich das Drüsengewebe, wohingegen sich das Stützgewebe vermehrt und die gleichzeitige Einlagerung von Kalk zunimmt.

Es konnte ein direkter Zusammenhang festgestellt werden zwischen dem Grad der Verkalkung der Zirbeldrüse und …

… einer geringen Melatoninkonzentration,
… der Tagesmüdigkeit,
… Schlafstörungen,
… schlechtem Orientierungssinn.[40,41,42]

Die Kalziumverwertung

Für die Aufnahme und Verwertung von Kalzium ist Vitamin D von entscheidender Bedeutung. (Nur *eine* der vielfältigen Aufgaben von Vitamin D!) Mithilfe von Vitamin D wird Kalzium zum einen über den Darm resorbiert, zum anderen ist es an der Produktion von weiteren Proteinen und Hormonen beteiligt, die die Kalziumverwertung steuern. Dazu gehören das Hormon Osteocalcin und das Matrix Gla Protein (MGP). Osteocalcin kann Kalzium binden und in die Hartsubstanz (Hydroxylapatit) von Knochen und Zähnen ablagern. Das Matrix Gla Protein schützt in aktiviertem Zustand vor dem Einbau von Kalzium an den falschen Stellen und verhindert so die Verkalkung von Blutgefäßen und Knorpeln. Weiterhin kann es Kalzium aus schon bestehenden Ablagerungen wieder entfernen. Damit diese beiden Substanzen ihre wichtige Aufgabe erfüllen können, müssen sie aktiviert sein. Für diese Aktivierung ist das Vitamin K2 notwendig. Ist im Körper nicht ausreichend Vitamin K2 vorhanden, bleiben die Proteine inaktiv und Kalzium kann sich als schädliche »Schlacke« im Körper ablagern, was zu Verkalkungen und damit einhergehenden Schädigungen an Gefäßen, Geweben und Organen führt. (Bei den vielfältigen Aufgaben und Funktionen von Vitamin D wirkt es speziell in Bezug auf die Kalziumverwertung mit Vitamin K2 zusammen.)[43,44,45,46,47]

Ein Vitamin-K2-Mangel ist weit verbreitet, macht sich aber erst sehr spät bemerkbar, wenn es im vorangeschrittenen Alter zu Knochenproblemen kommt. Ist der Körper ausreichend mit Vitamin K2 versorgt, dann ist es sogar möglich, Kalkeinlagerungen in Blutgefäßen wieder rückgängig zu machen und die Mineralisierung von Knochen bei Osteoporose zu verbessern.

Aber nicht nur im Bereich der Knochen ist Vitamin K2 wichtig. Die von Vitamin K2 aktivierten Proteine sind an weiteren Vorgängen im Körper beteiligt. So wird zum Beispiel das Gehirn vor freien Radikalen geschützt, die Haut behält ihre Elastizität, wodurch der Faltenbildung vorgebeugt wird, und die Zähne werden mit ausreichend Kalzium versorgt, was Karies vorbeugt. Es aktiviert den Gerinnungsfaktor Prothrombin und ein weiteres Protein (Gas6), das die Zellteilung, Zelldifferenzierung und Zellmigration reguliert und an wichtigen Reparaturprozessen in Gefäßen und Organen beteiligt ist.

Auch altersbedingt nimmt die Konzentration der zuständigen Hormone ab und der ganze Regelkreis ist weniger funktionstüchtig.

Ein weiterer für den Kalziumhaushalt wichtiger Stoff ist Magnesium, das dafür sorgt, dass alle Mineralstoffe und damit auch Kalzium im Körper richtig eingebaut werden. Magnesium verhindert also die Verkalkung und baut sie aus Blutgefäßen, Geweben und Gelenken wieder ab. Es ist darüber hinaus wichtig für das Nervensystem, für die Muskelentspannung und für über 320 Enzymreaktionen. Damit dieses ausgeklügelte System problemlos funktioniert, sollte man grundsätzlich Kalziumpräparate nicht isoliert einnehmen, sondern immer in Kombination mit Magnesium, Vitamin D und Vitamin K2.

6.3.2 Die Rolle des Fluorids

Fluorid wird unter Wissenschaftlern sehr kontrovers diskutiert. Die Befürworter argumentieren, damit sei eine hochwirksame Kariesprophylaxe möglich und Fluorid berge keinerlei Gefahren für die Gesundheit. Die Gegner kontern, dass Fluoride stark toxisch seien und sehr wohl eine Vielzahl an gesundheitlichen Risiken bergen; überdies sei die Wirkung auf die Zähne langfristig eher negativ zu betrachten bzw. die Kariesproblematik sei ernährungsbedingt. Die Verschwörungstheoretiker behaupten, durch die gleichsam aufgezwungene Versorgung mit Fluorid – bei uns über Fluorid als Tabletten für die Kleinkinder und grundlegend in der Zahnpasta, in manchen Ländern wie Amerika flächendeckend durch das dem Trinkwasser zugesetzte Fluorid – würden ganz gezielt (und von den Regierungen gesteuert) unsere bewusstseinserweiternden Fähigkeiten, unsere Hellsichtigkeit und Wachheit eingeschränkt, damit wir unsere wahren Fähigkeiten nicht nutzen können und weiterhin als manipulierbare Masse zur Verfügung stehen.

Inzwischen gibt es genügend wissenschaftliche Studien, die die schädliche Wirkung von Fluorid auf den menschlichen Körper belegen. Eine entsprechende Studie gab es bereits 1943. Nachdem Fluorid ein industrielles, hochgiftiges Abfallprodukt ist, ist es zumindest praktisch, über die medizinische Fluoridversorgung einen lukrativen Absatzweg gefunden zu haben, mit dem sich sogar noch Geld verdienen lässt.

Wir alle kennen den Spruch »Die Dosis macht das Gift«. Ein Problem bei Fluorid liegt darin, dass man nicht weiß, wie viel Fluorid man zu sich nimmt, da es als natürlicher Bestandteil in unterschiedlichen Konzentrationen in Mineralwässern, schwarzem und grünem Tee sowie in zahlreichen Lebensmitteln enthalten ist.[48] Es kann in verarbeiteten Lebensmitteln, als Pestizidrückstand auf Obst und Gemüse und in der Luft stecken. Fluorid wird vor allem auch Zahncremes, Mundwässern, Speisesalz, Nahrungsergänzungsmitteln und Medikamenten wie zum Beispiel Psychopharmaka zugesetzt. Durch die Anreicherung von Fluorid im Körper, vor allem in der Zirbeldrüse, können gesundheitliche Schäden entstehen, wie wir weiter unten erklären.

Was sind Fluoride?

Fluoride sind Salze der Fluorwasserstoffsäure und kommen in Form vieler Mineralien in der Natur vor. Fluor ist sehr reaktionsfreudig und geht deshalb fast immer Bindungen mit anderen Stoffen ein. Deshalb liegt es immer in gebundener Form vor, zum Beispiel als Fluoride in Salzen. Fluorid entsteht als ein Abfallprodukt der Aluminiumherstellung und in der Stahl- und Phosphatindustrie, es ist ein biologisch nicht abbaubares Umweltgift, das bis 1945 offiziell als Giftstoff klassifiziert war. Die Vereinigung der amerikanischen Zahnärzte schrieb noch 1936, Fluorid sei in einer Konzentration von 1 ppm (das heißt 1 Teil pro 1 Million Teile) genauso giftig wie Arsen und Blei – zwei für den menschlichen Organismus hochtoxische Substanzen. Wegen ihrer Giftigkeit wurden Fluoride als Rattengift und Bestandteil von Pestiziden eingesetzt. So schrieb 1943 das Journal der amerikanischen Ärztevereinigung: »Fluorid ist ein protoplasmisches Gift, welches die Zellmembran durch verschiedene Enzyme verändert.«[49] (Der Begriff »protoplasmisch« ist mittlerweile veraltet und bedeutet »den ganzen Zellinhalt betreffend«.)

Fluorid ist kein essenzielles Spurenelement. Anders als beispielsweise Eisen, Zink oder auch Jod müssen wir es also nicht mit der Nahrung zu uns nehmen, um gesund aufwachsen und leben zu können. Nehmen wir zu wenig eines essenziellen Spurenelements zu uns, entwickeln wir bestimmte mangelbedingte Symptome. Ein Fluoridmangel ist jedoch nicht bekannt. Auch die WHO konnte deshalb weder einen Wert für einen möglichen Fluoridbedarf festlegen, noch findet sie einen Beweis für klinische Symptome eines Fluoridmangels.

Das Bundesinstitut für Risikobewertung schrieb in einer Stellungnahme vom 7. Februar 2006: »Fluorid gilt nach derzeitigem Kenntnisstand nicht als essenziell für Tiere und Menschen, so dass sein Bedarf nicht definiert ist.«[50]

So findet Fluorid nur im Bereich der Kariesprophylaxe direkte Anwendung – allerdings aus äußerst fragwürdigen Gründen. Wenn man kein Fluorid zu sich nimmt, wird man weder krank noch wird man unbedingt Karies entwickeln. Karies beruht vielmehr auf einer ungünstigen Ernährungs- und Lebensweise sowie mangelnder Mundhygiene.

Das folgende Beispiel mag die Fragwürdigkeit der Kariesprophylaxe mit Fluorid verdeutlichen:

In Basel wurde die Fluoridierung der Trinkwasserversorgung eingestellt (1962–2003). Der große Rat der Stadt Basel begründete dies folgendermaßen:

- Die prophylaktische Wirkung konnte durch keine Studie nachgewiesen werden.
- Karies hat trotz der Fluoridierung bei Kindern zugenommen.
- Die Fluoridierung bei Kindern und Säuglingen ist besonders problematisch, da die Knochenfluorose begünstigt wird.
- 99 Prozent der Fluoridierung gehen durch Waschen, Toilettenspülungen, Industrie usw. als Umweltbelastung in die Natur.
- Interessant ist, dass es nach der Absetzung der Trinkwasserfluoridierung zu keiner Zunahme von Karies kam, sondern zu einer signifikanten Abnahme![51]

Immer wieder wird behauptet, die Zuführung von Fluorid würde nur die Zähne betreffen und hätte ansonsten keinerlei Einfluss auf den menschlichen Körper. Diese Behauptung entspricht keinesfalls den biochemischen Tatsachen, sondern ist schlichtweg falsch. Warum sollte sich das reaktionsfreudige Fluorid nur die Zähne aussuchen und alle anderen Strukturen, wie die Knochen oder die Zirbeldrüse, außer Acht lassen?

Risiken der Fluorideinnahme

Fluoride sind so gefährlich, weil sie sich in unserem Körper ansammeln und über die Jahre zu schleichenden Vergiftungen führen. Die Nieren können nur einen Teil der täglich aufgenommenen Mengen wieder ausscheiden. Der Rest wird hauptsächlich in Knochen und Zähnen (und in der Zirbeldrüse) eingelagert und kann nicht wieder abgebaut werden. So kann eine Knochenfluorose entstehen. Die Knochen zeigen zwar eine gute Dichte auf, doch sind sie so verhärtet und dicht, dass die natürliche Elastizität verloren geht, wodurch sie immer brüchiger werden. Bei der sogenannten Dentalfluorose werden die Zähne zwar ebenfalls härter, aber es besteht die Gefahr, dass sie langfristig spröde und porös werden. Das eingelagerte Fluorid hat eine sehr hohe Affinität zu Kalzium und verbindet sich mit Kalzium zu Kalziumfluorid. So wird Kalzium an seinen Aufgaben im Körper gehindert. Kalzium ist aber im Körper ein bedeutendes freies Ion (elektrisch geladenes Molekül, Ca^{2+}) und wichtig für enzymatische Reaktionen.

Aufgrund der hohen Affinität von Fluorid zu Kalzium wird in den Knochen, den Zähnen und eben auch in der Zirbeldrüse das Hydroxyl-Ion (OH-) der Hydroxylapatitkristalle durch Fluor ersetzt ($Ca_5[\mathbf{OH}|(PO_4)_3]$ wird zu $Ca_5[\mathbf{F}|(PO_4)_3]$). Dabei entsteht Fluorapatit. Dieses ist weniger löslich als das normale Hydroxylapatit und deshalb auch beständiger als das körpereigene Hydroxylapatit. Wenn also Fluorid in körpereigene »Apatitstrukturen« eingelagert wird, findet aufgrund der geringeren Löslichkeit eine stärkere Verhärtung der Substanz statt.

Fluorid und die Zirbeldrüse

Laut der Forschung von Dr. Jennifer Luke weist die Zirbeldrüse sowohl in ihren Weichgewebeanteilen als auch im mineralisierenden Anteil die höchste Konzentration an Fluorid im Körper auf.[52]

Drei Voraussetzungen sorgen dafür, dass sich Fluoride in der Zirbeldrüse ablagern können: Wie bereits erwähnt, ist sie aufgrund der großen Kapillarfläche extrem gut durchblutet, die Blut-Hirn-Schranke fehlt, und die Kristalle weisen eine große Oberfläche auf. So kann hier viel Fluorid ungehindert in die Zirbeldrüse einwandern und sich dort mit den Hydroxylapatitkristallen verbinden. Eine Erhöhung des Fluoridgehaltes in den Kristallen der Zirbeldrüse führt zu einer zusätzlichen Verhärtung. Dies mag ein Nachteil sein, wenn die Kristalle wie angenommen dynamische Strukturen sind. Zusätzlich wird durch die Verhärtung sowohl die Synthesefunktion als auch die Ausschüttung gespeicherter Hormone eingeschränkt. Auch die Fähigkeit, sich auszudehnen oder zusammenzuziehen, wird reduziert; damit wird der Prozess der Lumineszenz (optische Strahlung eines physikalischen Systems) behindert – was die Fähigkeit, selbst Licht zu erzeugen, stark beeinträchtigt.

Hier stellt sich die Frage, ob damit das Tor zur Erleuchtung verschlossen wird, das sich wie ausgeführt (➧ Kap. 4.3 und 4.3.1) in einer erhöhten Lichtabstrahlung im Kopfbereich zeigt.

Das an Kalzium gebundene Fluorid verhindert wohl auch die Aufnahme bestimmter Aminosäuren, die zur Proteinsynthese notwendig wären. Ebenso beeinflusst Fluorid die Synthese anderer Produkte in der Zirbeldrüse. Durch die Bindung von Fluorid an Kalzium kann auch die Biosynthese von Melatonin oder dessen Vorläufern gebremst werden. Fluorid hat also direkten Einfluss auf den gesamten Synthetisierungsweg von Tryptophan über Melatonin bis hin zu DMT.

Weitere gesundheitliche Risiken durch Fluorid

Schwächung des Immunsystems: Die Wanderungsgeschwindigkeit der weißen Blutkörperchen wird herabgesetzt. Fluorid beeinträchtigt somit die Fähigkeit weißer Blutkörperchen, Fremdkörper zu vernichten.[53] Fluoride können körpereigene Proteine so verändern, dass das Immunsystem veranlasst wird, körpereigenes Gewebe anzugreifen (Autoimmunerkrankungen), da die veränderten Proteine als Fremdstoffe betrachtet werden.

Fluorid und Kollagen: Bereits in den 1960er-Jahren haben Forscher der Universität Harvard herausgefunden, dass durch Fluorid sowohl die Kollagensynthese gestört werden kann als auch Kollagengewebe zerstört wird. Kollagen befindet sich in Knochen, Knorpel, Sehnen, Haut, Nieren, Lunge und Luftröhre. Schäden münden hier in Krankheiten, die normalerweise mit dem Alterungsprozess in Verbindung gebracht werden, wie Arthritis, Arteriosklerose, Osteoporose (brüchige Knochen) oder faltige Haut.[54]

Fluorid und die Schilddrüse: Fluorid stört die Signalweiterleitung, zerstört Schilddrüsenzellen, schädigt die DNA und unterbindet die Umwandlung von inaktiven Schilddrüsenhormonen in die aktive Form. Es löst Jodid aus seinen Bindungen und kann damit einen Jodmangel erzeugen. Jede einzelne Störung kann die Funktion der Schilddrüse beeinträchtigen.[55,56]

Fluorid und der Zellstoffwechsel: Fluorid ist ein Gift, das viele wichtige Stoffwechselvorgänge in der Zelle blockiert (Glykolyse, Zitronensäurezyklus, Fett- und Eiweißstoffwechsel).[57,58,59]

Fluorid und Enzyme: Fluoride führen zu Enzymschäden. Die meisten im Zusammenhang mit Fluorid diskutierten Erkrankungen sind Folgen des gestörten Enzymsystems. So konnten Schäden durch Fluoride an mindestens 24 Enzymen festgestellt werden, wodurch unser Körper sie dann als Fremdstoffe behandelt und sie für die physiologisch notwendigen Reaktionen nicht mehr verfügbar sind. Dadurch kommt es laut Prof. Dr. Abderhalden zu Autoimmunreaktionen, bei denen sich der Körper selbst attackiert.

Fluorid bindet sich auch an eisenhaltige Enzyme und blockiert sie dadurch. Sie können ihrer Aufgabe der Proteinproduktion nicht mehr nachkommen. Die Bildung von Proteinen für Knochen, Zähne, Sehnen, Bänder und Muskeln ist gestört, was auch mit der gestörten Kollagenherstellung zusammenhängt. Ebenso werden Enzyme geschädigt, die für die Reparatur der DNA notwendig sind, sowie ein wichtiges Enzym im Gehirn, das für die Signalübertragung zwischen Zellen notwendig ist.

Alle chemischen Reaktionen im Körper hängen von Enzymen ab. Funktioniert auch nur eines nicht, ist der gesamte Ablauf aus der Balance. Wir fühlen uns müde, kraft- und energielos, erschöpft und unkonzentriert. Hinzu kommen Verdauungsprobleme und weitere unspezifische Beschwerdebilder.[60]

Fluorid und das Nervensystem: Fluoride wirken als Nervengifte; sie haben einen stark toxischen, negativen Einfluss auf unser ZNS. Sie fördern und verstärken Krankheiten wie Alzheimer und Parkinson, können zu Verhaltensstörungen und Auffälligkeiten führen, unsere Fähigkeit zum Lernen grundlegend schwächen und das Erinnerungsvermögen sowie die Intelligenz mindern.[61] In Versuchen mit Mäusen konnte gezeigt werden, dass Fluoride den Hippocampus und die Großhirnrinde schädigen. Nach derzeitigem Kenntnisstand sind Fluoride wohl in der Lage, die Blut-Hirn-Schranke zu passieren und sich dann in den Nervenzellen des Hippocampus anzusammeln, wo sie durch freie Radikale Zellstrukturen in Kettenreaktionen zerstören.[62] Dadurch kann es zu teils gravierenden

Schäden im ZNS und zur Entstehung verschiedener Krebsarten beitragen sowie andere neuronale Krankheiten, Unfruchtbarkeit und Herz-Kreislauf-Erkrankungen fördern. Defekte im Bereich des Hippocampus führen dazu, dass unser Erinnerungsvermögen schlechter wird, klares Denken eingeschränkt ist und wir grundlegend eher träge werden. Wir überlassen Entscheidungen lieber anderen, weil wir uns selbst damit schwertun. Das kann bis in Unterwürfigkeit ausarten. Die Wahrnehmung der Realität ist dann verändert, und wir können schlechter mit Stresssituationen umgehen.

Fluoride können sich auch mit Aluminium verbinden. Die Verbindung kann die Blut-Hirn-Schranke passieren und ins Gehirn gelangen. Alzheimer und Demenz werden mit Aluminium in Zusammenhang gebracht.

Dr. Russell Blaylock beschreibt in seinem Buch »Health and Nutrition Secrets that Can Save Your Life«, dass Ratten, denen fluoridiertes Wasser mit 4 ppm verabreicht wurde, Symptome zeigten, die dem Aufmerksamkeitsdefizit- und Hyperaktivitätssyndrom (ADHS) ähnelten.[63]

Des Weiteren werden **Nieren- und Leberschäden** sowie **Fortpflanzungsstörungen** mit Fluorid in Verbindung gebracht.[64,65]

Abschließend können wir feststellen, dass Fluorid eine Vielzahl an gesundheitlichen Risiken birgt, die die flächendeckende Zuführung fahrlässig erscheinen lässt.

6.4 Elektrosmog

Über das Thema »Elektrosmog« und die daraus resultierenden gesundheitlichen Gefahren wird seit einigen Jahrzehnten heftig gestritten. Die Betreiber und Befürworter der neuen Informationstechnologien beteuern, dass alles völlig unschädlich sei. Auf der anderen Seite stehen kritische Bürger, Bürgerinitiativen und Wissenschaftler, deren Studien durchaus gravierende und besorgniserregende Gesundheitsgefahren für biologische Systeme und für uns Menschen aufzeigen. Hinsichtlich der Menge elektromagnetischer

Wellen, die durch die Nutzung der immer ausgereifteren Mobilfunktechnik in den letzten zwanzig Jahren rasant zugenommen haben, sehen wir uns mit einer Strahlung konfrontiert, die es so in der Natur noch nie gegeben hat und die enorme gesundheitliche Risiken birgt. Über Langzeitfolgen bzw. -schäden kann nur spekuliert werden. Fakt ist, dass es in Ländern wie Deutschland fast keinen Platz mehr gibt, der nicht mehr oder weniger stark mit Elektrosmog belastet ist.

Neben dem Problem mit Fluorid gilt Elektrosmog als die zweite große Gefahrenquelle für die Zirbeldrüse und ihre Funktionalität. Über Elektrosmog und die betreffenden Studien sind mittlerweile Bücher erhältlich, außerdem Informationen im Netz (zum Beispiel https://www.diagnose-funk.org); wir beschränken uns hier auf das Notwendigste, um gegebenenfalls Ihr Verständnis zu wecken, was Elektrosmog eigentlich ist, wie elektromagnetische Felder in uns wirken und welche Gesundheitsgefahren damit verbunden sind.

6.4.1 Elektromagnetische Felder

Elektrosmog entsteht praktisch als Nebenprodukt bei jeglicher Nutzung von elektrischer Energie und Funktechnologie: immer wenn Elektrizität produziert, transportiert oder verbraucht wird, wenn über Sender oder Funk Informationen übertragen werden, wenn elektrische Spannung anliegt oder elektrischer Strom fließt. Wir unterscheiden dabei verschiedene elektromagnetische Felder:

- Elektrische Wechselfelder (Niederfrequenz)
- Magnetische Wechselfelder (Niederfrequenz)
- Elektromagnetische Wellen (Hochfrequenz)
- Elektrische Gleichfelder (Elektrostatik)
- Magnetische Gleichfelder (Magnetostatik)

Auch die Radioaktivität zählt hier dazu; ihre schwerwiegenden gesundheitlichen Risiken sind hinlänglich bekannt.

Elektrische Wechselfelder entstehen, sobald irgendwo eine elektrische Wechselspannung vorhanden ist. In Gebäuden ist das der

Fall wegen der eingebauten Stromleitungen, an denen eine Wechselspannung anliegt. Dazu muss überhaupt noch kein Strom fließen. Alleine durch die Wechselspannung (in den Haushalten Deutschlands: 230 Volt mit einer Frequenz von 50 Hertz) sind die elektrischen Felder vorhanden und verbreiten die Strahlung je nach Ausführung und Alter der Verkabelung im Raum. Verbrauchen wir Strom, werden zusätzlich magnetische Wechselfelder erzeugt. Der menschliche Körper nimmt die Felder wie eine Antenne auf und steht nun unter Spannung. Falls wir »technisch« nicht geerdet sind (also die Felder nicht an die Erde abgegeben werden können) – was meist im Bett der Fall ist –, können diese Felder im ungünstigen Extremfall so stark sein, dass wir einen Stromprüfschraubenzieher zum Leuchten bringen, sobald wir ihn an die Haut anlegen.

Magnetische Wechselfelder bilden sich, sooft wir einen Stromverbraucher einschalten und elektrischer Wechselstrom fließt. Der menschliche Körper wird von den magnetischen Wechselfeldern ungehindert durchströmt und steht nun unter Strom.

Elektromagnetische Wellen (elektromagnetische Felder) werden drahtlos durch die Luft übertragen. Der Mensch ist eine lebende Empfangsantenne. Bei sehr hohen Strahlungsdichten kommt es zu thermischen Effekten wie Gewebeerwärmung bis hin zu schwersten Verbrennungen.

Elektrische Gleichfelder entstehen durch elektrische Gleichspannungen an Kunststoffoberflächen und Synthetikfasern. Bekanntlich sind wir fast ausschließlich von Kunststoffen umgeben. Ein Großteil der Kleidung wird aus synthetischen Materialien hergestellt (Polyacryl, Polyester …), die Fußböden unserer Häuser haben oft Kunststoffoberflächen (Laminat, PVC …); Wände und Decken enthalten Kunststoffe, und der Großteil unserer Möbel ist mit Kunststoffoberflächen überzogen. Dadurch verschlechtert sich das gesamte Raumklima massiv.

Magnetische Gleichfelder werden als Folge von Gleichstrom erzeugt. Die Erde besitzt ihr eigenes Magnetfeld, in dem sich alle Lebewesen bewusst oder unbewusst orientieren; viele Metalle sind magnetisiert und strahlen ihr eigenes magnetisches Gleichfeld ab, und Straßenbahnen fahren mit elektrischem Gleichstrom.

Allen diesen Feldern sind wir in unserem Alltag in und außerhalb von Gebäuden mehr oder weniger stark ausgesetzt. Dabei sind es nicht nur die von außen auf uns einwirkenden Felder, die durch Stromleitungen, Mobilfunkmasten, Industriebetriebe, Bahnstrom, Straßenbahnen oder U-Bahnen verursacht werden oder die durch die Vielzahl der kommerziellen Radio- und Fernsehsender und anderen Funk- und Informationsdienste sowie im Flugverkehr und durch militärische Nutzung verursacht werden. Einen Großteil der Felder schaffen wir selbst in unseren Häusern und Wohnungen, einerseits durch die elektrischen Installationen, andererseits durch unsere drahtlosen Telefone, Smartphones, Computer, CD-Player, Radios, Fernsehgeräte und strombetriebenen Digitaluhren.

Jede Feldart birgt dabei ihre speziellen gesundheitlichen Risiken und kann bei entsprechender Sensibilisierung zu Krankheitssymptomen führen, die aber nur in den seltensten Fällen mit Elektrosmog als (Mit-)Auslöser assoziiert werden. Die noch harmloseren Symptome, die immer wieder genannt werden, sind Antriebsverlust, Kopfschmerzen, chronische Müdigkeit, Nervosität, Schlafstörungen, Schwindel, Verstärkung bestehender Symptome und Störungen im Hormon- und Nervensystem.

Die meisten der folgenden Erläuterungen beziehen sich vor allem auf die elektromagnetische Strahlung (EMR = Electromagnetic Radiation). Einige Krebsarten – wie Tumore im Gehirn, im Auge oder Ohr und Leukämie –, Fehlgeburten, Missbildungen, Stress, Herzprobleme, Autismus, Lernstörungen und Alzheimer werden mit EMR in Verbindung gebracht.

Durch die explosionsartige Vermehrung der drahtlosen Technologie – Handys bzw. Smartphones, Bluetooth und WLAN – hat sich dieser inzwischen unüberschaubare Wellensalat in den letzten Jahren enorm ausgebreitet und sorgt für eine ununterbrochene »Dauerbestrahlung«, der wir uns praktisch nicht entziehen können.

Wer wenigstens in seinen Privaträumen einigermaßen geschützt sein möchte, muss sie mithilfe eines Experten konsequent abschirmen und selbst – wo immer und sooft es möglich ist – in seinem alltäglichen Leben auf die Nutzung entsprechender Technologie verzichten (➧ Kap. 7.6).

6.4.2 Die Informationsübertragung von Handys

Eine für die Hirn- und Körperfunktionen besonders gefährliche Strahlung ist das Signal, das im sogenannten Nahfeld von den innen liegenden Antennen der Handys ausgesandt wird. Damit ein Handy mit dem teilweise mehrere Kilometer entfernten Funkmast über ein Funksignal in Kontakt treten kann, dringt die Strahlung von der Antenne aus in einem Bereich von etwa 15–18 Zentimetern in alle Richtungen nach außen. Sie entsteht durch den Energiestoß, der für die Kontaktaufnahme mit dem Sendemast notwendig ist. Sobald das Handy eingeschaltet ist, sind wir dem Nahfeld ausgesetzt, unabhängig davon, ob wir telefonieren oder nicht. Forschungen zeigen: Die durch die vielen elektrischen Geräte verursachte Dichte der Hintergrundstrahlung ist inzwischen ähnlich wie die des Nahfeldes eines Handys. Damit sind wir in unserer Umwelt permanent dieser Strahlung ausgesetzt.

6.4.3 Gesundheitliche Auswirkungen

Entgegen den Behauptungen der profitorientierten Industrie und der Regierungen, die durch die Vergabe der Mobilfunklizenzen grandiose Summen eingenommen haben, legen einige Studien nahe, dass durch übermäßige Handynutzung zum Beispiel die wichtige Blut-Hirn-Schranke beschädigt werden oder die Zellkommunikation zusammenbrechen kann; genetische Schäden sowie ein erhöhtes Krebsrisiko können auftreten. Da die Zirbeldrüse, die Hypophyse und der Hypothalamus im Gehirn angesiedelt sind, können starke Störungen des gesamten hormonellen Systems auch von übermäßiger Handynutzung herrühren. Es ist davon auszugehen, dass sich immer dort, wo wir das Handy am Körper tragen, das Risiko für das Auftreten gesundheitlicher Probleme aufgrund des Nahfeldes und der elektromagnetischen Felder erhöht. So wurde zum Beispiel nachgewiesen, dass Männer, die das Handy vorwiegend am Gürtel oder in der Hosentasche tragen, 30 Prozent weniger Spermien besitzen.[66]

Durch EMR wird die so wichtige Homöostase, also das Gleichgewicht der Körperfunktionen, sowie viele physiologische Abläufe im Körper massiv gestört. Die gesamte Kommunikation und Informationsübertragung unserer Zellen, wie wir sie im Kapitel »Informationsübertragung im Menschen« (➧ Kap. 3) beschrieben haben, kann stark beeinträchtigt werden, wenn wir ständig elektromagnetischer Strahlung ausgesetzt sind.

Wenn Sie an das Beispiel der Fabrik und der Fabrikarbeiter denken (➧ Kap. 3.1), können Sie erahnen, welch chaotische Auswirkungen es nach sich ziehen kann, wenn sämtliche Kommunikationskanäle stark irritiert sind und zusammenbrechen. Im Bereich unserer Zellen kommt es zu einer Störung der Zellmembran, und die Arbeit der Zelle verschlechtert sich. Dadurch wird der Transport in und aus der Zelle massiv behindert. Hunderte von Studien belegen inzwischen die schädlichen Auswirkungen von EMR auf unsere Stimmung und Verhaltensmuster, auf unsere Psyche, die Lernfähigkeit, das Nerven-, Hormon- und Immunsystem. Sämtliche Synthesevorgänge im Körper sind betroffen, und alle Aspekte unseres Lebens können auf allen Ebenen beeinträchtigt werden.[67]

6.4.4 Auswirkungen auf das Hormonsystem und auf die Zirbeldrüse

Elektrosmog und EMR können das empfindliche hormonelle Gleichgewicht und die Hormonzyklen verändern. Damit gerät die Fähigkeit des Körpers, die zentralen Systeme zu steuern, vollkommen aus den Fugen. Auch die Produktion und Ausschüttung von Melatonin besonders in der Zirbeldrüse wird stark gehemmt, wenn wir uns nachts in Räumen aufhalten, die durch Elektrosmog belastet sind. Eine Störung der Melatoninausschüttung findet vorwiegend bei Frequenzen statt, die nur wenig über den in Europa und Amerika üblichen Frequenzbereichen von 50 bzw. 60 Hertz liegen. Wer sich nachts andauernd elektromagnetischen Feldern und Strahlen aussetzt, zum Beispiel durch das Handy neben dem Bett oder durch alte, defekte Leitungen in der Wand, der braucht sich nicht zu wundern, wenn die nächtliche Melatoninproduktion nicht genügend stattfindet und sich mit der Zeit ernstliche Nebenwirkungen zeigen (➧ Kap. 4.4.2).

In Japan konnten Dr. Masami Ishido und seine Kollegen am nationalen Institut für Umweltstudien zeigen,[68] dass Brustkrebszellen, die mit Melatonin therapiert worden waren, unter dem Einfluss der elektromagnetischen Felder des Stromnetzes wieder zu wachsen anfangen: Magnetische Felder zerstören das Nachrichtensystem der Zellen, und zwar unabhängig von der Stärke der Felder. Insgesamt lässt sich daraus in Verbindung mit anderen Faktoren erklären, warum eine aufgrund der Einwirkung von EMR reduzierte Melatoninmenge im Körper eine Reihe von Krebserkrankungen wie Leukämie bei Kindern, Brust- oder Prostatakrebs, Karzinome im Enddarm, Melanome und Eierstockkrebs verursacht.

So belegen inzwischen eine Vielzahl von Studien, dass unter dem Einfluss von elektromagnetischen Feldern das Risiko, an Brustkrebs oder Hoden- und Prostatakrebs zu erkranken, erhöht ist. Medikamente wie Tamoxifen, das zur Nachbehandlung von Brustkrebs eingesetzt wird, verliert seine Wirkung. Der Serotonin- und Dopaminspiegel sinkt ab, während der Adrenalinspiegel – also unser Kampf-oder-Flucht-Hormon – ansteigt, sodass wir unter Dauerstress stehen. Ebenso erhöht sich die Menge an Kortisol, dem zweiten Stresshormon.[69]

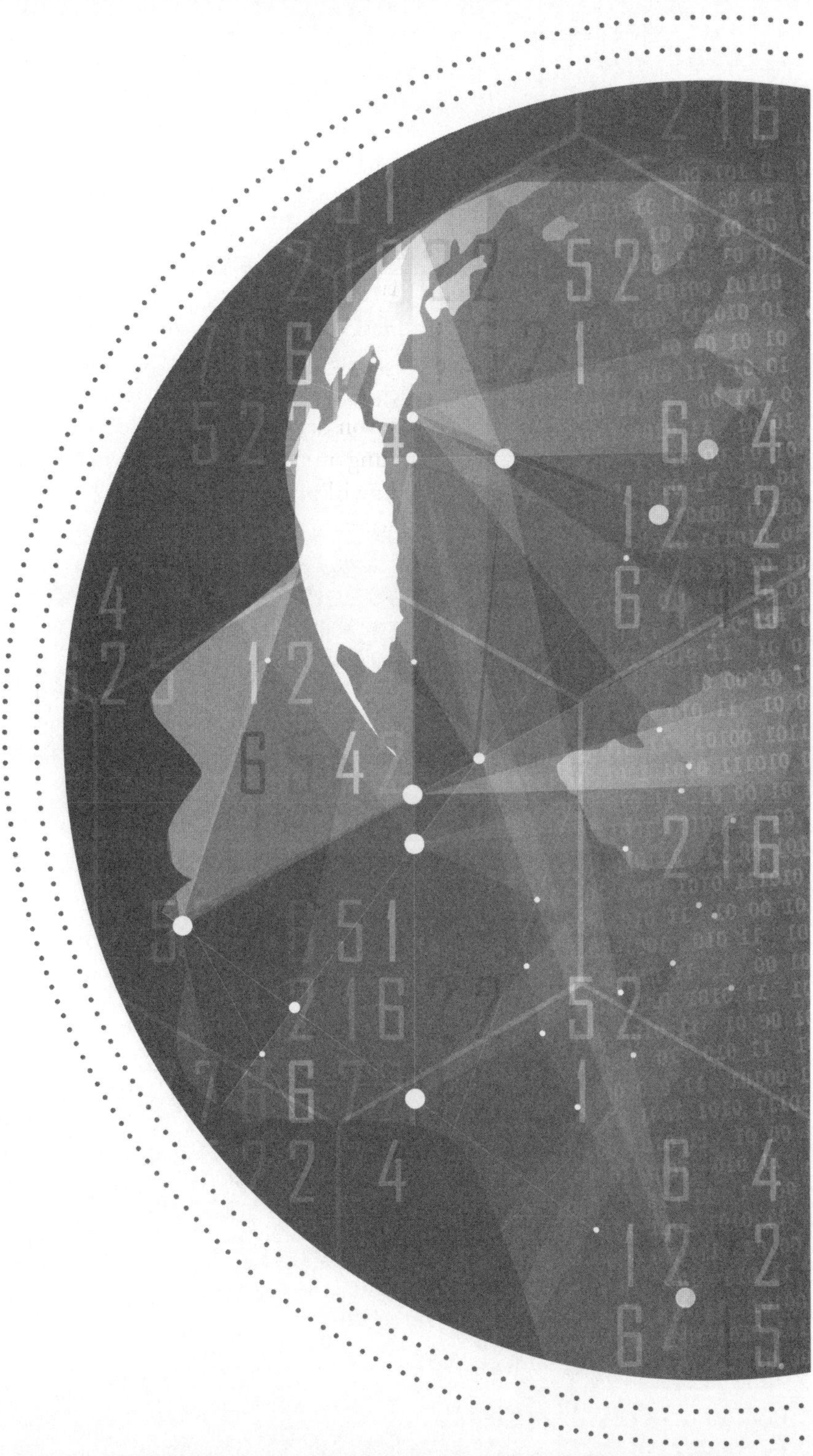

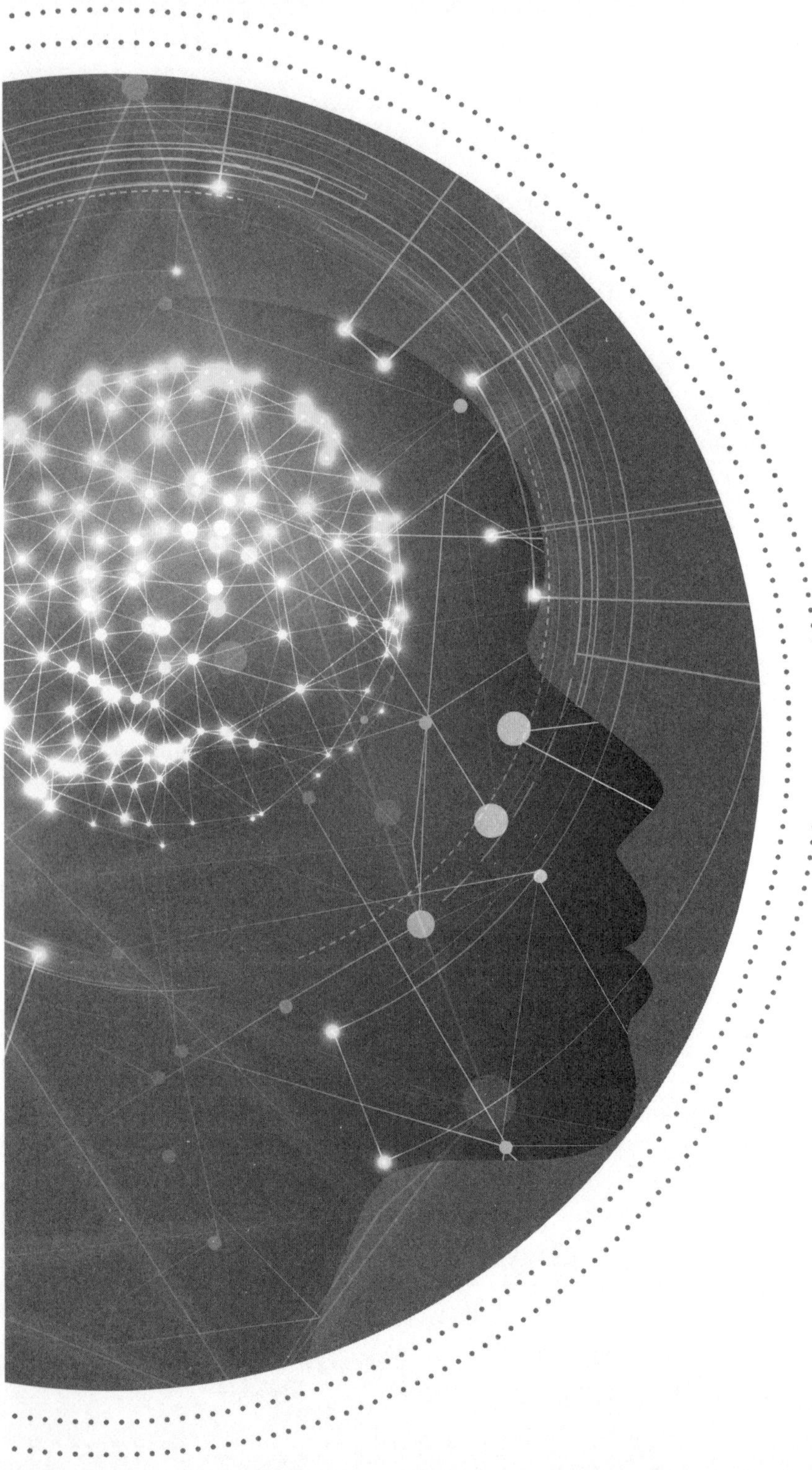

7. DIE AKTIVIERUNG DER ZIRBELDRÜSE

Wenn Sie dieses Buch bis hierher gelesen haben und es am Ende einfach weglegen, wird sich Ihre Zirbeldrüse nicht von alleine aktivieren. Sie wird sich nicht von selbst entkalken, in Ihren Zellen wüten weiter alte, überkommene und krank machende Informationen; Ihr Wohnumfeld wird nicht gesünder usw. Kurzum, es wird sich gar nichts ändern. Jede Veränderung erfordert drei Voraussetzungen: eine Entscheidung, einen Anfang und Durchhaltevermögen.

Je klarer Sie eine Entscheidung treffen, desto zielgerichteter kann sich Ihr ganzes System vorbereiten. Klare Entscheidungen setzen voraus, dass wir »König bzw. Königin im eigenen Haus« sind. Falls wir fremdbestimmt sind und uns permanent manipulieren lassen, stellt sich die Frage, wer eigentlich die Entscheidungen für uns trifft: unser Ehepartner, die Werbeindustrie, die Kirche, der Staat, unser Ego …?

Um unserem System zu signalisieren, dass wir diejenigen sind, die über uns selbst bestimmen, machen wir zunächst ein Ritual.

7.1 König/Königin im eigenen Haus

Suchen Sie sich vier Steine und einen Stuhl. Stellen Sie den Stuhl in die Mitte und positionieren Sie die Steine, wie in der folgenden Abbildung zu sehen, im Abstand von jeweils 1 Meter vom Stuhl.

Sorgen Sie dafür, dass Sie in den nächsten 20 Minuten ungestört sind. Schaffen Sie eine meditative, entspannte Grundstimmung; falls Sie mögen, zünden Sie eine Kerze und Räucherstoffe an, hören Sie leise Meditationsmusik im Hintergrund oder den Klang einer schamanischen Trommel, die eine leichte Trance unterstützt.

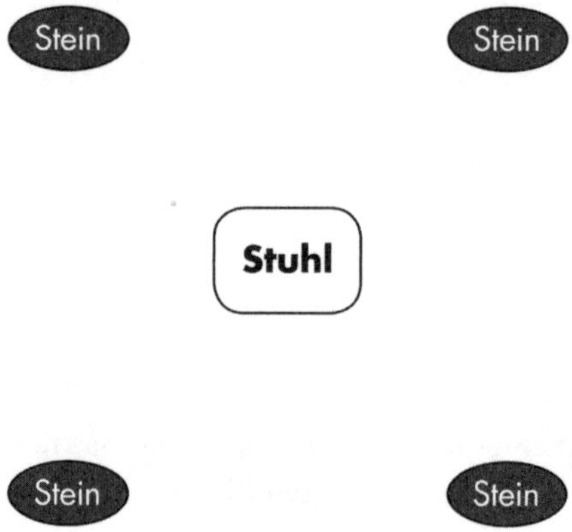

König/Königin im eigenen Haus

Bleiben Sie zunächst in etwas Abstand zu den Steinen und dem Stuhl stehen und schauen Sie sich alles in Ruhe an. Stellen Sie sich jetzt vor, dass die vier Steine die tragenden Säulen Ihres eigenen inneren heiligen Tempels bilden und der Stuhl in der Mitte Ihr Thron ist. Gehen Sie langsam auf den Tempel zu und achten Sie auf Ihre Gefühle.

Nun nehmen Sie auf Ihrem Thron in Ihrem Tempel Platz. Machen Sie sich bewusst, dass nur Sie hier der König / die Königin sind und dieser Raum allein Ihnen gehört. Das ist Ihr Heiligtum, Ihr heiliger Raum in Ihnen, und von hier aus sind Sie der Schöpfer Ihres Lebens und Ihrer Realität. Niemand sonst darf hier bestimmen, nur Sie.

- Wie fühlen Sie sich dabei, und welche Gedanken tauchen auf?
- Fühlen Sie sich wohl, spüren Sie Ihre Schöpferkraft und -macht?
- Sind Sie hier souverän und empfinden das als Ihren Raum, Ihren Tempel, Ihr Heiligtum?
- Haben Sie Probleme damit, den Thron vollkommen einzunehmen, oder tauchen Gedanken auf, dass Ihnen das nicht zusteht?
- Steht Ihr Tempel sicher, geschützt und souverän, oder ist er eher instabil und angreifbar?

Sollten Sie hier in irgendeiner Form Probleme haben oder sich nicht wohlfühlen, erforschen Sie, woran das liegt und was Sie ändern müssen bzw. wollen. Machen Sie sich nochmals klar, dass niemand das Recht hat, über Sie zu bestimmen oder Sie zu manipulieren; das kann nur geschehen, wenn Sie nicht selbst der souveräne Meister über sich selbst und über Ihre Absichten, Ziele, Träume, Wünsche, ja über Ihr ganzes Leben sind.

Solange Sie nicht zu einhundert Prozent die Verantwortung für sich selbst und für Ihr Leben übernehmen, treffen in Bereichen, in denen Sie die Verantwortung anderen überlassen, auch diese anderen Menschen die Entscheidungen für Sie.

7.2 Sinnvolle Maßnahmen im Alltag

Unser Alltag mit all seinen Anforderungen und unsere moderne westliche Lebensweise sind gespickt mit einer unüberschaubaren Fülle gesundheitsschädlicher Faktoren. Vieles haben wir selbst in der Hand. Wenn wir nur mit genügend Willen, Energie und zielgerichteter Fokussierung vorgehen, können wir alle beginnen, Stress zu vermeiden, uns zu entspannen, Freiräume für uns selbst, für Meditation, sinnvolle Freizeitgestaltung und Auszeiten zu schaffen; wir können uns immer wieder unsere Absicht vergegenwärtigen, regelmäßige Fasten- und Reinigungsperioden durchzuführen. Wir können den Körper optimal durch eine gesunde, biologische, möglichst naturbelassene Nahrung unterstützen und auf Genussmittel verzichten. All diese Maßnahmen führen auch dazu, dass die Kundalini-Energie aktiviert wird und leichter durch die Chakras nach oben steigen kann. Dies wiederum geht mit einer Bewusstseinserweiterung einher.

Basismaßnahme »Lebensrhythmus«:
Gehen Sie möglichst immer zur gleichen Uhrzeit ins Bett und stehen Sie immer zur gleichen Zeit auf. Berücksichtigen Sie dabei weitgehend den natürlichen Hell-Dunkel-Rhythmus der Natur und Ihr individuelles Schlafbedürfnis. Gehen Sie nicht nach 22 Uhr ins Bett. Das mag zuerst schwierig sein, wenn Sie bisher einen völlig

anderen oder womöglich unregelmäßigen Rhythmus hatten, aber für Ihre Gesundheit und Ihre Zirbeldrüse ist das eine Wohltat und für Sie ein wahrer Jungbrunnen.

Basismaßnahme »Stressvermeidung«:
Vermeiden Sie Stress und versuchen Sie möglichst entspannt und vor allem gelassen zu bleiben. Nehmen Sie sich genügend Zeit für sich selbst und schaffen Sie sich ein tägliches Zeitfenster, in dem Sie die hier empfohlenen Übungen, Meditationen und Seelenreisen machen. Nur so kann sich das Tor zu einem erweiterten Bewusstsein öffnen.

Basismaßnahme »Bewegung«:
Sorgen Sie für genügend Bewegung. Das heißt nicht, dass Sie sich täglich quälen sollen. Ein moderates Bewegungsprogramm hilft Ihnen aber, damit alle Körperfunktionen optimiert, Giftstoffe abgebaut, Nähr- und Vitalstoffe besser aufgenommen werden; die Sauerstoffversorgung wird verbessert, und Sie fühlen sich nach kurzer Zeit des Trainings fitter, gesünder, motivierter und einfach wohler. Wichtig ist, dass Sie Ihr Bewegungsprogramm Ihrem persönlichen Leistungsstand anpassen und sich nicht aus falsch verstandenem Ehrgeiz überfordern. Bewegung soll in erster Linie Spaß machen.

Nahrungsergänzung:
Ob man Nahrungsergänzungsmittel wirklich braucht, ist unter Experten umstritten. Sicherlich sind viele Mittel auf dem Markt, die nur den Gewinn der Hersteller optimieren, statt Ihrer Gesundheit zu dienen. So gibt es zum Beispiel Studien, die die Unwirksamkeit – bzw. sogar die Schädlichkeit – der meisten Multivitaminpräparate darlegen.[70] Hier kann nur angeraten werden, auf Präparate zurückzugreifen, deren Wirksamkeit und vor allem Bioverfügbarkeit belegt sind und deren gesundheitlicher Nutzen nachgewiesen ist.

Wir empfehlen, geeignete Nahrungsergänzungsmittel kurmäßig anzuwenden. Aber Vorsicht, auch freiverkäufliche Nahrungsergänzungsmittel können unangenehme Nebenwirkungen haben und die Wirkung von Medikamenten herabsetzen oder verstärken! Fragen Sie im Zweifelsfall Ihre/n Heilpraktiker/-in, Arzt/Ärztin oder Apotheker/-in. Zur Ausleitung und Unterstützung bestimmter gewünschter Prozesse im Körper und in besonderen Lebenslagen sind Nahrungsergänzungsmittel manchmal unverzichtbar.

Im Folgenden finden Sie viele Vorschläge für sinnvolle Nahrungsergänzungsmittel, die Ihnen dabei helfen, die Zirbeldrüse zu aktivieren und den ganzen Prozess zu begleiten.

7.3 Basismaßnahme »Entgiftung«

Um die ständige Flut an eintreffenden Umweltgiften zu entfernen und das darin enthaltene krank machende Potenzial zu minimieren, sind regelmäßige Entgiftungskuren sinnvoll. Dabei gibt es einiges zu beachten. Oft wird versucht, mit einer Einzelmaßnahme einen bestimmten Giftstoff aus dem Körper zu eliminieren – bei der Zirbeldrüse zum Beispiel Fluorid –, aber der Körper kann dann die freigesetzten Gifte nicht ausscheiden, und so werden sie erneut eingelagert. Eine gezielte, durchdachte Entgiftung, kombiniert mit einer Entschlackungskur in Form einer Darm- und Leberreinigung, und eine Optimierung der Vitalstoffversorgung kann zumindest Linderung verschaffen und den Körper entlasten, sodass er mehr Energie zur Verfügung hat, um wieder gesund zu werden. Der Darm und die Darmflora werden saniert und die Leber sowie das Immunsystem gestärkt.

Achtung: Entgiftungsmaßnahmen können durch die Freisetzung der im Gewebe gespeicherten Stoffe zunächst zu unangenehmen Begleit- und Entgiftungserscheinungen wie Kopfschmerzen, Schlafproblemen, Nervosität und weiteren körperlichen Symptomen führen, und alte Krankheitsherde können kurzzeitig aufflammen!

Damit das Entgiften möglichst problemlos funktioniert, müssen die Ausscheidungsorgane Leber, Nieren, Lymphe und Darm so weit aktiv sein, dass sie die Giftstoffe auch ausleiten können. Deshalb ist es sinnvoll, vor einer Entgiftung zunächst diese Ausscheidungsorgane mit naturheilkundlichen Präparaten und Maßnahmen zu stärken. Falls Sie sich unsicher sind, Medikamente einnehmen oder an körperlichen, geistigen oder seelischen Krankheiten leiden, gehört eine vorherige Rücksprache mit Ihrem Arzt bzw. Ihrer Ärztin zum Pflichtprogramm!

Auch eine gewollte Diät zur Gewichtsreduktion sollte nicht gleichzeitig mit einer Entgiftung durchgeführt werden, da sonst noch mehr Giftstoffe frei werden, die bislang im Fett abgespeichert sind und nun ins Blut übergehen, was zu einer Überlastung führen kann.

Während einer ganzheitlichen Entgiftungs- bzw. Entschlakungskur werden verschiedene Maßnahmen gleichzeitig umgesetzt. Durch die Verwendung von Bio-Lebensmitteln, Bio-Reinigungsmitteln, Naturkosmetik und Naturmode reduzieren und vermeiden Sie eine neue Giftaufnahme.

Zur regelmäßigen Unterstützung, Entlastung und Regenerierung der körpereigenen Entgiftungsorgane empfehlen wir eine zweimal pro Jahr durchgeführte Reinigung von Darm, Leber, Nieren und Lymphe.

7.3.1 Entschlacken

Oft finden wir auch den Begriff des Entschlackens, wenn es um die Ausscheidung und Entgiftung des Körpers geht. Unter »Entschlakung« verstehen wir die Ausleitung von »Schlacken«, also Stoffen, die beim Stoffwechsel entstehen und aufgrund von Überlastung der Ausscheidungsorgane bei gleichzeitigem Mangel an neutralisierenden Mineralstoffen und Spurenelementen nicht mehr ausreichend abtransportiert und ausgeschieden werden können. Diese Stoffe sammeln sich im Gewebe, den Zellzwischenräumen und im schlimmsten Fall im Zellinneren an. Zu den »Schlacken« zählt man unter anderem Gifte, Säuren und Stoffwechselabfallprodukte. Auch wenn der Körper nicht benötigte und damit momentan überschüssige Mineralien, Vitamine, Hormone, Salze usw. nicht ausscheiden oder anderweitig verwerten kann, kann dies zur Entstehung von Schlacken beitragen.

Es gibt eine Vielzahl an Methoden und Varianten für Entgiftungs- bzw. Entschlackungskuren. Es würde den Rahmen dieses Buches sprengen, alle Möglichkeiten ausführlich zu erklären. Verlassen Sie sich auf Ihre Intuition und Ihre innere Weisheit und schätzen Sie selbst ein, wie es Ihnen geht, ob Sie unter chronischen Schmerzen leiden, oft Kopfschmerzen haben, sich müde und abgeschlagen fühlen, häufig krank sind, Probleme mit der Haut oder Verdauung haben, antriebslos sind … – alles Indikationen für ein System, das nach Entlastung verlangt. Im Zweifelsfall holen Sie wie erwähnt den Rat eines Mediziners/einer Medizinerin ein.

7.3.2 Unsere Empfehlung

Wir empfehlen grundsätzlich folgende Vorgehensweise:

Überdenken Sie zunächst Ihre Ernährung und stellen Sie auf eine vitalstoff- und basenreiche (am besten weitgehend vegan-gesunde) Ernährung (also ohne Fertigprodukte) um. Sie können auch gleich auf eine zirbeldrüsenoptimierte Ernährung (➧ Kap. 7.4) umsteigen.

Danach setzen Sie folgende Schritte um:

Entsäuerung

Eine Entsäuerung reguliert den Stoffwechsel auf Zellebene. Der intrazellulären Übersäuerung kann man zum Beispiel mit basischen Aktivwassern entgegenwirken. Sie stellen das Ladungsgleichgewicht der Zelle wieder her und öffnen entsprechende Kanäle, damit der Stoffaustausch wieder optimal funktionieren kann.

Darmreinigung

Als die wichtigste aller Reinigungskuren erachten wir die Darmreinigung. Es gibt vielfältige Methoden, den Darm zu reinigen und zu regenerieren. Eine einfache und zudem kostengünstige Variante besteht aus drei Hauptkomponenten:

Flohsamenschalenpulver dient der Lockerung von Ablagerungen im Verdauungssystem und löst Toxine und Stoffwechselabbauprodukte. Aufgrund der hohen Quelleigenschaften fördert es die Kontraktilität (Zusammenziehen) des Darms, wodurch der Nahrungsbrei schneller befördert wird; somit verlassen auch Giftstoffe den Körper in kürzerer Zeit. Achten Sie bitte auf gute Bioqualität und auf feinste Vermahlung der Flohsamenschalen, die als Pulver oder in Kapseln erhältlich sind. Ein hoher Anteil an Schleimstoffen wirkt sich positiv auf die Darmschleimhaut aus.

Wie Medikamente, so müssen Nahrungsergänzungsmittel und naturheilkundliche Mittel ordnungsgemäß eingenommen werden, damit sie die gewünschte Wirkung entfalten können. Flohsamenschalenpulver muss unbedingt mit ausreichend Flüssigkeit konsumiert werden. Dazu rühren Sie 1 Teelöffel des Pulvers in 250 Milliliter Wasser ein, schlucken dies zügig (aufgrund der hohen Quelleigenschaften wird der Trank sonst breiig) und trinken danach nochmals 300 Milliliter Wasser. Wichtig ist, dass Sie im Tagesverlauf mindestens 1,5–2 Liter Wasser trinken. Die beste Einnahmezeit ist morgens auf nüchternen Magen – mindestens 30–60 Minuten vor dem Frühstück – sowie ein zweites Mal am Abend, mit genügend Abstand zur Nachtruhe. Müssen Sie auf nüchternen Magen Medikamente einnehmen, verschieben Sie das Trinken des angerührten Flohsamenschalenpulvers auf einen späteren Zeitpunkt! Sie können es grundsätzlich 1 Stunde vor einer Mahlzeit oder 2 Stunden nach einer Mahlzeit konsumieren.

Flohsamenschalenpulver ist auch in Kapselform erhältlich. Halten Sie sich dabei an die Einnahmeempfehlungen des Herstellers.

Die Mineralerden **Zeolith** oder **Bentonit** binden die gelösten Toxine, schädlichen Bakterien, Abfallstoffe und Ablagerungen im Körper und scheiden sie über den Stuhl aus. Beide Mineralerden gehen nicht ins Blut über.

Zeolith ist ein fein vermahlenes, mikroporöses Vulkangestein, in dessen Hohlräume positiv geladene Mineralien (Kalzium, Magnesium etc.) gebunden sind, während die Hohlräume selbst negativ geladen sind. Dies führt dazu, dass Schadstoffe (Schwermetalle, freie Radikale, radioaktive Partikel, Stoffwechselabbauprodukte, Säuren, Darmgase usw.) von den negativ geladenen Hohlräumen gebunden werden und gleichzeitig die Mineralstoffe an den Organismus abgegeben werden. Dadurch werden auch keine körpereigenen Mineralien entzogen. Achten Sie auf hochwertiges, als Medizinprodukt zugelassenes Zeolith mit der Bezeichnung »Klinoptilolith Zeolith«.

Bentonit ist durch Verwitterung von Vulkanasche entstanden. Es ist sehr fein vermahlen, deshalb hat es eine sehr große, negativ geladene Oberfläche, über die das Bentonit Schwermetalle, radioaktive Partikel, Pestizide usw. bindet.

Zeolith sowie Bentonit nehmen Sie am besten auf nüchternen Magen und ca. 1 Stunde vor einer Mahlzeit oder 2 Stunden danach ein. Andere Nahrungsergänzungsmittel und Medikamente konsumieren Sie unbedingt in einem zeitlichen Abstand von 1 Stunde – bei Medikamenten besser 3 Stunden –, da sonst die Wirkung womöglich aufgehoben wird! Beginnen Sie mit ½ Teelöffel auf 300 Milliliter Wasser und steigern Sie die Menge nach Bedarf auf 1 Teelöffel. So können Sie besser abschätzen, wie Ihr Körper darauf reagiert.

Wichtig ist, dass Sie ausreichend Wasser (ca. 1,5–2 Liter) über den Tag verteilt trinken.

Zeolith und Bentonit sind auch in Kapselform erhältlich. Halten Sie sich dabei an die Einnahmeempfehlungen des jeweiligen Herstellers.

Probiotika sind nützliche Darmbakterien zum Aufbau einer gesunden Darmflora. Mithilfe von Probiotika werden die im Darm vorhandenen, möglicherweise schwachen Bakterien beeinflusst, die Eigenschaften der starken Bakterien (Probiotika) zu übernehmen. Außerdem verhindern sie das Andocken von pathogenen Keimen und verbessern das Immunsystem. Die Darmschleimhaut wird geschützt und eine optimale Nährstoffaufnahme gewährleistet.

Empfehlenswert ist die Einnahme morgens vor dem Frühstück oder abends vor dem Schlafengehen.

Probiotika sollten bestimmten Qualitätskriterien entsprechen, da sie sonst meistens wirkungslos bleiben. Achten Sie deshalb bei der Auswahl auf folgende Kennzeichen:

Alle verwendeten Bakterienstämme müssen als sicher anerkanntes Mittel den internationalen »GRAS-Status« oder vergleichbare Zertifizierungen aufweisen:

- 1 Milliarde Keime pro Gramm Pulver;
- Vermehrungsfähigkeit;
- genaue Bezeichnung der Bakterienstämme;

- mehrere verschiedene Stämme (Multistrain);
- Stabilität gegenüber Magensäure, Gallensäure und den Verdauungsenzymen der Bauchspeicheldrüse;
- Pulverform in Kombination mit Synbiotikum (die Wiederbelebung der gefriergetrockneten Bakterien sollte am besten außerhalb des Körpers in einer neutralen Flüssigkeit erfolgen; dort können die Bakterien die erste Nahrung zu sich nehmen und erstarken, bevor sie die stundenlange Passage durch den Magen mit seiner Magensäure und durch den Zwölffingerdarm mit Gallensäure und Bauchspeicheldrüsensekret antreten und überleben müssen);
- frei von Zucker, Gluten und tierischem Eiweiß;
- zur Erhöhung der Aktivität und Vermehrungsfähigkeit der Bakterien werden Enzyme, Ballaststoffe und Mineralien zugegeben; das erhöht die Schleimproduktion der Darmschleimhaut und die Haftfähigkeit der zugeführten Bakterienkombination.

Lymphreinigung

Die Lymphreinigung führen Sie im Idealfall nach einer Darmreinigung durch, denn dann wurde eine mögliche Quelle von Abfallstoffen, die ansonsten in die Lymphe geschwemmt würden, bereits behoben. (Stellen Sie sich vor, wie unbefriedigend es für Sie wäre, die Straße zu kehren, und hinter Ihnen kippen alle sofort wieder ihren Müll auf den Weg.) Auch hier haben Sie die Wahl unter verschiedenen Programmen.

Die einfachsten Methoden sind:

- Viel reines **stilles Wasser** trinken.
- Spezielle **Kräutertees** trinken (Mischungen aus Brennnessel, Birkenblätter, Schachtelhalm, Ringelblumenblüten etc.).
- **Bewegung,** zum Beispiel Yoga, schnelles Spazierengehen, Trampolinspringen.
- **Bürstenmassage**, die den ganzen Körper anregt, wobei wichtig ist, dass Sie mit dem Lymphfluss bürsten: die Beine von unten nach oben bis zum Gesäß, erst rechts, dann links; die Arme (ebenfalls rechts beginnen) von den Handgelenken entlang der

Arm-Außenseite bis zur Schulter, dann vom Handgelenk entlang der Arm-Innenseite bis zur Brust; Brust und Bauch kreisend im Uhrzeigersinn; den Rücken von oben nach unten.

- **Wechselduschen,** das heißt abwechselnd heiß und kalt, wobei Sie heiß beginnen und das Herz jeweils auf die »Abkühlung« vorbereiten, indem Sie zuerst die Füße bzw. die rechte Körperseite kalt duschen; die Wechseldusche immer mit kaltem Wasser beenden!
- Tiefes **Atmen** (dadurch bewegen sich die Organe, der Körper wird gut mit Sauerstoff versorgt).

Leberreinigung

Das Ziel einer Leberreinigung ist es, die Leber zu unterstützen und zu stärken, damit sie sich regenerieren kann. Neben der oben erwähnten Ernährung und Darmreinigung sind unter anderem Mariendistel, Curcumin und Bitterstoffe die Mittel der Wahl.

Die **Mariendistel** enthält das Stoffgemisch Silymarin; es fängt freie Radikale ab, die bei der Entgiftung in der Leber anfallen, und verhindert dadurch die Zerstörung der Zellwände. Somit können keine lebertoxischen Substanzen mehr eindringen. Außerdem fördert es die Regeneration von Lebergewebe und die Leberdurchblutung.

Curcumin, der Wirkstoff aus Kurkuma, fängt freie Radikale ab, schützt die Leber als Antioxidans vor schädlichen Giften und kann geschädigte Leberzellen regenerieren. Außerdem wird die allgemeine Funktion der Gallenblase angeregt.

Bitterstoffe kurbeln die Produktion von Magensaft, Gallenflüssigkeit und Insulin an, sodass die Verwertung von Nährstoffen verbessert wird; sie stärken die Funktion der Leber als Entgiftungsorgan. Solche Bitterstoffe finden Sie besonders in Löwenzahn, Chicorée, Rucola, Artischocke, Wermut, aber auch in verschiedenen alkoholfreien Kräuterelixieren.

Nierenreinigung

Entlasten Sie die Nieren zunächst mit den oben genannten Methoden der Leber-, Darm- und Lymphreinigung und unterstützen Sie sie zusätzlich, indem Sie viel reines stilles Wasser trinken (außer Sie leiden unter bestimmten Nierenerkrankungen!), um Toxine auszuleiten. Kräutertees oder Kräuterauszüge (zum Beispiel mit Brennnessel, Birke, Goldrute, Bärentraube) helfen, die Nieren zu spülen, sie von anhaftenden Bakterien zu befreien und entzündetes Gewebe zu beruhigen.

Zusätzlich nehmen Sie Nahrungsmittel zu sich, die die Harnausscheidung fördern, zum Beispiel Spargel, Sellerie, Gurke, Zucchini, Löwenzahn, Brennnessel, Petersilie, Ananas, Wassermelone, Zitrone, Holunder u.v.m.

Den Körper von Giftstoffen befreien

Nachdem nun alle Entgiftungs- und Ausscheidungsorgane regeneriert und gestärkt sind und damit die Voraussetzung geschaffen ist, das Körpergewebe sicher und effektiv zu entgiften, können Sie beginnen, den Körper von fettlöslichen Giftstoffen zu befreien, die sich nicht so schnell aus dem Fettgewebe lösen. Dazu gehören Pestizide, Schwermetalle, Schimmelpilzgifte und Chemikalien.

Eine gezielte Entgiftung ist sinnvoll, wenn Sie wissen, dass der Körper zum Beispiel speziell mit Quecksilber oder Aluminium belastet ist. Lassen Sie sich hier von einem Umweltmediziner testen. Abhängig vom Grad der Belastung und dem auszuleitenden Giftstoff gibt es Programme zur Therapie. Grundsätzlich ist es wichtig, dass die Entgiftungsenzyme voll funktionsfähig sind, um die Giftstoffe in einen wasserlöslichen Zustand zu transformieren. Dafür ist eine ausreichende Versorgung mit Vitaminen, Mineralien und Spurenelementen notwendig. Zucker und Auszugsmehle sollten Sie vermeiden. Weiterhin werden die Entgiftungsenzyme von antioxidativ wirkenden Substanzen unterstützt, wie Astaxanthin, Curcumin, Resveratrol oder Alpha-Liponsäure. Letztendlich sorgen Stoffe wie Zeolith oder Bentonit (➧ Kap. 7.3.2) dafür, dass die gelösten Giftstoffe aus dem Darm abtransportiert und ausgeschieden werden.

Achtung: Falls Sie Arznei einnehmen, sprechen Sie vorab bitte mit Ihrem behandelnden Arzt bzw. Ihrer Ärztin, da auch die Medikamente entgiftet werden!

Natürlich sollten Sie sämtliche Maßnahmen nicht ohne Pause aufeinanderfolgend durchführen, sondern jeweils nach eigenem Ermessen 2–4 Wochen pausieren. Auf alle Fälle sollten Sie in dieser Zeit eine gesunde, vitalstoffreiche Ernährung weiterführen. Letztendlich greifen alle genannten Methoden ineinander, und Sie können mit wenigen Maßnahmen gleichzeitig auf mehrere Organsysteme positiv einwirken.

Weitere Allrounder

Eine zusätzliche sinnvolle Maßnahme ist die Einnahme von **Algen.** Die Mikroalgen Spirulina und Chlorella können Giftstoffe, die zum Beispiel vorher mithilfe von Koriander mobilisiert wurden, sehr gut binden und aus dem Körper ausscheiden. Algen haben die Eigenschaften von Chelatbildnern, das heißt, sie können mit Giftstoffen wie Schwermetallen Komplexe bilden, die dann über den Darm ausgeschieden werden. Eine weitere wichtige Eigenschaft besteht darin, dass sie wertvolle Quellen an Vitaminen, Mineralien, Spurenelementen, Fettsäuren und Aminosäuren darstellen. Bitte achten Sie auf eine besonders gute und reine Bioqualität! Die Dosierung entnehmen Sie der Packungsbeilage oder Sie passen sie individuell Ihren Bedürfnissen an. Fangen Sie mit niederer Tagesdosis an und steigern Sie sie allmählich auf die maximal empfohlene Menge.

Ein weiteres »Allround«-Mittel sind **Huminsäuren.** Diese in Humusböden und Torf natürlich vorkommenden Huminstoffe beinhalten das volle Spektrum an Mineralien, Aminosäuren und Spurenelementen in einer gut aufnehmbaren, biologisch verwertbaren Form. So werden die für den Menschen wichtigen Spurenelemente besser absorbiert. Ein Teil der in den Körper gelangten Huminsäuren wirkt dort antiviral, immunverstärkend und entgiftend. Der andere Teil verbleibt im Darm und kann dort Verdauungsproblemen entgegenwirken. Dabei bilden die Huminsäuren eine gelartige Schicht auf der Darmschleimhaut, die vor Entzündungen, Infektionen und Giftstoffen schützt. Sie hemmen das Wachstum pathogener Keime und stimulieren die Darmflora.

Eine weitere überaus wichtige Eigenschaft von Huminsäuren ist die selektive Ausscheidung von Giftstoffen und überschüssigen Mineralien; so wird das innere Gleichgewicht an Nährstoffen nicht beeinflusst. Die Liste der physiologischen Wirkungen ist lang. Neben den oben genannten wirken sie als Antioxidans, antibakteriell, als Stressreduzierer, indem sie überflüssig produzierte Stresshormone binden, auf Zellebene, indem sie die Durchlässigkeit der Zellmembran für Mineralien erhöhen, und entzündungshemmend. Aufgrund ihrer chemischen Struktur können sie mit fast jeder Verbindung in Wechselwirkung treten, das heißt, sie gehen mit angesammelten Giftstoffen, radioaktiven Stoffen oder toxischen Schwermetallen irreversible Bindungen ein, die dann aus dem Körper ausgeschieden werden können. So werden auch Fluoride gebunden und aus dem Körper ausgeleitet.

7.4 Die Zirbeldrüsen-Ernährung

Verzichten Sie bitte ganz auf Alkohol, Nikotin, Kaffee und Drogen. All diese Stoffe blockieren mehr oder weniger stark den Zugang zu einem erweiterten Bewusstsein und einem klaren Geist.

Die beste Ernährung gerade im Hinblick auf die Zirbeldrüse ist ausgewogen vegan oder zumindest überwiegend pflanzlich. Verzichten Sie weitgehend auf Lebensmittel tierischen Ursprungs. Die meisten derzeitigen wissenschaftlichen Studien sprechen eine eindeutige Sprache: Milch, Milchprodukte, Fleisch und Fleischerzeugnisse sind überhaupt nicht so gesund, wie es uns die Werbung immer noch suggerieren will. Der hohe Anteil an tierischen Nahrungsmitteln ist ein Hauptverursacher fast aller Zivilisationskrankheiten. In einer der fundiertesten Studien, der bekannten China Study, konnte klar ein Zusammenhang zwischen der Menge an konsumiertem tierischem Eiweiß und Krebs nachgewiesen werden.[71]

Unsere Nahrungsempfehlung:

- 100 % Bio
  davon:
- 70 % Gemüse, Salate, Wildkräuter, wenig Obst (bitte beachten Sie dabei, dass der gemeinsame Konsum von Obst und Gemüse zu Blähungen führen kann)
- 30 % Sprossen, Hülsenfrüchte, native Öle, wenig Nüsse, Körner und Getreide
- Mindestanteil von 50 % Rohkost an der gesamten Nahrungsmenge

Speziell für die Zirbeldrüse und für die Synthetisierung der Neurotransmitter Serotonin und darauf folgend Melatonin und DMT können Sie tryptophanhaltige pflanzliche Lebensmittel zu sich nehmen. So haben Sie selbst die Möglichkeit, über Ihre Ernährung Ihren Serotoninspiegel und damit Ihre Stimmung in Richtung »Glück« zu beeinflussen.

Hier einige pflanzliche Lebensmittel mit hohem Tryptophangehalt. (Falls Sie gern zu Käse oder anderen tierischen Produkten greifen, finden Sie entsprechende Listen im Internet.) Der Tryptophangehalt bezieht sich immer auf 100 Gramm des entsprechenden Lebensmittels.[72]

Lebensmittel (100 g)	Tryptophangehalt
Sojabohnen	450 mg
Cashewkerne	450 mg
Weizenkeime	330 mg
Erdnüsse	320 mg
Sonnenblumenkerne	310 mg
Sesamsamen	290 mg
Steinpilze	260 mg
Weizenkleie	250 mg
Linsen	250 mg
Grüne Bohnen	230 mg
Getreide (im Durchschnitt)	180 mg
Kichererbsen	160 mg

Wie weiter vorne (➧ Kap. 4.4.1) beschrieben, erzielen Sie die beste Wirkung, wenn Sie gleichzeitig kohlenhydrathaltige Nahrungsmittel zu sich nehmen.

Eine sehr gute und empfehlenswerte Möglichkeit, um genügend L-Tryptophan zur Serotoninproduktion aufzunehmen und damit für gute Laune zu sorgen, ist die kurmäßige oder dauerhafte Einnahme von Nahrungsergänzungsmitteln, die L-Tryptophan in optimaler bioverfügbarer Form bieten. Es handelt sich um eine Mischung aus Amaranth und Quinoa, die fein vermahlen, aber nicht erhitzt werden soll. Wichtig ist die Einnahme auf leeren Magen und mit Wasser. (Bezugsquellen für gute Präparate finden Sie unter www.wunderwerk-zirbeldruese.de.)

7.5 Die Zirbeldrüse entgiften, entkalken und von Fluoriden befreien

Es bedarf im Grunde keiner Erläuterung, dass eine Aktivierung der Zirbeldrüse nur sinnvoll ist, wenn wir aufhören, sie gleichzeitig durch unser Verhalten und durch die Zuführung weiterer Giftstoffe lahmzulegen. Alle bisher beschriebenen Maßnahmen helfen gezielt, Ihre Zirbeldrüse zu reinigen und zu entgiften.

Nun stellen wir Ihnen Maßnahmen vor, die speziell der Zirbeldrüse dienen.

7.5.1 Die Zirbeldrüsenverkalkung stoppen

Zunächst ist es wichtig, die weitere pathologische Verkalkung der Zirbeldrüse zu stoppen. Das erreichen wir am besten durch eine Ernährung, die zu keinen weiteren Kalkbildungen und -ablagerungen führt. Dazu ist eine gesunde Ernährung notwendig, eine gute Trinkwasserqualität und ausreichend Vitamin K2, damit das Kalzium im Körper richtig eingebaut werden kann und nicht aufgrund von Ablagerungen zu einer Verkalkung führt, sowie der Verzicht auf Genuss- und Suchtmittel wie Alkohol, Nikotin und Zucker (➧ Kap. 6.2).

7.5.2 Wirksamer Schutz vor Fluoriden

Um sich und Ihre Zirbeldrüse vor Fluoriden zu schützen, beachten Sie folgende Maßnahmen:

- Verzichten Sie auf alles, was Fluorid enthält.
- Vermeiden Sie unbedingt fluoridhaltige Zahncremes, Zahngels, Zahnlacke, Mundwässer etc. Verwenden Sie stattdessen fluoridfreie Produkte. (Erkundigen Sie sich gegebenenfalls in Drogeriemärkten oder Bioläden.)
- Auch in Nahrungsergänzungsmitteln können Fluoride enthalten sein. Lesen Sie vor dem Kauf die betreffende Liste der Inhaltsstoffe; wählen Sie fluoridfreie Alternativen.
- In der konventionellen Landwirtschaft werden fluoridhaltige Pestizide eingesetzt. Kaufen Sie lieber Bio-Lebensmittel.
- Verwenden Sie fluoridfreies Speisesalz, am besten naturbelassenes Stein- oder Meersalz.
- Achtung: In manchen Ländern ist auch das Trinkwasser flächendeckend mit Fluorid angereichert!
- Nehmen Sie beim Kochen regelmäßig Kurkuma als Würze.
- Greifen Sie zu einem guten Kapselpräparat mit Kurkuma, das Sie kurmäßig einnehmen.

7.5.3 Curcumin zur Fluorid-Ausleitung

Um Fluorid aus der Zirbeldrüse und aus dem Körper auszuleiten, ist die Einnahme von Curcumin empfehlenswert. Es ist ein sehr wirksames Antioxidans mit stark entzündungshemmenden Eigenschaften, wodurch es vor Zellschäden aller Art bewahrt. Es entschärft die aggressivsten freien Radikale und kurbelt wiederum die Produktion von Glutathion an (eines der wichtigsten körpereigenen Antioxidantien).

In einer Studie von 2014 in Indien konnte gezeigt werden, dass der regelmäßige Verzehr von Kurkuma (Inhaltsstoff Curcumin) das im Körper vorhandene Fluorid ausleitet und darüber hinaus neu eintreffendes Fluorid aufhalten kann, bevor es schädliche Wirkungen zeigt.[73] Curcumin fängt zudem freie Fluorid-Radikale ab.

Es gibt gute Kapselpräparate mit Curcumin. Achten Sie darauf, dass Piperin, ein sekundärer Pflanzenstoff aus dem Pfeffer, mit enthalten ist. Es verstärkt die Wirksamkeit von Curcumin um ein Vielfaches.

7.5.4 Vitamin K2

Vitamin K2 hilft, vorhandene Verkalkungen zu lösen und neue zu unterbinden (➧ Kap. 6.3.1).

Grundsätzlich unterscheidet man zwischen Vitamin K1 und K2, denn die Wirkungsbereiche sind verschieden. Während Vitamin K1 (Phylloquinon) für die Blutgerinnung zuständig ist und vor allem in der Leber wirkt, ist Vitamin K2 (Menaquinon) neben der Aktivierung des Gerinnungsfaktors Prothrombin hauptsächlich für die Kalziumverarbeitung zuständig und wirkt im gesamten Körper.

Vitamin K1 findet man in vielen grünen Blattgemüsen; es kann über die Nahrung aufgenommen werden. Vitamin K2 ist bakteriellen Ursprungs und fast ausschließlich in tierischen oder fermentierten Lebensmitteln enthalten. Das Vitamin-K2-reichste Lebensmittel ist das japanische Sojagericht Natto.

Vitamin K1 kann im Körper zu Vitamin K2 umgewandelt werden, wenn es in hohem Überschuss vorhanden ist. Ebenso wird Vitamin K2 von Bakterien gebildet, die im menschlichen Darm leben. Daher ist auch hier ein stabiler Darm mit einer gesunden Darmflora von Bedeutung.

Bei einem Vitamin-K2-Mangel müssen Sie aber nicht zwingend tierische Produkte zu sich nehmen. Über fermentiertes Gemüse, Natto oder gute Nahrungsergänzungsmittel natürlichen Ursprungs auf Basis von Natto ist dies ebenso möglich.

Da es von Vitamin K2 jedoch unterschiedliche Formen und Wirksamkeiten gibt, ist bei der Nahrungsergänzung darauf zu achten, dass Sie ein Produkt mit folgenden Merkmalen verwenden (lassen Sie sich nicht durch die Bezeichnungen verwirren):

- Vitamin K2, MK7, all-trans, Natto, 150 mg, natürlich
- Oder Sie kombinieren Vitamin D und Vitamin K2: Vitamin D3 (1000 IE), K2 (50 mg), MK7, all-trans, Natto, natürlich

Der Bedarf an Vitamin K2 wird derzeit auf mindestens 45 Milligramm, im Optimalfall auf 120–200 Milligramm geschätzt.[74]

Hohe Dosierungen von Vitamin K2 führen nicht zu einer verstärkten Blutgerinnung oder einer erhöhten Thrombosegefahr. Unser Körper ist in der Lage, die Blutgerinnung im Gleichgewicht zu halten.[75] **Achtung:** Falls Sie Blutverdünner (Marcumar o.Ä.) einnehmen, verwenden Sie Vitamin-K2-Präparate nur, falls es Ihr Arzt bzw. Ihre Ärztin befürwortet!

7.5.5 Zedernussöl

Bei diesem sehr wertvollen Mittel handelt es sich um das Öl der Zeder- bzw. Zirbelnüsse, den Samen in den Zapfen der sibirischen Zirbelkiefer oder Zeder *(Pinus cembra; Pinus sibirica)*. Die sibirische Zeder zeichnet sich durch ihre besondere Widerstandsfähigkeit aus. Zedernüsse enthalten wertvolle Inhaltsstoffe, die die Vitalität und Gesundheit bis ins hohe Alter unterstützen. Die heilenden Eigenschaften sind seit Urzeiten bekannt: Zedernüsse sind reich an hochwertigen Fettsäuren, die eine regulierende Wirkung auf den Cholesterinspiegel und damit eine vorbeugende Wirkung hinsichtlich Arteriosklerose haben. Sie zeichnen sich durch ihren hohen Anteil an essenziellen Aminosäuren, Spurenelementen, Mineralien und Vitaminen aus. Ebenso haben sie einen hohen Gehalt an Phospholipiden; das sind Lecithine, die das Gehirn und die Nervenzellen stärken, Bestandteil der Zellmembran und der Schleimschicht von Darm und Lunge sind, am (Cholesterin-)Stoffwechsel beteiligt sind und die Leberzellen schützen.

Das Zedernussöl hat einen festen Platz in der russischen Volksmedizin. In diesem Öl schwingt die Urinformation mit, die uns daran erinnert, dass wir ewige Wesen sind und uns selbst heilen können. Es gilt als das höchstschwingende Öl der Erde. Nur die wirklich reifen Zapfen fallen von alleine ab und haben damit das größte Heilpotenzial und die stärkste Kraft. Sie reifen bis zu vier Jahre am Baum und sammeln in dieser Zeit die beachtlichen Nährstoffe. Die Zedern befinden sich weitab von der Zivilisation und unterliegen keinen Düngungen. Das beste und wirksamste Öl erhält man, wenn die Nüsse per Hand verarbeitet werden. Die Bearbeitung sollte nicht mit Metall geschehen, da sonst wegen der Oxidation heilsame Eigenschaften verloren gehen. Achten Sie auch hier auf hochwertige Produkte.

7.5.6 Weitere Stoffe

Weitere Stoffe, die zur Aktivierung bzw. Entkalkung Ihrer Zirbeldrüse und zur Fluoridausleitung beitragen, wollen wir im Folgenden erwähnen, aber nicht detailliert ausführen.

Tamarinde: Die Schoten des Tamarindenbaums enthalten viele wertvolle Inhaltsstoffe, wodurch sie antioxidativ wirken und unter anderem Fluorid effektiv aus dem Körper ausleiten können. Sie sind ein bewährtes Mittel in der Ayurveda-Medizin.

Borax: Borate sollen ebenfalls gute Fluorid-Entferner sein. Sie werden als Enthärter und Reinigungsmittel verwendet und dürfen nur in winzigsten Einheiten, stark verdünnt mit reinem Wasser eingenommen werden. Bitte machen Sie sich selbst ein Bild und informieren Sie sich ausführlich, ob Borax ein geeignetes Mittel für Sie darstellt.

Koriander: Er wird speziell zur Ausleitung von Schwermetallen verwendet. Die sekundären Pflanzenstoffe unterstützen die Produktion von Enzymen und Verdauungssäften. Koriander wirkt antibakteriell und antioxidativ. Bei ernstlichen Schwermetallvergiftungen stärken Sie bitte dringend vorher die Ausscheidungsorgane.

7.5.7 Unsere Empfehlung

- Rühren Sie morgens nach dem Aufstehen auf nüchternen Magen ½–1 Teelöffel Zeolith oder Bentonit und 1 Teelöffel Flohsamenschalenpulver in 300 Milliliter Quellwasser ein und trinken Sie dieses Gemisch unverzüglich.
- Danach trinken Sie sofort nochmals 300 Milliliter Quellwasser.
- Bis zur nächsten Mahlzeit sollte eine Stunde vergehen.

- Etwa eine Viertelstunde vor dem Frühstück können Sie ein Probiotikum einnehmen. Tun Sie dies auf jeden Fall zeitversetzt zu Zeolith und Flohsamenschalenpulver.
- Bitte beachten Sie unbedingt den einzuhaltenden zeitlichen Abstand, falls Sie Medikamente einnehmen müssen! Dies gilt auch für Empfängnisverhütungsmittel. Wir verweisen nochmals auf die Beratung durch Ihre/n Arzt/Ärztin und Apotheker/-in.
- Nehmen Sie zusätzlich ein hochdosiertes, bioverfügbares Präparat zur optimalen Nährstoffversorgung mit Vitaminen, sekundären Pflanzenstoffen und Mineralstoffen ein.
- Zur Schwermetall- und Fluoridausleitung können Sie parallel ein Algen- oder Curcumin-Präparat einnehmen. Bitte halten Sie einen zeitlichen Abstand von mindestens einer Stunde zu Zeolith und Flohsamenschalenpulver ein, damit sich die volle Wirkung entfalten kann. Da Algenpräparate sehr eisenhaltig sind, sollten Sie darauf achten, nicht zu viel zusätzliche eisenreiche Lebensmittel zu sich zu nehmen: Freies Eisen kann wie freie Radikale wirken und die Zellen schädigen.
- Anstelle der bisher genannten Punkte können Sie einfach ein Huminsäure-Präparat verwenden, dessen vielfältige Wirkungsweisen wir ausführlich beschrieben haben (➧ Kap. 7.3.2).
- Falls Sie Kapselpräparate verwenden möchten, halten Sie sich bitte an die Einnahmeempfehlungen der Hersteller.
- Begleitend zu diesen Maßnahmen können Sie bei Ihrer täglichen Körperhygiene Bürstenmassagen und Wechselduschen mit einfließen lassen.
- Da die Haut ebenfalls eine große Fläche zur Entgiftung bietet, haben Sie die Möglichkeit, mit Basenbädern zu arbeiten, Saunagänge oder Schwitzhütten-Zeremonien zu machen oder mithilfe ätherischer Öle die Entgiftung über die Haut anzuregen.
- Die Lunge können Sie unterstützen, indem Sie die empfohlenen Atemübungen machen (➧ Kap. 7.16.1 und 7.16.2) und sich ausreichend an der frischen Luft bewegen.
- Vergessen Sie nicht, viel reines Wasser zu trinken.

7.6 Schutz vor elektromagnetischer Strahlung

Damit die Zirbeldrüse optimal und ungestört arbeiten kann, ist die Eliminierung von künstlichen elektromagnetischen Feldern eine wichtige Maßnahme. Grundsätzlich gibt es hierfür fünf Möglichkeiten: vermeiden, Abstand halten, abschalten, neutralisieren und abschirmen.

In der Baubiologie wird empfohlen, zumindest einen strahlungsfreien Schlafplatz zu schaffen und nach Möglichkeit die Ruhe- und Erholungsplätze weitgehend elektrosmogfrei zu gestalten.

7.6.1 Elektrosmog vermeiden

Das ist sicherlich die beste, kostengünstigste und einfachste Methode. In unserem eigenen Bereich können wir Elektrosmog einfach vermeiden, indem wir möglichst oft auf die Nutzung von Strom und technischen Geräten verzichten. Das hört sich für manchen in Zeiten der Komplett-Digitalisierung erst einmal revolutionär an und ist völlig konträr zu dem Trend, auch unsere privaten Wohnungen und Häuser umfassend per Handy zu vernetzen und alles zu automatisieren. Aus der Sicht einer echten Gesundheitsvorsorge ist es jedoch bedenkenswert, ob wir all die wunderbaren technischen Dinge, die unser Leben vereinfachen sollen, tatsächlich brauchen oder ob wir uns nicht in eine komplette technische Abhängigkeit begeben.

Wer kennt heute noch die echte, nicht von künstlichem Licht gestörte Dunkelheit der Nacht, in der die Sterne und der Mond hell leuchten und uns staunend wie Kinder in den Nachthimmel schauen lassen? Wer kennt noch die Ruhe, den Frieden und vor allem die tiefe Entspannung, die sich nach ein paar Tagen einstellt, wenn wir uns in die Natur begeben und wieder eins werden mit den natürlichen Lebensrhythmen?

Wie bei allem im Leben ist es Ihre Entscheidung, was Sie als wichtig erachten und worauf Sie keinesfalls verzichten möchten.

Eine wichtige Maßnahme wäre außerdem die Vermeidung von Oberflächenmaterialien, die sich elektrostatisch aufladen. Dazu gehören fast alle Kunststoffoberflächen von Möbeln und Einrichtungsgegenständen, Bekleidung, Dekoartikel, Vorhänge, Bettwäsche und leider auch fast alle Stofftiere, die Kinder gerne mit in ihr Bett nehmen. Hier hilft nur, die Materialien konsequent gegen natürliche auszutauschen, die sich nicht aufladen. Eine baubiologische Beratung ist dabei empfehlenswert.

Um sich selbst im Alltag vor ständiger elektrostatischer Aufladung zu schützen, müssen Sie entweder barfuß laufen oder Schuhwerk tragen, dessen Sohlen Sie nicht isoliert, sondern erdet. So fließen die elektrostatischen Felder automatisch in die Erde ab, ohne dass Sie sich künstlich aufladen. Nachdem fast alle modernen Schuhe diese Kriterien nicht erfüllen, erkundigen Sie sich gezielt nach Schuhen mit leitfähiger Sohle.

7.6.2 Abstand halten

Wie viel Abstand zu Elektrosmog-Verursachern notwendig ist, muss durch eine Messung vor Ort bestimmt werden. Grundsätzlich gilt: Halten Sie mit Ihrem Schlafplatz und Ihren Ruheplätzen mindestens 2 Meter Abstand zu allen technischen Geräten! Dies gilt auch für Geräte an der Wand des Nebenzimmers. Dem Elektrosmog aus den Wandinstallationen entkommen Sie damit allerdings nicht.

Auch zu Hochspannungsleitungen im Freien und zu Stromzuführungen übers Dach sollten Sie möglichst viel Abstand bewahren. Bei Hochspannungsleitungen ist eine Messung ratsam, da sich hier Felder über mehrere Hundert Meter auswirken können.

7.6.3 Elektrosmog abschalten

In einem ersten, leicht zu bewerkstelligenden Schritt schalten Sie alle Geräte, die im Stand-by-Modus sind, ganz aus. Das gilt auch für Ihr Handy, solange Sie es nicht brauchen, vor allem bei Nacht. Die wenigsten müssen zwischen Mitternacht und dem frühen Morgen erreichbar sein.

Der zweite Schritt besteht in der Trennung möglichst vieler Geräte von der Stromversorgung. Wie bereits erklärt (➧ Kap. 6.4), haben Sie ansonsten auch ohne dass Strom fließt immer ein niederfrequentes elektrisches Wechselfeld. Ziehen Sie also den Netzstecker oder stecken Sie Adapter in die Steckdosen, die Sie per Hand oder kleinem Funksender (der eher unbedenklich ist, da nur beim Schalten ein Funksignal gesendet wird) ein- und ausschalten können.

Als dritten Schritt bauen Sie einen Netzfreischalter ein, der automatisch Stromkreise und damit komplette Zimmer vom Stromnetz nimmt, wenn kein Strom mehr fließt. Dies funktioniert nur, solange keine Stromverbraucher im Stand-by-Modus sind und weder Ladekabel noch andere Stromverbraucher angeschlossen sind, die auch ausgeschaltet Strom ziehen. Auch Netzfreischalter gibt es mit einem Sender, sodass sie bequem zum Beispiel vom Bett aus betrieben werden können. (Schaltet man komplette Stromkreise ab, passiert es in seltenen Fällen, dass die gemessenen elektromagnetischen Felder noch höher sind, weil Kompensationseffekte zwischen verschiedenen Stromleitungen wegfallen! Hier raten wir dazu, Messungen vornehmen zu lassen, und dann zu entscheiden, welche Maßnahmen sinnvoll sind.)

7.6.4 Elektrosmog neutralisieren

Inzwischen gibt es eine Fülle von mehr oder weniger effektiven Geräten, die den biologisch wirksamen Anteil der elektromagnetischen Felder und Strahlen neutralisieren sollen. Inwieweit diese teilweise sehr teuren Geräte ihren Zweck erfüllen oder nicht, wollen wir hier nicht beurteilen.

Eine einfache und kostengünstige Variante bietet uns jedenfalls die Natur selbst, und zwar in Form von Edelsteinen und Kristallen, denen eine neutralisierende Wirkung nachgesagt wird. Besondere Steinmischungen und Systeme sind auf die speziellen Strahlungs- und Frequenzbereiche abgestimmt.

Ohne dass wir eine Erfolgsgarantie leisten könnten: Probieren Sie eine Neutralisation mit den Edelsteinen Labradorit (mindestens 100 Gramm), der am besten als Obelisk geschliffen ist, und Turmalinquarz. Dem verstärkenden Effekt zuliebe können Sie einen Bergkristall einsetzen; verwenden Sie ihn aber bitte nicht ohne die anderen Steine, da Bergkristalle die Strahlung angeblich nicht alleine kompensieren können.

Wenn Sie mit Steinen arbeiten, müssen Sie sie regelmäßig wechseln und reinigen, damit sich die Wirkung weiter entfalten kann: Eine einfache Methode ist das gründliche Abspülen unter kaltem Wasser und die anschließende Behandlung mit Salz – oder Sie räuchern die Steine mit einer geeigneten Räuchermischung und legen sie anschließend für eine Nacht in Quellwasser.

Wo Sie die Steine positionieren oder ob Sie sie am Körper tragen möchten, probieren Sie bitte selbst aus. Hier ist eine kompetente Beratung sicherlich sinnvoll.

7.6.5 Elektrosmog abschirmen

Eine effektive Methode zur Schaffung eines stör- und strahlungsfreien Schlafplatzes oder Raumes ist die Abschirmung. Dazu gibt es unterschiedlichste Materialien, wie Wandfarben, spezielle Gewebe, Stoffe, Moskitonetze usw. Selbstverständlich liegt es auf der Hand, dass sich im abgeschirmten Bereich keinesfalls ein Elektrosmog-Verursacher befinden darf. Hier ist die Konsultation eines Baubiologen zur Messung und Beratung unbedingt sinnvoll.

7.6.6 Tipps zur Reduzierung von Elektrosmog

Beherzigen Sie alle oben genannten Maßnahmen und setzen Sie sie konsequent um. Je weniger Sie durch Elektrosmog belastet sind, desto besser ist das für Ihre Gesundheit und für Ihre Zirbeldrüse. Folgende Empfehlungen und Maßnahmen helfen Ihnen dabei:

Allgemein:

- Handy ausschalten oder in speziellen Abschirmtaschen aufbewahren.
- Nur Technik verwenden, die »leitungsgebunden« ist, also keine Schnurlostelefone, kein WLAN, Bluetooth usw.
- Abstand zu Handymasten, Stromleitungen und technischen Geräten halten.
- Für möglichst konsequente Strahlungsfreiheit an Ihrem Schlafplatz und Ihrem bevorzugten Aufenthaltsort zum Entspannen

sowie für möglichst umfassende Strahlungsminderung an Ihrem Arbeitsplatz sorgen.

- Netzfreischalter im Haus einbauen lassen.
- Strahlungsarme Geräte verwenden.
- Wenn Sie bauen, auf einen ungestörten Bauplatz achten.
- Natürliche Materialien im und am Haus verwenden (Lehm, Holz, keine Kunststoffe).
- Geerdetes Schuhwerk tragen oder barfuß gehen.
- Keine Synthetikfasern anziehen oder im nahen Umfeld haben, die sich elektrostatisch aufladen.
- Eventuell eine abschirmende Kleidung tragen.

Schlafplatz:

- Unbedingt nötig: ein weitestgehend störungsfreier Schlafplatz!
- Einen elektrosmogfreien Raum schaffen (abschirmen, abschalten …).
- Kein Metallbett oder Metallteile am Bett haben.
- Nur Naturmaterialien verwenden (vor allem Bettgestell, Matratze, Auflage, Kopfkissen, Decke).
- Keine netzbetriebenen Geräte im Umfeld des Bettes verwenden [batteriebetriebene Wecker (auch Funkwecker mit Batterie, da sie nur auf die ohnehin präsenten Funkwellen reagieren, ohne selbst zu strahlen) sind dagegen eher unproblematisch].

Am besten lassen Sie sich von einem erfahrenen Baubiologen über die Möglichkeiten und Kosten direkt bei Ihnen zu Hause beraten. Im Quellen- und Literaturverzeichnis finden Sie eine Buchempfehlung und Internetadressen, die Ihnen beim Thema »Elektrosmog« weiterhelfen.[76]

7.7 Künstliches Licht und Blaulicht

Grundlegend ist ein natürlicher und ausgewogener Rhythmus von Tag und Nacht bzw. Hell und Dunkel. Natürliches Tageslicht und natürliche, echte Dunkelheit bieten das optimale Umfeld für unsere Zirbeldrüse. Passen Sie also Ihren persönlichen Rhythmus diesen Gegebenheiten an und vermeiden Sie Kunstlicht so weit wie möglich.

Das ideale Tageslichtspektrum mit all seinen Facetten und ständig wechselnden Farblichtanteilen wird bisher von keiner künstlichen Beleuchtung erreicht. Es gibt allerdings einige Projekte, die an einem »virtuellen Himmel« arbeiten und versuchen, den dynamischen Wechsel des natürlichen Lichts auch in Räumen nachzubilden und die unterschiedlichen Farbspektren gezielt einzusetzen, um auf unsere Stimmungslagen und aktuellen Bedürfnisse einzuwirken.

Gemäß den Empfehlungen von Experten ist es gerade am Morgen eine Wohltat, möglichst intensiv das helle, natürliche Sonnenlicht aufzunehmen, zum Beispiel bei einem Spaziergang oder auf dem Weg zur Arbeit. So wird die Produktion des Schlafhormons Melatonin gestoppt, und das »Wachmacher- und Glückshormon« Serotonin wird vermehrt ausgeschüttet.

Setzen Sie sich in den Abendstunden keinem künstlichen Blaulicht mehr aus. Stattdessen können Sie warmweiße Lichtquellen verwenden, und für die Bildschirmarbeit wurden spezielle Programme und Filter entwickelt, die den Blaulichtanteil filtern. So wird die Melatoninproduktion weniger gestört.

7.8 Mentale Aktivierung

Unter einer mentalen Aktivierung verstehen wir grundsätzlich die Arbeit mit geführten Meditationsreisen, die in einer leichten Trance durchgeführt werden. Wichtig für den Erfolg solcher Meditationsreisen ist es, dass Sie aus Ihrem Wachbewusstsein austreten und in einen leicht veränderten Bewusstseinszustand eintauchen. Diese leichte Trance eröffnet erst den Zugang zu entsprechenden Heilimpulsen in Form von innerseelischen Bildern und Energien jenseits der Beschränkung unseres Verstandes. Ohne bewusstseinserweiternde Techniken haben die meditativen Texte so gut wie keine Wirkung, weil dann die Dominanz bzw. der Zweifel des rationalen Verstandes überwiegt. Das Tor zur Selbstheilung öffnet sich dann nicht; wir bleiben in unseren Beschränkungen stecken und nehmen uns selbst die Möglichkeit, in unsere Schöpferkraft zu gehen und einen tiefgreifenden Veränderungsprozess anzustoßen.

Es ist immer wieder erstaunlich und faszinierend, dass gerade solche Techniken bei richtiger Anwendung in Kombination mit anderen Therapien und Methoden zu Heilungs- bzw. zu Bewusstseinsprozessen und Erkenntnissen führen, die sonst nur schwer erreichbar sind.

In unserem Online-Kurs zur Zirbeldrüsenaktivierung (➧ www.wunderwerk-zirbeldruese.de) finden Sie die Adresse für die MP3-Downloads der hier empfohlenen Meditationsreisen, hinterlegt mit Trommelrhythmen und binauralen Beats. Sie können natürlich auch eigene Texte oder andere Meditationen verwenden, welche die gleichen Themen ansprechen. Wollen Sie die Zirbeldrüse auf mentale Weise gezielt und tiefgreifend aktivieren, empfehlen wir Ihnen folgende thematische Reihenfolge für die Meditationsreisen:

Aktivierung der Selbstliebe:
Selbstliebe ist die unabdingbare Basis, damit Veränderung überhaupt stattfinden kann. Deshalb starten wir mit einer Meditation, die in uns das Tor zur Selbstliebe öffnet. (Eine Meditation »Selbstliebe« finden Sie zum kostenlosen Download unter www.wunderwerk-zirbeldruese.de.)

Die Weisheitsinstanzen in uns aktivieren und verbinden:
Dazu verbinden wir unser Kopfhirn (Rationalität und Gefühle) mit unserem Herzhirn (Zentrum der Liebe) und unserem Bauchhirn (Tor zu unserer Intuition und Seelenweisheit). (➧ Kap. 3.3.7)

Das Zellgedächtnis der Zirbeldrüse reinigen und neu programmieren (➧ Kap. 7.9):
Wir »gehen« direkt in die Zellen und verändern dort das Zellgedächtnis. Schwächende Bilder, die wir in den Zellen finden, werden durch stärkende und unterstützende Bilder ersetzt.

Die Chakras aktivieren und verbinden (➧ Kap. 7.10):
Wir aktivieren die Energie unserer Chakras und verbinden diese miteinander.

Wir lenken die Energie in das sechste Chakra.

Wir lenken die Energie in das siebte Chakra.

Wir verbinden das sechste und siebte Chakra und aktivieren die Zirbeldrüse.

Wir aktivieren die Kundalini-Energie (➧ Kap. 5.4.1 und 7.17).

7.8.1 Praxistipps

Die Vorgehensweise ist dabei immer die gleiche:

Sie sorgen dafür, dass Sie für ungefähr 30 Minuten ungestört sind.

Schaffen Sie eine meditative, entspannte Grundstimmung, indem Sie eine Kerze anzünden, mit Räucherstoffen räuchern und im Hintergrund leise Meditationsmusik laufen lassen oder den Klang einer schamanischen Trommel, die die leichte Trance unterstützt. Machen Sie es sich bequem und sorgen Sie dafür, dass Sie nicht frieren.

Sinnvoll ist es, sich über die beschriebenen Atemtechniken (➧ Kap. 7.16.1 und 7.16.2) und/oder die Kerzenmeditation (➧ Kap. 7.14.1) auf die weiteren Schritte vorzubereiten.

Sofern Sie eine Meditation auf einem Tonträger haben – seien es eigene oder fremde Texte –, lassen Sie sich davon führen. Mit etwas Übung können Sie Ihre Texte auch erst innerlich während der Meditationsreise selbst formulieren; hier besteht allerdings die Gefahr, dass Sie im Verstand bleiben und sich nicht vollständig hingeben und »fallen lassen« können.

Bleiben Sie vollkommen entspannt und gelassen. Die Tiefenentspannung bzw. leichte Trance, die Sie mithilfe der Atmung, des Räucherns, der Gesamtatmosphäre, mit Entspannungsmusik oder einem schamanischen Trommelrhythmus mit etwas Übung leicht herstellen können, ist immer wichtig. Nehmen Sie sich genügend Zeit, um nicht unter Druck zu geraten, und legen Sie zuvor klar und zielgerichtet fest, wozu Sie die Meditationsreise machen.

7.9 Zellinformationen löschen

Um ungesunde und blockierende Informationen aus unserem Zellgedächtnis zu löschen und es umzuprogrammieren, ist neben der Meditationsreise in die Zelle, deren Beschreibung Sie im Anhang dieses Buches finden, die Bioresonanztherapie eine hervorragende Möglichkeit: Sie gehört zur Schwingungs- bzw. Energiemedizin.[77] Hierzu gibt es eine Vielzahl von Studien, die unter anderem auf der Basis von Forschungsergebnissen des Wissenschaftlers Fritz-Albert Popp (➧ Kap. 3.4) betrieben wurden. Popp ist einer der federführenden Köpfe im Bereich der Biophotonenforschung.

In der Bioresonanztherapie werden körpereigene pathologische Schwingungsmuster und externe, abgespeicherte Störschwingungen in heilsame Schwingungen umgewandelt. Es besteht die Möglichkeit, sowohl im Zwischenzellgewebe als auch intrazellulär die schädlichen Schwingungsmuster zu löschen bzw. zu verändern. Dies führt immer wieder zu erstaunlichen und verblüffenden Ergebnissen gerade im Bereich von chronischen Krankheiten und bei aus schulmedizinischer Sicht therapieresistenten Erkrankungen.

7.10 Das Chakrasystem aktivieren

Durch schwache oder blockierte Chakras können sich körperliche, geistige, psychische, seelische und energetische Probleme ergeben. Praktisch alle Lebensbereiche können davon betroffen sein. Umgekehrt können Probleme in anderen Bereichen unseres Seins zu Blockaden und Schwächen im Chakrasystem führen. So bedingt sich alles, tritt in Wechselwirkung und zeigt auf unterschiedlichen Ebenen Grundprobleme unseres Seins auf.

7.10.1 Positive Wirkungen der Chakra-Arbeit

Durch die Arbeit mit den Chakras wird unser gesamtes Energiesystem verbessert. Hier seien exemplarisch einige der positiven Wirkungen auf Körper, Geist, Seele und Energiesystem aufgezählt:

- Verbesserung der körperlichen Gesundheit
- Anregung der Entgiftung
- Bessere Energieversorgung der Zellen
- Verbesserung der Vitalität
- Mehr innere Gelassenheit, Zuversicht und Lebensmut, Heiterkeit und innere Ruhe
- Schlaf wird tiefer und entspannter
- Vorbereitung für den freien Fluss der Kundalini-Energie

Damit die Energien optimal und frei fließen können, sollten folgende Voraussetzungen erfüllt sein:

Die Chakras sollten …

… den notwendigen Energietransport von außen nach innen und umgekehrt gewährleisten,
… frei von Blockaden sein,
… in einem stabilen Energiegleichgewicht sein, also nicht in einem Zustand der Unter- oder Überenergie,
… optimal geschützt sein,
… frei von Fremdenergien sein.

Je mehr der obigen Kriterien erfüllt sind, desto besser sind wir zentriert und geschützt und desto harmonischer, stabiler und kraftvoller ist der Energiefluss.

Wir verwenden hier zunächst eine einfache Methode der Chakra-Harmonisierung und -Aktivierung. In unserem Online-Kurs (➧ www.wunderwerk-zirbeldruese.de) zeigen wir Ihnen weitere Möglichkeiten, um tiefsitzende Blockaden zu lösen.

7.10.2 Energieausgleich und Entstressung der Chakras über die Stirnbeinhöcker

Eine einfache, aber hocheffektive Methode, um die Chakras zu entstressen, zu entspannen, die Energien zu harmonisieren und auszugleichen, ist die Arbeit mit den körpereigenen Stirnbeinhöckern, den sogenannten »Anti-Stress-Punkten«. Sie befinden sich in zwei kleinen Mulden auf einer Linie, die von der Mitte der Augenbrauen nach oben führt, etwa auf halbem Weg zwischen Augenbrauen und Haaransatz. Diese Punkte können Sie einsetzen, wann immer Sie unter Stress stehen.

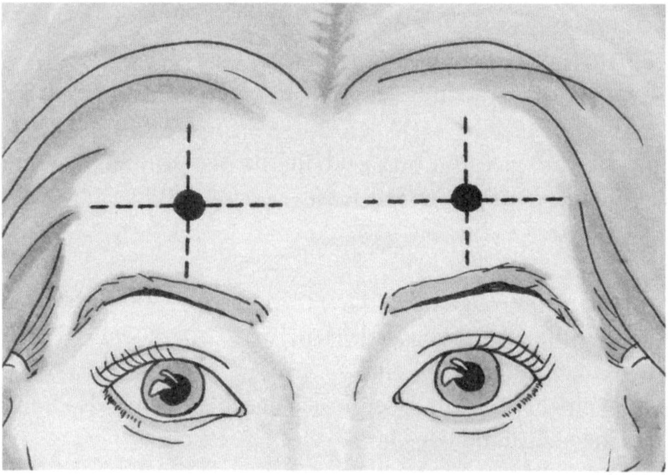

Die Stirnbeinhöcker

Unser Tipp: Sie können diese Übung so oft machen, wie Sie wollen, entweder für das jeweilige Chakra oder auch für alle Chakras hintereinander – was wir für die ersten Male empfehlen.

Beginnen Sie mit der Harmonisierung aller Chakras beim Wurzelchakra und arbeiten Sie sich nach oben bis zum Kronenchakra.

- Sorgen Sie dafür, dass Sie ungestört sind.
- Schaffen Sie eine meditative, ruhige Stimmung. Zünden Sie eine Kerze an, wenn Sie möchten, hören Sie Meditationsmusik oder lassen Sie im Hintergrund eine CD mit schamanischem Trommelrhythmus laufen und räuchern Sie mit einer Mischung, deren Geruch Sie entspannt.
- Am besten führen Sie diese Übung im Stehen durch.
- Stellen Sie sich gedanklich vor, dass aus Ihren Fußsohlen tiefe Wurzeln in die Erde wachsen.

- Gehen Sie nun mit Ihrer Aufmerksamkeit zu dem jeweiligen Chakra, das Sie entstressen/ausgleichen/harmonisieren wollen.
- Berühren Sie mit zwei Fingern einer Hand sanft die Anti-Stress-Punkte auf der Stirn.
- Die andere Hand halten Sie becherförmig über das jeweilige Chakra.
- Da Sie die trichterförmige Öffnung des zweiten bis sechsten Seelenenergiezentrums auf der Rückseite Ihres Körpers mit Ihrer Hand nicht erreichen, arbeiten Sie hier mit Visualisierung: Sobald diese Chakras an der Reihe sind, stellen Sie sich vor, Sie würden dort eine Hand becherförmig halten.
- Atmen Sie jetzt (in Ihrem Bewusstsein) in das Chakra und stellen Sie sich vor, dass beim Ausatmen alles, was dieses Zentrum hemmt, blockiert, schwächt oder es in der Überenergie und Übererregung festhält, durch Ihre Fußsohlen in die Erde abgeleitet wird.
- Das machen Sie so lange, bis ein Pulsieren in Ihren Händen einsetzt (bei den hinteren Chakras 2 bis 6: bis Sie innerlich ein Gefühl von Entspannung spüren). Das ist das Zeichen, dass sich der Stress gelöst hat.
- Wesentlich ist dabei, dass Sie mit Ihrer Aufmerksamkeit ganz dabei sind und sich vorstellen, wie Ihr jeweiliges Chakra und die entsprechenden Lebensbereiche und Themen harmonisiert, gestärkt und ausgeglichen werden.

7.11 Singen und Summen

Durch Singen oder Summen bzw. die dadurch erzeugten Schwingungen und Schallwellen, die sich vor allem im ganzen Kopfbereich ausbreiten, wird die Zirbeldrüse aktiviert. Gleichzeitig helfen die Schwingungen, Verkalkungen zu lösen und Verkrustungen aufzubrechen. Darüber hinaus stimuliert Singen und Summen die Ausschüttung von Serotonin: Unsere Stimmung verbessert sich, weil wir unserem Körper signalisieren, dass wir uns wohlfühlen. Es ist überhaupt nicht von Belang, wie schön (oder wie falsch) Sie singen oder summen. Wichtig ist nur, es zu tun. Viele Menschen haben heute Hemmungen, einfach drauflos zu singen oder ein Lied vor sich hin zu summen, und nehmen sich damit eine der einfachsten Möglichkeiten, um selbst für gute Laune im eigenen System zu sorgen.

7.12 Rhythmus, Trance und binaurale Beats

Die Zirbeldrüse und unser Gehirn sind sehr empfänglich für bestimmte Rhythmen und Schwingungen. So können wir mit geeigneten Techniken einen Trancezustand hervorrufen und die Zirbeldrüse aktivieren, um unser Bewusstsein zu erweitern.

7.12.1 Die trommelinduzierte Trance

Wellen gehen immer nur mit ähnlichen Wellen in Resonanz. So lässt sich zum Beispiel im EEG beobachten, wie ein über 10 Minuten getrommelter 4- bis 6-Hertz-Rhythmus bei den meisten Menschen bewirkt, dass sich der Anteil an Alpha-Wellen sowie der Anteil an Theta-Wellen immer mehr erhöht.

Im Schamanismus ist seit jeher der monotone, immer gleichbleibende Rhythmus einer Trommel bedeutsam, um die schamanischen Bewusstseinsebenen zu betreten. Die dazu notwendige Tiefenentspannung wird durch die Messung der Hirnströme eindrucksvoll belegt.

Wir haben bei unseren Meditationen und in der Gruppen- und Einzelarbeit sehr gute Erfahrungen mit einem 4-Hertz-Rhythmus gemacht. Das Gehirn folgt den angebotenen Schwingungen, und unser Bewusstsein bekommt die Chance, sich zu erweitern und andere Bewusstseinsräume zu betreten. Damit öffnen wir das Tor, um unser Bewusstsein zu weiten, bis wir an die Grenze des Allbewusstseins stoßen und sie im Idealfall überschreiten.

Wenn wir uns also auf etwas fokussieren und dabei in einen leichten Trancezustand gelangen, schalten wir zumindest einen Teil der ansonsten ständig stattfindenden Kontrolle des Neokortex aus und betreten Bewusstseinsebenen, die unsere Selbstheilungskräfte aktivieren und uns mit unserer eigenen inneren Weisheit und Heilkraft verbinden.

Dank dem uralten schamanischen 4-Hertz-Trommelrhythmus erreichen wir meist sehr schnell den Alpha-Zustand (und damit eine leichte Trance), in dem sich unser Gehirn und unser System deutlich entspannen und in dem sich Tore zu einem erweiterten Bewusstsein öffnen. So gelangen wir meist in den Theta-Zustand, wo sich die Pforten zur außersinnlichen Wahrnehmung, Hellsichtigkeit, tiefsten Entspannung usw. auftun und wir zumindest an das Portal zum Allbewusstsein klopfen. In Kombination mit geführten Meditationen wirken wir so direkt auf unser Unterbewusstsein, unsere Seele, unser Gehirn und auf die Zirbeldrüse ein. Bei konsequenter Berücksichtigung aller im Buch beschriebenen Faktoren und mit ausreichender Übung können Sie so sicher und sanft Ihr Bewusstsein erweitern und im Idealfall sogar die Grenzen des Allbewusstseins überschreiten.

7.12.2 **Binaurale Beats**

Eine weitere Möglichkeit, um die Zirbeldrüse zu aktivieren und in Zustände des erweiterten Bewusstseins zu gelangen, ist die Verwendung von binauralen (lat.: »mit beiden Ohren«) Beats. Sie wurden bereits im Jahr 1839 vom deutschen Physiker Heinrich Wilhelm Dove entdeckt.[78] Dabei handelt es sich im Prinzip um eine akustische Täuschung. Während wir beiden Ohren Schall mit leicht unterschiedlicher Frequenz zuführen, hören wir einen Ton, der nicht durch Überlagerung von Schallwellen im Ohr, sondern im Gehirn entsteht. Wahrscheinlich wird der Ton im Stammhirn im Zentrum für räumliches Hören erzeugt. Allerdings kann ein so entstandener Beat nur wahrgenommen werden, wenn die Trägerfrequenzen unterhalb von 1500 Hertz liegen und der Unterschied zwischen den Frequenzen für das linke und rechte Ohr kleiner als 30 Hertz ist. Ansonsten würden zwei unterschiedliche Töne wahrgenommen. Hören Sie zum Beispiel auf dem rechten Ohr eine Frequenz von 420 Hertz und auf dem linken Ohr eine Frequenz von 430 Hertz, entsteht im Gehirn ein Ton mit dem Mittelwert von 425 Hertz. Dabei wird ein pulsierender Ton – der binaurale Beat – wahrgenommen, der genau in der Differenz der beiden ursprünglichen Frequenzen pulsiert, also in unserem Beispiel mit 10 Hertz.

Mit binauralen Beats haben wir eine Möglichkeit, unsere Gehirnwellen zu beeinflussen und zum Beispiel Zustände der Tiefenentspannung zu erzielen. EEG-Messungen haben gezeigt, dass das Gehirn veranlasst wird, seine Frequenz der Frequenz des erzeugten binauralen Beats anzunähern. Besonders effektiv für die Zirbeldrüse und unser Gehirn ist offenbar eine Frequenz des binauralen Beats von 7,5 Hertz.[79]

Achtung! Kontraindiziert ist die Anwendung von binauralen Beats, sofern Sie unter epileptischen Anfällen oder Herzrhythmus-Störungen leiden oder zu Anfällen von Bewusstlosigkeit neigen!

Selbstverständlich dürfen Sie weder beim Autofahren noch bei anderen Tätigkeiten, die Ihre vollkommene Aufmerksamkeit und Wachheit erfordern, einen monotonen Trommelrhythmus oder binaurale Beats anwenden!

7.13 Duftstoffe und ihre Wirkung auf die Zirbeldrüse

Unser Geruchssinn ist ständig aktiv; mit jedem Atemzug riechen wir. Für die Riechfunktion ist ein einziges Duftmolekül ausreichend. Der Geruchssinn ist der einzige unserer fünf Sinne, dessen Impulse nicht zuerst den Thalamus im Hirn, also das Tor zum Bewusstsein, passieren müssen, wo sie entweder zensiert werden oder eine Reaktion erfolgt. Gerüche wirken unmittelbar auf unser limbisches System ein. Da wir hier unser Gefühlszentrum haben, können sie direkt Gefühle auslösen oder durch den speziellen Geruch Erinnerungen wachrufen; lange bevor wir einen Duft bewusst wahrnehmen, hat er bereits unser Unterbewusstsein erreicht und dort entsprechende Gefühle und Erinnerungen stimuliert.

Die im limbischen System eintreffenden Düfte beeinflussen uns also jenseits unserer rationalen Beschränkungen und können die Ausschüttung von neurochemischen Stoffen wie Noradrenalin, Endorphinen oder auch Serotonin bewirken. So werden über Duftstoffe innere biochemische Prozesse angeregt. Aufgrund der in uns abgespeicherten Erinnerungen, die mit bestimmten Düften verbunden sind, lösen Gerüche immer auch sofort ein unmittelbares Gefühl der Zustimmung oder Ablehnung aus. Diese an Gerüche gekoppelten Erinnerungsmuster können therapeutisch entkoppelt und umprogrammiert werden.

Die Sympathie oder Ablehnung eines Menschen sowie die Partneranziehung hat entscheidend mit dem Geruch des jeweiligen Menschen zu tun. In der Metapher »Ich kann ihn/sie nicht riechen« kommen diese Zusammenhänge zum Ausdruck.

Düfte haben auch eine therapeutische Wirkung. Sie regen die Hirntätigkeit an und wirken je nach Duftstoff beruhigend, anregend und heilend auf Körper, Geist und Seele. Zwar kann unser Geruchssinn feinste Düfte wahrnehmen und schnell lernen, Gerüche zu unterscheiden, jedoch ist er auch schnell reizüberflutet. Bei starken und unterschiedlichsten Geruchseinwirkungen braucht er nach etwa 20 Minuten eine Pause, sonst ist er überfordert.[80]

Neben dem klassischen Geruchssinn über die Nase haben wir weitere Duftrezeptoren an verschiedenen Stellen unseres Körpergewebes. Dort beeinflussen sie unter anderem das Zellwachstum. So wird die Regeneration von Hautzellen zum Beispiel durch Sandelholz erhöht, und das Zellwachstum von Prostatakrebszellen soll durch Veilchenduft verlangsamt werden.[81]

Manche Duftstoffe entfalten über ihren Geruch pharmakologische Wirkungen. Ein Inhaltsstoff des Lavendels ist ähnlich schlaffördernd wie Valium. In der Leber, der Prostata und dem Darm finden wir Duftrezeptoren. Die Rezeptoren im Darm, die durch bestimmte Duftstoffe der Nahrung gereizt werden, aktivieren die Freisetzung von Serotonin, was die Verdauung aktiviert.[82]

Unser Tipp: Besorgen Sie sich je nach Geschmack die nachfolgend beschriebenen Räucherstoffe oder ätherischen Öle und lassen Sie diese zumindest während Ihrer Meditationen und Übungen ihren Duft und ihre Wirkung entfalten.

7.13.1 Das Räucherritual

Das Räuchern von getrockneten Pflanzenteilen, Blüten, Blättern, Rinden, Wurzeln und Harzen hat eine jahrtausendealte Tradition. Wohl kein Ritual wurde ohne gleichzeitiges Räuchern zelebriert. Der spezielle Duft wirkt direkt auf unser Emotionszentrum im Gehirn, und der Rauch hilft uns, unseren Geist zu erheben und in erweiterte Bewusstseinsräume zu gelangen. Räuchern unterstützt uns dabei, unseren Verstand zu beruhigen und den Geist zu fokussieren. So kann es sowohl begleitend zu einem Ritual als auch selbst als Ritual durchgeführt werden. Ein Ritual, bei dem wir mit allen Sinnen und unserer fokussierten Aufmerksamkeit dabei sind, holt uns immer in den jetzigen Moment. Räuchern spricht unsere Sinne an.

Auch die Vorbereitung, das Anzünden und Beobachten des Räuchervorgangs sind Teil des Rituals. Wir erleben direkt vor unseren Augen den Auflösungs- und Transformationsprozess der Räucherstoffe, wodurch eine andere Atmosphäre als beim Verdampfen von ätherischen Ölen entsteht. Wir erleben im Schnelldurchlauf einen alchemistischen Prozess, während sich die verräucherten Stoffe in ihre körperlichen (Asche), geistigen (Glut) und seelischen (Duft) Anteile aufspalten.

Der Rauch symbolisiert die Vergänglichkeit allen Seins. Schamanisch ausgedrückt, löst sich beim Transformationsprozess des Räucherns die Seele der Pflanze vom Körper: Sie entfaltet befreit ihre Wirkung; sie verbindet uns mit dem jeweiligen Grundthema der Pflanze, die uns mit ihrer Weisheit hilft, unsere eigenen Themen zu lösen und zu transformieren. Der Geist der Pflanze ist also die Heilkraft, die uns hilft, unsere Probleme und Krankheiten zu überwinden. Jeder Räucherstoff, jede Räuchermischung entfaltet dabei ihre ganz eigene Wirkung und sollte entsprechend der Absicht des Rituals gezielt ausgewählt werden. Beim Räuchern steht das Ritual als zentrales Element im Vordergrund.[83]

7.13.2 Aromatherapie und ätherische Öle

Im Gegensatz zum Räuchern werden in der Aromatherapie ätherische Öle verwendet, um Krankheiten zu lindern oder das Wohlbefinden zu steigern. Die Aromatherapie lässt sich mit fast allen anderen Therapien kombinieren, allerdings können einige Essenzen wie Kampfer, Minze oder Kamille die Wirkung homöopathischer Mittel mindern oder womöglich aufheben.

Ätherische Öle können unterschiedlich angewendet werden. Achten Sie unbedingt auf reine, unverfälschte und hochwertige Öle, da sie sonst nicht ihr volles Wirkungsspektrum entfalten. Sie können in einer Duftlampe verdampft werden (für einen Raum mit 20 Quadratmetern etwa 5 Tropfen ätherisches Öl); Duftsteine aus Keramik oder Terrakotta können mit ein paar Tropfen getränkt werden. Für unterwegs können Sie 1–2 Tropfen auf ein Taschentuch geben und daran riechen. Je nach ätherischem Öl sollten Sie es mit einem Basis- bzw. Trägeröl (Mandel-, Avocado-, Aprikosenkern-, Weizenkeim-, Kokosöl o.Ä.) mischen, bevor Sie es auf die Haut auftragen, zum Beispiel auf Ihr Handgelenk (besondere Vorsicht bei empfindlicher Haut!). Sie können die Öle einzeln benutzen oder auch mischen. Experimentieren Sie und vertrauen Sie Ihrem Geruchssinn!

Sie können die ätherischen Öle auch mit Jojobaöl (unbedingt kaltgepresst) für Massagen verwenden. Auf 50 Milliliter Jojobaöl maximal 6 Tropfen Aromaöl, je nach Pflanze. Besonders gut ist hierfür Sandelholz geeignet. Dadurch wird der feine Austausch zwischen den Chakras unterstützt.

»Ätherisch« bedeutet »himmlisch, engelhaft, vergeistigt«. Die Essenzen beinhalten buchstäblich das Wesentliche der Pflanze: ihre Seele, Lebenskraft und geistige Information in hochkonzentrierter Form. Bei richtiger Anwendung verursachen qualitativ hochwertige, reine ätherische Öle keine Nebenwirkungen und mobilisieren die Selbstheilungskräfte des Körpers. Berücksichtigen Sie dennoch eventuelle Allergien.

Die ätherischen Öle wirken ganzheitlich auf Körper, Geist und Seele ein und unterstützen uns dabei, ins Gleichgewicht und in unsere Mitte zurückzufinden. Sie helfen uns bei der Öffnung der Pforten in erweiterte Bewusstseinsräume und regulieren psychische und physische Vorgänge. Die Verdampfung von ätherischen Ölen kann eher nebenbei im Alltag erfolgen und braucht weniger das Ritual als tragendes Element.

7.13.3 Ätherische Öle und Räucherstoffe wirken auf verschiedenen Ebenen gleichzeitig

Die Duftmoleküle gelangen über die Nase unmittelbar in unser Gehirn, wirken auf das vegetative Nervensystem ein und veranlassen eine Hormonausschüttung. Sie beeinflussen unsere Gefühle bzw. lösen Gefühle aus. Sie wirken über ihre Schwingungsmuster auf die feinstofflichen Energiebahnen und somit auf unser ganzes feinstoffliches Energiesystem. Sie gelangen über die Atmung in die Lungen und dort über die Alveolen (Lungenbläschen) in den Blutkreislauf, also auch zu den Organen.

Wichtig: Achten Sie darauf, ob Sie den Duft mögen oder nicht. Jeder Duft löst in uns Erinnerungen und Emotionen aus und kann deshalb therapeutisch eingesetzt werden – auch Düfte, die wir *nicht* bevorzugen.

Bitte bedenken Sie, dass sich sowohl beim Räuchern als auch bei ätherischen Ölen nach einiger Zeit eine Duftadaptation einstellt, das heißt, Sie gewöhnen sich an den Duft und nehmen ihn nicht mehr wahr.

Besonders geeignete Räucherstoffe und ätherische Öle

Im Folgenden finden Sie die Beschreibung einiger ausgewählter Pflanzenstoffe, die besonders gut zu unserem Thema passen und die Sie gezielt einsetzen können, um die jeweiligen Wirkungen zu erzielen und um die Aktivierung Ihrer Zirbeldrüse zu unterstützen.

Lavendel (Lavendula officinalis)
Lavendel beruhigt das Nervensystem und baut Spannungen ab. Die Produktion von Serotonin wird aktiviert, sodass dessen beruhigender, entspannender und harmonisierender Einfluss greifen kann.

(Die Bedeutung von Serotonin als Vorstufe der Melatoninproduktion haben wir besprochen ➧ Kap. 4.4.) Damit wird auch der Schlaf verbessert. In Bezug auf das Chakrasystem besitzt Lavendel ausgleichende Funktionen; er bringt die unteren mit den höheren Chakras in Einklang. Besondere Wirkung zeigt er hinsichtlich des sechsten und siebten Chakras; er verhilft zu klaren Visionen. Lavendel bringt Ruhe in die Gedankenflut, er klärt den Geist.

Über die Haut wirkt Lavendelöl zellerneuernd, durchblutungsfördernd und entschlackend.

Lavendel mischt sich gut mit Zirbelkiefer, Neroli, Rose, Bergamotte, römischer Kamille und Myrrhe.

Römische Kamille (Chamaemelum nobile)

Die römische Kamille sollte nicht mit der deutschen Kamille verwechselt werden! Sie beruhigt das Nervensystem und baut Spannungen ab. Die Produktion von Serotonin wird aktiviert. (Zur Wirkung von Serotonin ➧ Kap. 4.4.1.) Sie fördert den wohltuenden Schlaf, löst seelische Verhärtungen und heilt seelische Wunden.

Auf der Haut wirkt Kamillenöl entzündungshemmend.

Römische Kamille mischt sich gut mit Neroli, Lavendel, Rose, Bergamotte, Zeder und Myrrhe.

Neroli (Citrus aurantium)

Neroli beruhigt das Nervensystem und baut Spannungen ab. Die Produktion von Serotonin wird aktiviert. (Zur Wirkung von Serotonin ➧ Kap. 4.4.1.) Der süße Duft dringt tief in die Seele, zieht uns aus seelischen Tieflagen und vermindert Stress. Neroli bringt Klarheit in Gedanken, Leichtigkeit ins Sein und Licht in dunkle Zeiten und verbindet uns mit unserem höheren Selbst.

Neroli harmoniert mit dem achten Chakra, dem Zentrum unseres höheren Selbst, und bringt uns mit ihm in Verbindung.

Neroli regeneriert und strafft die Haut, was zu einem schönen und verjüngenden Hautbild führt.

Vorsicht bei empfindlicher Haut! Zusätzliche Sonnenbestrahlung kann zu Dermatitis führen.

Neroli mischt sich gut mit Rose, Lavendel, Sandelholz, Zeder, römischer Kamille, Jasmin, Zitrone und Myrrhe.

Rose (Rosa damascena)

Die Rose kann die Encephalin- und Endorphinproduktion anregen. Diese Neurotransmitter stimmen heiter und haben einen tendenziell euphorisierenden Einfluss auf die Psyche. Die Rose ist dem Herzen zugeordnet und harmonisiert von dort den ganzen Körper und seine feinstofflichen Hüllen. Die Essenz der Rose hat einen tiefen Einfluss auf die Seele und gleicht alles aus, was aus dem Lot geraten ist. Sie öffnet für die Hingabe an das Göttliche, lehrt Liebe und Geduld und verbindet uns mit der Selbstliebe. Bei spirituellen Wachstumsprozessen lehrt sie uns, dass wir mit allem verbunden und Teil des großen Ganzen sind.

Auf der Haut wirkt das kostbare ätherische Rosenöl stärkend und reinigend.

Rose mischt sich gut mit Neroli, Lavendel, Sandelholz, römischer Kamille, Jasmin und Myrrhe.

Sandelholz weiß (Santalum album)

Der Duft von Sandelholz ist einer der spirituellsten der Welt. Er bereitet unseren Geist für die Meditation vor und kann das dritte Auge öffnen. Sandelholzöl wird sowohl dem untersten, dem Wurzelchakra, zugeordnet als auch den obersten Energiezentren, dem achten und neunten Chakra als dem Sitz höchster Weisheit und Erleuchtung. Es harmonisiert alle Chakras und verbindet alle Chakraenergien miteinander, erweckt die Kundalinischlange im Becken und verbindet sie mit dem Zentrum höchster Erleuchtung. Sandelholz wird als der Duft des höchsten Erleuchtungskörpers beschrieben, der Ausstrahlung eines Menschen, der alle Verblendung überwunden hat.

Auf der Haut wirkt Sandelholzöl entzündungshemmend, antiseptisch und stärkend.

Sandelholz weiß mischt sich gut mit Rose, Jasmin, Zitrone und Neroli.

Zirbelkiefer (Arve, Pinus cembra)

Die Zirbelkiefer ist ein lichthungriger Baum, der die freien Höhen liebt. So begegnet man ihr in Höhen von 1800 bis 2400 Metern. Dort widersteht sie den zerstörerischen Gewalten der Berghöhen – ein Sinnbild für ungebrochenen Lebenswillen, Ausdauer, Stärke und einen freien Geist. Sie gibt uns das Gefühl des Einsseins mit der Welt. Das Zirbelkieferöl birgt konzentriert die Charaktereigenschaften und das Kraftfeld des Baumes. Der Duft kann die Noradrenalin- und Dopaminproduktion anregen. Geist und Körper werden stimuliert und das seelische Gleichgewicht wiederhergestellt.

Noradrenalin ist der Neurotransmitter, der die Synthese von Melatonin anregt; dadurch wirkt es schlaffördernd. Eine Langzeituntersuchung der Universität Graz zum Zirbelkieferöl belegt, dass die Herzfrequenz reduziert wird und die Schwingung des Organismus im Tagesverlauf erhöht wird. Es vertieft und intensiviert die Atmung, reinigt die Atmosphäre und eignet sich somit bestens zur Vorbereitung auf die Meditation.

Auf der Haut wirkt Zirbelkieferöl antiseptisch, durchblutungsfördernd und reinigend.

Zirbelkiefer mischt sich gut mit Lavendel, Zitrone, Wacholder, Lemongrass, Angelika und Eukalyptus.

Zedernöl (Cedrus atlantica/Atlaszeder, Cedrus libani/ Libanon-Zeder, Cedrus deodora/Himalaya-Zeder, Cedrus previfolia/Zypern-Zeder)

Die Zeder, die man in Höhen von 1200 bis 1800 Metern findet, lässt uns in unserer Tiefe verwurzelt und gut geerdet zum Himmel streben. Das Zedernöl beruhigt die Gedankenflut, stimuliert die geistigen Kräfte und kann die Serotoninproduktion anregen. Es fördert die Intuition, verbindet uns mit dem Göttlichen und hilft bei der Verbindung von Mutter Erde und Vater Sonne.

Auf der Haut wirkt es antiseptisch und reinigend.

Zedernöl mischt sich gut mit Rose, Neroli, Bergamotte, Jasmin, römischer Kamille und Myrrhe.

Myrrhe (Commiphora molmol)

Myrrhe kann die Serotoninproduktion anregen und Stresshormone abbauen. Sie verhilft uns in die eigene Mitte und lässt zu den Wurzeln finden. Myrrhe eignet sich besonders gut für Menschen, denen es schwerfällt, innerlich zur Ruhe zu finden und während der Meditation der ständig plappernden Gedankenflut zu entkommen. Geist und Seele werden geöffnet, um das Göttliche zu erfahren.

Auf der Haut wirkt das Myrrhenöl entzündungshemmend und regenerierend.

Myrrhe mischt sich gut mit Rose, Neroli, Lavendel, römischer Kamille, Zeder, Zirbelkiefer, Sandelholz und Zitrone.

Die Zirbeldrüsen-Räuchermischung
Wir haben eine spezielle Räuchermischung zusammengestellt (Bezugsquelle: www.wunderwerk-zirbeldruese.de), die ihre besonderen Eigenschaften auf die Zirbeldrüse, die Chakras und die Kundalini-Energie lenkt und dabei hilft, all diese Bereiche zu stimulieren, zu aktivieren, zu harmonisieren und zu reinigen.

7.14 Meditation

Meditation dient dazu, unseren unsteten Geist zu beruhigen und inneren Frieden zu finden. Die *regelmäßige* Übung ist allerdings wichtig. Meditieren Sie zumindest jeden Tag fünf Minuten, statt sich einmal pro Woche eine Stunde auf Ihr Meditationskissen zu zwingen und sich womöglich nur zu verspannen. Welche Meditationsart Sie wählen, ist nicht so wesentlich. Es gibt unterschiedliche Ansätze, zum Beispiel Zen-Meditation oder Vipassana.

Zur Aktivierung der Zirbeldrüse empfehlen wir Ihnen eine einfache Form der Meditation: Trataka, das Fixieren des Blickes auf ein kleines Objekt. Für die Zirbeldrüse mit ihrem besonderen Bezug zum Licht eignet sich hier besonders eine Kerzenflamme.

Falls Sie an Augenkrankheiten, psychischen Problemen oder Epilepsie leiden oder zu psychotischen Halluzinationen neigen, sollten Sie diese Übung vermeiden!

7.14.1 Trataka - Durchführung

Diese Übung machen Sie am besten am Abend. Sorgen Sie zunächst dafür, dass Sie für die nächsten 20 Minuten ungestört sind. Dunkeln Sie den Raum nach Möglichkeit ab. Wenn Sie mögen, räuchern Sie mit einer Räuchermischung, deren Duft Sie entspannt. Suchen Sie sich einen Sitzplatz und zünden Sie in etwa 1 Meter

Entfernung eine Kerze an: Sie sollte am besten in Augenhöhe stehen, damit Sie sich nicht verkrampfen.

Seien Sie zuerst mit Ihrer Aufmerksamkeit bei Ihrer Atmung, atmen Sie tief ein und aus. Schauen Sie dann entspannt und möglichst ohne zu blinzeln in die Kerzenflamme. Das hat über kurz oder lang zur Folge, dass Ihre Augen zu tränen beginnen. Dies ist ein gewollter, positiver Effekt, der die Augen reinigt, die Müdigkeit beseitigt und sich positiv auf die Sehkraft auswirkt.

Nach ein paar Minuten schließen Sie die Augen und versuchen, das Bild der Kerzenflamme vor Ihrem inneren Auge aufrechtzuerhalten, möglichst im Bereich Ihres sechsten Chakras hinter der Stirn. Wenn das innere Bild verblasst oder verschwimmt, öffnen Sie wieder die Augen und blicken ohne zu blinzeln in die Flamme. Dies machen Sie in mehrmaligem Wechsel.

Trataka hilft gerade am Abend, sich von der visuellen Reizüberflutung des Tages zu reinigen; es löst Stress und beruhigt das Nervensystem. Gleichzeitig sammelt es den Geist und erhöht die Konzentrationsfähigkeit, wodurch diese Übung auch hervorragend als Einstimmung für weitere Meditationen oder für geführte Meditationsreisen geeignet ist. Außerdem unterstützt es die Vorbereitung auf einen erholsamen Schlaf.

Je öfter Sie Trataka machen, desto länger können Sie die Phasen mit offenen und geschlossenen Augen ausdehnen.

Durch regelmäßige Anwendung dieser einfachen Meditation entwickeln sich Ihre Intuition, Ihre Fähigkeit zum Visualisieren und Ihre Willenskraft. Bei sehr intensiver Praxis kann sich laut manchen Yogis sogar das dritte Auge öffnen und somit im Zusammenspiel mit der Zirbeldrüse die Hellsichtigkeit gefördert werden.

Swami Sannyasananda von der Adelaide University Medical School hat nachgewiesen, dass Trataka sowie die Wechselatmung (➧ Kap. 7.16.1) – beides Techniken aus dem tantrischen Yoga – extrem positive Auswirkungen auf die Melatoninproduktion haben. Das zeigen Testreihen mit Personen, die jeden Abend Trataka übten.[84]

7.15 Yoga

Yoga ist ein ganzheitlicher Ansatz, um Körper, Geist und Seele zu verbinden und in Einklang zu bringen. Es fördert die Achtsamkeit sich selbst und der Umwelt gegenüber und hilft uns, uns besser zu konzentrieren, ein besseres Körpergefühl zu entwickeln, wacher und glücklicher unser Leben zu meistern.

Yoga ist eine sehr gute Praxis, um den eigenen Geist zu beruhigen und das Bewusstsein zu erweitern. Wichtig ist, dass eine traditionelle Yoga-Form gewählt wird, die nicht nur auf Körpergymnastik abzielt wie viele moderne Varianten, sondern den Menschen als Einheit im Blick hat und dem spirituellen Weg mit dem Ziel der Erleuchtung folgt.

Eine leichte, für jeden anwendbare Übung ist die **Bergposition:** Damit gehen Sie in Kontakt zur Erde und öffnen sich nach oben zur Sonne. So verbinden Sie sich mit den beiden Polaritäten »Mutter Erde« und »Vater Sonne« und vereinen sie in Ihrem Herzen.

Stellen Sie sich dazu aufrecht hin, die Füße parallel zueinander und hüftbreit geöffnet. Belasten Sie gleichmäßig die Fußsohlen und ziehen Sie das Fußgewölbe leicht nach oben. Spannen Sie die Oberschenkelmuskulatur an und strecken Sie die Knie nicht vollständig durch. Ziehen Sie dann den Bauchnabel nach innen und oben und schieben Sie das Steißbein nach unten Richtung Boden, damit der untere Rücken gerade ist. Rollen Sie nun die Schultern nach hinten und unten, sodass Platz zwischen Ohren und Schultern entsteht. Die Arme sind zunächst seitlich vom Körper nach unten gerichtet. Bringen Sie das Kinn leicht Richtung Brust, damit der Nacken gerade ist.

Spüren Sie jetzt Ihre Füße und deren Kontakt zur Erde. Lassen Sie Wurzeln aus Ihren Fußsohlen in die Erde wachsen und verbinden Sie sich so mit dem urweiblichen Pol. Machen Sie dies ganz bewusst im Einklang mit der Atmung: Atmen Sie tief zur Erde und zu Ihren Wurzeln hin aus; einatmend verbinden Sie sich mit Mutter Erde und bringen die urweiblichen, nährenden und heilenden Energien in Ihr Herz. Wiederholen Sie dies ein paarmal und spüren Sie die immer stärker werdende Verbindung.

Dann heben Sie Ihre Arme nach oben über den Kopf an, die Fingerspitzen zum Himmel gerichtet. Achten Sie darauf, nicht die

Schultern nach oben zu ziehen, sondern bringen Sie ganz bewusst die Schultern von den Ohren weg, indem Sie die Schulterblätter nach unten schieben. Stellen Sie sich vor, wie Sie von einem unsichtbaren Faden an Ihrem Scheitel nach oben gezogen werden.

Verbinden Sie sich nun über die Atmung mit Vater Sonne, dem urmännlichen Pol. Atmen Sie zunächst nach oben hin aus; verbinden Sie sich einatmend mit den öffnenden und heilenden Energien von Vater Sonne und lassen Sie die Energien zu Ihrem Herzen fließen. Wiederholen Sie diese verbindende Atmung ebenfalls ein paarmal.

Lassen Sie dann einen Kreislauf entstehen zwischen Erde und Sonne. Atmen Sie nach unten zur Erde aus und über die Wurzeln nach oben zu Ihrem Herzen hin ein; atmen Sie nach oben zur Sonne aus und über den Scheitelpunkt zu Ihrem Herzen hin ein. Machen Sie dies so lange, bis sich ein heller Lichtstrahl von unten und oben in Ihrem Herzen bündelt und die beiden Pole vereint. Je besser Sie geerdet sind, umso besser können Sie sich nach oben öffnen.

Diese Übung bereitet Sie optimal für weitere, tiefer gehende Übungen zur Aktivierung der Zirbeldrüse, der Chakras und der Kundalini-Energie vor.

Mit weiteren Yogaübungen können Sie speziell das sechste und das siebte Chakra aktivieren, doch sollten Sie immer zunächst von unten nach oben anfangen, um kein Chakra zu vernachlässigen und um ein Ungleichgewicht zu vermeiden.

Wer bereits Yoga übt, findet im **Sonnengruß** eine mögliche Alternative, um in einer kleinen Übungsabfolge alle Chakras zu aktivieren. Der Sonnengruß kann täglich ohne großen Zeitaufwand praktiziert werden. (Sie finden eine Anleitung dazu im Internet oder in entsprechenden Büchern.)

Unser Tipp: Führen Sie täglich die vorgestellte Yogaübung durch und setzen Sie sich dabei nicht unter Druck. Es geht nicht um Perfektion, sondern vielmehr um Konsequenz. Yoga soll Spaß bereiten und nicht in eine Quälerei ausarten.

7.16 Atmung

»Unsere Atemzüge sind gezählt, gehet also sorgsam damit um«, so heißt es in den alten vedischen Schriften. Die Atmung ist der Hauch des Lebens; zwischen unserem Atem, dem Leben und der Seele besteht ein enger Zusammenhang. »Mahatma« bedeutet in der indischen Sprache nicht nur »große Seele«, sondern auch »großer Atem«. Deshalb nutzen die Meister und Schüler spiritueller Traditionen die Möglichkeiten der Atmung, um zu wachsen und ihr Bewusstsein zu erweitern. Moderne Methoden wie der »Verbundene Atem«, aber zum Beispiel auch »Rebirthing«, »Integrative Atemtherapie« oder »Holotropes Atmen« bauen darauf auf.

Beständiges Ein- und Ausatmen gehört zu den großen Grundrhythmen unseres Lebens in diesem Körper. Über die Atmung sind wir mit allen anderen Wesen dieser Welt und mit der ganzen Schöpfung verbunden. Die Atmung verbindet unser Innen mit dem Außen. Jede einzelne Körperzelle ist auf die Atmung und auf den Sauerstofftransport zu den Zellen sowie den Wegtransport von Kohlendioxid aus den Zellen angewiesen.

Während der inneren Zellatmung entsteht Kohlendioxid als Abfallprodukt. Bei erhöhten Konzentrationen wird unser Körper stark belastet, der pH-Wert des inneren Milieus verschiebt sich zum Sauren hin. Dadurch werden wir anfälliger für Krankheiten und für die negativen Wirkungen freier Radikale. (Sie erinnern sich: Freie Radikale sind hochaggressive Sauerstoffverbindungen, die den Zellabbau und somit den Alterungsprozess beschleunigen und Krebs mit verursachen können.)

Nicht zu atmen, bedeutet Stillstand und Tod. Je flacher wir atmen, desto schlechter ist unser Körper mit Sauerstoff versorgt und desto schlechter funktionieren alle physiologischen Vorgänge in unseren Zellen. Je tiefer wir atmen, desto verbundener sind wir mit dem Leben und desto mehr Sauerstoff gewinnt unser Körper. Alleine dadurch sind wir dauerhaft wacher, fitter und vitaler und können den Anforderungen des Lebens besser begegnen.

Über unseren Atem verbinden wir unser Bewusstsein mit unserem Unterbewusstsein. Je bewusster und fließender unser Atemrhythmus ist, desto ruhiger und ausgeglichener wird unser Geist. Über die Hinwendung unserer Aufmerksamkeit auf die Atmung und durch bewusste Atemübungen können wir die Energien in uns zum Fließen bringen und Blockaden im Chakrasystem auflösen.

Oft atmen wir zu schnell, zu flach und zu unruhig. Bei entsprechender Übung wird unsere Atmung langsamer, tiefer und ruhiger, und wir atmen länger aus. Der Bauch dehnt sich beim Einatmen aus und zieht sich beim Ausatmen zusammen.

Um unsere Zirbeldrüse zu aktivieren, eignen sich spezielle Atemtechniken hervorragend, von denen wir Ihnen zwei Möglichkeiten vorstellen. Sollten Sie keine Erfahrung mit Atemtechniken haben, üben Sie sie bitte nur unter Anleitung eines Experten (zum Beispiel einem Yogalehrer), da es bei falscher Anwendung zu Nebenwirkungen kommen kann. Eine detaillierte Videoanleitung finden Sie in unserem Programm (➧ www.wunderwerk-zirbeldruese.de).

7.16.1 Wechselatmung

Diese Atemtechnik harmonisiert alle unsere Systeme, vor allem unser Nervensystem, und je nach unserem aktuellen Bedarf wirkt sie beruhigend, regt an oder zentriert uns. Beim Ausatmen bauen sich innere Spannungen ab, und beim Einatmen füllt sich der Solarplexus mit Lebensenergie. Beim Atemanhalten fließt Lebensenergie in den Bereich des dritten Auges, und der Geist wird beruhigt.

Auf der energetischen Ebene werden alle feinstofflichen Energiekanäle und auch die Zentralkanäle geöffnet. So kann die Lebensenergie besser fließen; über den Zentralkanal werden auch die höheren Chakras besser versorgt. Bei genügender Übung können Fortgeschrittene alleine durch Konzentration die Lebensenergie hinschicken, wo sie gerade gebraucht wird und erwünscht ist.

Die Wechselatmung ist gut geeignet, den Geist auf Meditationen vorzubereiten sowie die Konzentrationsfähigkeit und die Lungenkapazität zu steigern.

Durchführung

Sorgen Sie wie beschrieben (➧ Kap. 7.8.1) für eine entspannte Atmosphäre. Setzen Sie sich aufrecht hin, am besten in einer Meditationshaltung. Schließen Sie die Augen, atmen Sie zunächst ein paarmal tief ein und aus und lassen Sie den Körper zur Ruhe kommen.

Schließen Sie nun mit dem Daumen der rechten Hand das rechte Nasenloch und legen Sie den rechten Zeige- und Mittelfinger zwischen die Augenbrauen. Atmen Sie durch das linke Nasenloch langsam, tief und gleichmäßig ein. Nun verschließen Sie das linke Nasenloch mit dem Ringfinger der rechten Hand und öffnen das rechte Nasenloch. Atmen Sie langsam und gleichmäßig durch das rechte Nasenloch aus. Halten Sie das linke Nasenloch geschlossen und atmen Sie durch das rechte Nasenloch langsam, tief und gleichmäßig ein. Verschließen Sie mit dem Daumen der rechten Hand das rechte Nasenloch, öffnen Sie das linke Nasenloch und atmen Sie langsam und gleichmäßig durch das linke Nasenloch aus. Das ist ein ganzer Durchgang der Übung. Achten Sie darauf, möglichst langsam, tief und weitgehend lautlos zu atmen.

Den ganzen Ablauf wiederholen Sie mehrmals ohne Unterbrechung. Üben Sie diese Technik so lange, bis sie für Sie selbstverständlich und problemlos durchführbar ist. Erst dann fügen Sie als weitere Komponente das Anhalten des Atems hinzu. Dazu bleiben Sie bei der langsamen, lautlosen, tiefen Atmung, halten den Atem aber nach der Einatmung so lange an, dass die folgende Ausatmung immer noch lautlos und ruhig möglich ist und Sie fünf Durchgänge harmonisch meistern.

Unser Tipp: Sie können Trataka (➧ Kap. 7.14.1) und die Wechselatmung (➧ Kap. 7.16.1) sehr gut kombinieren. Fangen Sie immer mit der Wechselatmung an, danach Trataka. Dafür benötigen Sie rund 10 Minuten, die Sie sich unbedingt wert sein sollten. Auch am Morgen oder als Vorbereitung für die Meditation bieten sich diese beiden Übungen an. Nach ungefähr 2 Wochen ergänzen Sie die Atemtechnik mit Kapalabhati.

7.16.2 **Kapalabhati**

Im Sanskrit bedeutet »Kapalabhati« wörtlich »Licht, Glanz, Leuchten (Bhati) des Schädels (Kapala)« oder einfach »Schädelerhellung«. Diese »Schnellatmung« bzw. »Feueratmung« ist eine im Yoga und Ayurveda verwendete »Reinigungsatmung« mit einer schnellen Folge starker Ausatmungen und automatischer Einatmungen.

Kapalabhati wirkt auf körperlicher, geistiger, energetischer und spiritueller Ebene. Unsere Lebensenergie wird aktiviert, unser Gehirn wird besser mit Sauerstoff versorgt, es stellt sich ein Gefühl von Leichtigkeit ein, und wir beginnen, von innen heraus zu strahlen. Dank dieser speziellen Atemtechnik mit sehr schnellem Atmen erhöht sich der Sauerstoffgehalt im Blut, während der Kohlendioxidgehalt vermindert wird. Dadurch werden im gesamten Körper die verschiedensten Stoffwechselvorgänge sowie Reinigungs- und Entgiftungsprozesse angeregt. Durch das Anhalten der Atmung steigt dann der Kohlendioxidgehalt im Blut an, und andere Stoffwechselvorgänge werden gefördert. Insgesamt verbessert sich die Lungeneffizienz, die Zellen haben mehr Sauerstoff zur Verfügung. Die Lungen werden trainiert und die Herz-Kreislauf-Tätigkeit verbessert.

Auf energetischer Ebene geschieht eine Aktivierung des Sonnengeflechts – die Energie kann bis in den Kopf steigen. Kapalabhati lässt also den Schädel durch die Energiefülle erstrahlen. Mit zusätzlichen Techniken können die Chakras aktiviert sowie Lebensenergie in die feinstofflichen Kanäle entlang der Wirbelsäule gelenkt werden. Kapalabhati fördert die Konzentrationsfähigkeit, klärt und beruhigt den Geist, fördert Freude und Kraft und vertreibt Müdigkeit. Zustände erhöhter Wachsamkeit, gesteigerter Intuition und erweiterten Bewusstseins sind zu erwarten, in denen auch die Präsenz einer göttlichen Kraft spürbar wird.

Infolge des erhöhten Sauerstoffanteils kann leichter Schwindel auftreten, der aber schnell verschwindet, sobald der Kohlendioxidgehalt im Blut wieder ansteigt.

Diese Atemtechnik hilft vor Meditationen, zur Ruhe zu finden und gleichzeitig »ganz wach« zu sein, ohne schläfrig und unkonzentriert zu werden. Alleine mithilfe dieser Technik erreichen Sie schon einen tiefgehenden, der Meditation ähnlichen Zustand des Ankommens im Hier und Jetzt und der Wachheit jenseits der mentalen Denk- und Gefühlsmuster.

Falls Sie schwanger sind, sollten Sie diese Atemtechnik nur sehr vorsichtig anwenden. Bei Epilepsie, Schizophrenie, Bluthochdruck, Herz-Kreislauf-Erkrankungen, Magengeschwüren und Zwerchfellbruch verzichten Sie bitte ganz darauf!

Der genaue Ablauf von Kapalabhati wird in entsprechenden Yoga-Büchern beschrieben.[85] Am besten lassen Sie sich diese Atemtechnik von einem erfahrenen Yogalehrer oder einer -lehrerin genau zeigen. Eine Anleitung finden Sie auch in einem Video unseres Online-Kurses (➧ Kap. 7.20).

7.17 Die Aktivierung der Kundalini-Energie

Die Aktivierung der Kundalini-Energie in uns und ihr Aufstieg durch die Chakras in die Zirbeldrüse steht nicht am Anfang aller Bemühungen, Erleuchtung zu erlangen, sondern ist die automatische Folge einer bewussten, auf Erleuchtung ausgerichteten Lebensweise. Erst nachdem wir uns so weit vorbereitet haben, dass wir uns ganz dieser Kraft in uns öffnen können, ist es sinnvoll, gezielt damit zu arbeiten und unseren Weg ins Allbewusstsein dauerhaft zu manifestieren. Das Spiel mit den Kräften wird erst dann zu einer wundervollen Gesamtkomposition des Lebens, wenn wir den Weg zur Meisterschaft gegangen sind. Ansonsten ergeht es uns schnell wie dem Zauberlehrling, der darüber klagt, dass er die Geister, die er gerufen hat, nicht wieder loswird … Insofern erläutern wir hier keine weiteren Maßnahmen, die speziell auf die Kundalini-Energie abzielen. Wenn Sie ernsthaft mit allen vorgestellten Maßnahmen arbeiten, Ihren Geist so weit schulen, dass Sie einen klaren Fokus aufrechterhalten können, und Ihr verletztes Ego Schritt für Schritt heilen, brauchen Sie sich um die Erweckung der Kundalini überhaupt keine Gedanken zu machen. Sie werden intuitiv wissen, wann der richtige Zeitpunkt gekommen ist, und dann dementsprechend vorgehen.

7.18 Wichtige Fragen

Nehmen Sie sich ein wenig Zeit, um über die Fragen nachzusinnen:

- Wollen Sie die Verantwortung für sich selbst übernehmen und die Kontrolle über sich und Ihre Systeme zurückgewinnen?
- Wollen Sie sich wieder von natürlichen, gesunden Lebensrhythmen leiten lassen?

- Sind Sie bereit, sich eigenverantwortlich um Ihre Gesundheit zu kümmern und Ihren Körper, Ihren Geist und Ihre Seele zu reinigen und sich selbst zu heilen?
- Wollen Sie Ihr Bewusstsein wirklich erweitern?
- Wollen Sie Ihre Zirbeldrüse aktivieren und in ihr Reich vordringen?
- Wollen Sie sich Ihrer Fähigkeit zu echten, großen Visionen, außersinnlichen Erfahrungen und Hellsichtigkeit öffnen?
- Sind Sie bereit zu tiefsten spirituellen Erfahrungen?
- Wollen Sie sich aus den Beschränkungen Ihrer Ängste, Schuldgefühle, Verletzungen und Demütigungen wirklich lösen?
- Sind Sie bereit zu einem Transformationsprozess, der Sie von der Raupe zum Schmetterling werden lässt und Sie in Ihre wahre Schöpferkraft und spirituelle Größe führt?

Falls Sie diese Sehnsucht verspüren, alle Begrenzungen hinter sich zu lassen, können Sie den Weg gehen. Jedem, der es ernst meint, muss klar sein, dass dazu Veränderungen notwendig sind und dass nur durch Konsequenz, Zielfokussierung und Durchhaltevermögen wirklich etwas erreicht wird. Das hat weniger mit Arbeit und Anstrengung zu tun, vielmehr damit, dass wir beginnen, uns unseren wahren Möglichkeiten und unserer tiefsten Bestimmung zu öffnen. Die Raupe, die zum Schmetterling transformiert, folgt einfach ihrer Bestimmung und denkt sicherlich nicht darüber nach, ob es anstrengend oder gefährlich ist.

Was ist also zu tun?

- Die Zirbeldrüse aktivieren und reinigen.
- Die Zellen, das Hormonsystem und das Nervensystem in eine ausgewogene, intelligente Balance und in ein sinnvolles, optimales Miteinander bringen.
- Verbindungen zwischen Kopfhirn, Herzhirn und Bauchhirn herstellen.
- Sämtliche nicht optimal funktionierenden Kommunikationswege reinigen.
- Die Zellkommunikation aktivieren und die Zellen energetisch und physisch reinigen.

- Das energetische System reinigen und in Balance bringen sowie besonders die Eigenschaften und Fähigkeiten des sechsten und siebten Chakras in Verbindung mit der Zirbeldrüse aktivieren.
- Für eine gute, »bodenständige« Erdung sorgen und sich mit allen förderlichen Energien verbinden.
- Im Jetzt ankommen.

So schaffen Sie die Voraussetzungen, vom unbewussten Chaos-Schöpfer zum bewussten, weisen, strahlenden Schöpferwesen zu werden. Sie verlassen die dumpfe, ungemütliche und als lebensfeindlich empfundene Bewusstseinsebene und zünden die erloschene Kerze in sich wieder an, um Ihr Licht und Ihre Liebe aus dem Allbewusstsein heraus wie ein Leuchtturm in die Welt zu strahlen. So erkennen Sie, wie kostbar das Leben, ja jedes Leben ist, nicht nur das menschliche, sondern auch das tierische und pflanzliche sowie überhaupt die gesamte Schöpfung. Jeder Moment, jedes Jetzt wird zum wertvollen Geschenk, das Sie in seiner Gänze und Größe auskosten dürfen. Damit verabschieden Sie sich von den ganzen »Neins« in Ihnen und ersetzen sie durch ein tiefes, hingebungsvolles »Ja« zu allem, was ist, ohne Wenn und Aber.

Im Gegensatz zu Drogen oder psychoaktiven Substanzen, die diese Effekte – falls überhaupt – nur exogen hervorrufen, schenken uns die Zirbeldrüse und das körpereigene DMT die Chance einer echten, tiefgreifenden Bewusstseinserweiterung, und an der Schwelle zu einem neuen globalen Bewusstsein können wir uns entscheiden, wohin die Reise geht: zurück in die Abschottung, Kleinheit und Abhängigkeit – oder in ein weiteres, globales Bewusstsein jenseits der Angst, jenseits der Egoismen und des Machtstrebens; in ein kollektiv erweitertes Bewusstsein der Menschheit auf der Grundlage der Liebe.

7.19 Gelassen und ohne Druck die Zirbeldrüse aktivieren

Nach allem bisher Dargelegten sollte klar sein, dass eine stark verkalkte und mit Fluorid angereicherte Zirbeldrüse nicht innerhalb einiger Tage in ihre ursprüngliche Funktionalität zurückgeführt werden kann und dass eine isolierte Aktivierung der Zirbeldrüse wenig sinnvoll bzw. unmöglich ist, wenn die übergeordneten Zusammenhänge nicht berücksichtigt werden. Deshalb sind ganzheitliche Maßnahmen immer zu bevorzugen. Auch die isolierte Zuführung eines Stoffs, zum Beispiel eines Hormons, ist – außer bei medizinischer Notwendigkeit – nicht empfehlenswert. Besser ist es, die optimalen Voraussetzungen zu schaffen und unserem Körper das Nötige zu bieten, um sich selbst zu reinigen und zu heilen und um selbst alle Stoffe herzustellen, die er für ein optimales Funktionieren braucht.

Wir empfehlen Ihnen deshalb, mit einem gezielten 4-Wochen-Programm zu beginnen. Dies kann aber nur ein Einstieg sein, um die Zirbeldrüse wieder zu aktivieren.

Wir möchten an dieser Stelle nochmals eindringlich darauf hinweisen: Die Ernährung bildet die Basis! Solange wir uns mit Nahrungsmitteln »zumüllen«, die wesentliche Körperfunktionen beeinträchtigen und uns und dem Körper überhaupt nicht das liefern, was er wirklich braucht, werden wir weiter innerlich verkalken, nur mangelhaft versorgt sein und nicht unser ganzes Potenzial leben können – weder körperlich noch geistig-spirituell. Solange wir das für die Serotoninbildung notwendige L-Tryptophan nicht in ausreichender Menge durch die Nahrung zuführen, fehlt dem Körper die biochemisch notwendige Grundlage, damit wir wahrlich glücklich sein können. Wenn unser Darm nicht optimal die Nahrung aufspalten und die Nährstoffe dem Körper zuführen kann, sind wir in einer Mangelversorgung und unser Immunsystem, das zu 70 Prozent im Darm sitzt, kann uns nicht genügend schützen. Indem wir uns Fluoride zuführen, wird die Zirbeldrüse es weiter einlagern und schneller degenerieren. Und wenn wir alle natürlichen Rhythmen wie einen gesunden Schlaf-Wach-Rhythmus missachten und uns zu wenig um eine Beruhigung unseres ständig plappernden Geistes kümmern, immer nur gestresst sind und uns keine echten Erholungspausen gönnen, regieren die Stresshormone in unserem Körper, Melatonin wird nicht ausreichend gebildet, und DMT – falls es überhaupt synthetisiert wird – kann keine Wirkung entfalten. Solange wir uns zudem nicht genügend dem Tageslicht aussetzen, falsch atmen und uns weiterhin mit schädlichen elektromagnetischen Störfeldern umgeben, wird neben allen anderen Körperfunktionen ganz besonders die Zirbeldrüse nicht wieder regenerieren und nicht voll funktionsfähig werden.

Wollen Sie also möglichst schnell positive Ergebnisse erzielen, empfehlen wir Ihnen, zumindest während einer vierwöchigen Aktivierungsphase Ihre Ernährung so weit umzustellen, dass Sie optimal versorgt sind. Wenn Sie es wirklich ernst meinen und die Grundlagen Ihrer Gesundheit verbessern wollen, ist es unumgänglich, gesund zu essen, in allen Lebensbereichen ein sinnvolles, auf Ihre eigenen Bedürfnisse abgestimmtes Maß und einen persönlichen Rhythmus zu finden, Stress zu eliminieren und ein möglichst entspanntes, sinnerfülltes Leben zu führen, das Ihnen immer genügend Möglichkeiten bietet, sich zu entwickeln, zu wachsen und Ihr Bewusstsein zu erweitern.

Falls Sie Medikamente einnehmen, drogenabhängig oder chronisch krank sind, an psychischen Krankheiten leiden oder sich nicht sicher sind, ob Ihr Körper aufgrund starker Belastungen überhaupt eine Entgiftung und Ausleitung verträgt bzw. zuerst mit geeigneten Maßnahmen vorbereitet werden muss, kontaktieren Sie unbedingt eine/n gute/n Heilpraktiker/-in oder einen Arzt/eine Ärztin und lassen Sie sich beraten.

Ihre innere Einstellung ist ein wesentlicher, wenn nicht der entscheidende Faktor, damit Sie Erfolg haben. Solange Ihr Verstand eine Veränderung aus Vernunftgründen will, obwohl Sie sich auf allen anderen Ebenen innerlich sträuben und all dies als Einschränkung empfinden anstatt als Bereicherung, vergeuden Sie nur Energie durch den inneren Kampf. Wichtig ist also eine eindeutige Entscheidung, mit der Sie sich selbst gegenüber den klaren Willen äußern, dass Sie die Veränderung aufrichtig wollen. Der allererste Schritt ist Ihre Entscheidung. Letztendlich ist es eine Entscheidung für Sie selbst, für die Selbstliebe. All diese Maßnahmen, die Sie die nächsten Wochen begleiten werden, führen über kurz oder lang zu mehr Wohlbefinden, Ausgeglichenheit, innerem Frieden, Liebe und zu einem Bewusstsein, das Ihnen den unendlichen Raum Ihres vollen Potenzials öffnet.

7.20 Der 4-Wochen-Online-Kurs zur Regeneration und Aktivierung der Zirbeldrüse

Mit allen Erklärungen und Übungen in diesem Buch können Sie ein eigenes Basisprogramm konzipieren und durchführen, um Ihre Gesundheit zu fördern und Ihre Zirbeldrüse zu aktivieren. So schaffen Sie eine gesunde Basis, auf der Sie weiterarbeiten können.

Wer eine klar strukturierte, geführte Begleitung möchte, ist willkommen, an unserem vierwöchigen Online-Kurs zur Aktivierung und Reinigung der Zirbeldrüse teilzunehmen. Damit stoßen Sie tiefgreifende Veränderungsprozesse an, die Ihre Zirbeldrüse und Ihr ganzes Energiesystem aktivieren und den Raum für ein erweitertes Bewusstsein bis hin zum Allbewusstsein schaffen.

Unter www.wunderwerk-zirbeldruese.de finden Sie weitere Informationen zum Online-Kurs.

7.21 Die Nahrungsergänzungspakete

Um Ihnen die Arbeit zu erleichtern, haben wir diverse Nahrungsergänzungspakete zusammengestellt, die Sie bei der Aktivierung der Zirbeldrüse unterstützen. Somit brauchen Sie sich nicht mühevoll die einzelnen Mittel zu besorgen, sondern bekommen alles aus einer Hand im Paket.

Weitere Informationen zu den Nahrungsergänzungspaketen finden Sie unter www.wunderwerk-zirbeldruese.de. Dort können Sie die Pakete auch bestellen. Nehmen Sie die Mittel unserer Nahrungsergänzungspakete konsequent und exakt gemäß der beigelegten Anleitung ein.

Selbstverständlich können Sie auch alternative Produkte verwenden. Achten Sie aber unbedingt auf die Qualität, da es sehr große Unterschiede gibt. »Besonders teuer« heißt nicht automatisch »besonders gut«. Falls Sie eigene Produkte verwenden, passen Sie die Dosierung und Einnahmezeiten den Empfehlungen der jeweiligen Hersteller an.

NACHWORT

Wir sind am Ende unserer Reise angelangt, auf der wir das Wunderwerk Mensch durchleuchtet und die Zirbeldrüse als Meisterdrüse kennengelernt haben. Wir haben Ihnen unterschiedliche Möglichkeiten dargelegt, Ihr Bewusstsein zu erweitern. Wir haben wissenschaftliche Fakten präsentiert, philosophische Betrachtungen dargestellt, unterschiedliche Theorien erläutert und eigene Überlegungen und Spekulationen über die Zirbeldrüse diskutiert. Nun sind Sie gefragt.

Wissen ist heute zumindest in unserem Kulturkreis über das Internet, über Bücher, Kurse, Zeitschriften usw. praktisch für jeden verfügbar. Ob jemand dieses Wissen nutzt und durch eigene Erfahrung, Selbstreflexion und Bewusstseinserweiterung auch weiser und liebevoller wird, ob jemand selbstverantwortlich zum bewussten Schöpfer seiner eigenen Realität wird und den Weg in das Allbewusstsein und die All-Liebe geht, muss jeder selbst entscheiden. Das Wunderwerk Mensch mit all seinen Anlagen, sowohl auf körperlicher als auch auf geistig-spiritueller Ebene, hat jedenfalls alles im Gepäck, was er für seine Lebensreise braucht und was es ihm ermöglicht, als strahlendes Wesen aufrecht durchs Leben zu schreiten. Wir haben alles Nötige, um mutig, voller Zuversicht und Bereitschaft die Herausforderungen anzunehmen und bestmögliche Antworten zu finden, an denen wir wachsen können. So können wir unser Leben meistern und uns immer mehr zu den Wesen entwickeln, die wir immer schon waren, immer schon sind und immer sein werden: geistige, liebevolle Wesen mit einem unbegrenzten Bewusstsein, die während ihrer Lebensspanne in einem materiellen Körper Erfahrungen sammeln und gleichzeitig durch ihr Denken, Fühlen, Handeln und Tun am immerwährenden Schöpfungsprozess dieses Universums teilhaben und es mitgestalten; Wesen, die nie getrennt waren und sich daran erinnern, dass sie selbst das Allbewusstsein und die All-Liebe sind.

Es liegt an uns, an jedem Einzelnen, ob unser persönlicher Schöpfungsprozess dem Leben dient und daraus eine Welt entsteht, in der Werte wie Liebe, Mitgefühl, Freiheit, Miteinander usw. zum tragenden Element werden, oder ob wir durch Egoismus und Nichtübernahme der Verantwortung für unser Tun unweigerlich eine Welt kreieren, die immer mehr durch Hass, Ablehnung, Neid, Missgunst usw. geprägt ist. Nur wir haben es in der Hand, bewusste Schöpfer zu sein oder unbewusste Geschöpfe ohne eigenen Einfluss auf unser Leben.

In diesem Sinne ist es jetzt Ihnen überlassen, mit Ihrem Körper, Ihrem Geist, Ihrer Seele und Ihrem Herzen das Beste aus Ihrem Dasein zu machen und die Welt zum Wohl aller mitzugestalten.

Wir wünschen Ihnen alles Liebe und viel Erfolg bei der Aktivierung Ihrer Zirbeldrüse und auf Ihrer eigenen Reise in die Unbegrenztheit Ihres Seins.

Herzliche Grüße
Birgitt Täuber-Rusch und Stefan Limmer

ANHANG

Der folgende Meditationstext steht stellvertretend für alle Meditationen, die wir zur mentalen Aktivierung der Zirbeldrüse (➧ Kap. 7.8) vorschlagen. Entsprechend diesem Ablauf können Sie genauso gut eigene Meditationstexte für alle angesprochenen Punkte entwickeln.

Eine 4-Hertz-Trommelsequenz zum kostenlosen Download finden Sie unter www.wunderwerk-zirbeldruese.de; Sie können sie während der Meditationsreise im Hintergrund abspielen.

Alle vorgeschlagenen Meditationen sind auch im Online-Kurs zur Aktivierung der Zirbeldrüse zu beziehen (➧ Kap. 7.20).

Meditationsreise

»Zellgedächtnis löschen und umprogrammieren«

Sei herzlich willkommen zu dieser Meditation, mit der du alte, schwächende Muster in deinem Zellgedächtnis löschst und alle Zellen deines Körpers reinigst.

+++ *Kurze Sprechpause: 4 Sekunden*

Sorge dafür, dass du für die nächsten 30 Minuten ungestört bist. Wenn du magst, zünde eine Kerze an und räuchere mit der Räuchermischung »Reinigung« oder mit einem anderen Räucherstoff, den du als angenehm empfindest. Mach es dir bequem, am besten legst du dich hin.

+++ *Kurze Sprechpause: 8 Sekunden*

Gehe nun mit deiner Aufmerksamkeit zu deiner Atmung und atme tief ein und aus, ein und aus.

+++ *Kurze Sprechpause: 8 Sekunden*

Mit jedem Ausatmen sinkst du tiefer und tiefer zum Boden hin.

+++ *Kurze Sprechpause: 8 Sekunden*

Spüre, wie du getragen wirst von Mutter Erde.

+++ *Kurze Sprechpause: 8 Sekunden*

Fühle, wie die Luft durch deine Nase und die Luftröhre in deine Lungen strömt.

+++ *Kurze Sprechpause: 8 Sekunden*

Nimm wahr, wie sich dein Brustkorb im Rhythmus deines Atems hebt und senkt.

+++ *Kurze Sprechpause: 8 Sekunden*

Richte die gesamte Aufmerksamkeit auf deine Atmung.

+++ *Kurze Sprechpause: 8 Sekunden*

Lass dich mit jeder Ausatmung tiefer und tiefer in die Unterlage sinken, auf der du liegst, und gib alles ab, was dich blockiert und hemmt.

+++ *Kurze Sprechpause: 8 Sekunden*

Vielleicht tauchen in deinem Geist Bilder aus deinem Alltag auf. Halte sie nicht fest, sondern lass sie wie Wolken am Himmel vorüberziehen.

+++ *Kurze Sprechpause: 8 Sekunden*

Sinke mit jedem weiteren Ausatmen noch tiefer in deine Unterlage hinein.

+++ *Kurze Sprechpause: 8 Sekunden*

Gehe jetzt mit deiner Aufmerksamkeit ganz in dich. Vor deinem inneren Auge erscheint eine Treppe, die hinabführt. Eine Treppe mit sieben Stufen.

+++ *Kurze Sprechpause: 8 Sekunden*

Achtsam betrittst du sie und schreitest Stufe für Stufe hinunter:

+++ *Kurze Sprechpause: 4 Sekunden*

die erste Stufe,

+++ *Kurze Sprechpause: 4 Sekunden*

die zweite Stufe,

+++ *Kurze Sprechpause: 4 Sekunden*

die dritte Stufe,

+++ *Kurze Sprechpause: 4 Sekunden*

die vierte Stufe,

+++ *Kurze Sprechpause: 4 Sekunden*

die fünfte Stufe,

+++ *Kurze Sprechpause: 4 Sekunden*

die sechste Stufe,

+++ *Kurze Sprechpause: 4 Sekunden*

die siebte Stufe.

+++ *Kurze Sprechpause: 4 Sekunden*

Unten angekommen siehst du vor dir ein Tor. Dieses Tor ist der Eingang in das Land deiner Seele – in deinen Seelengarten.

+++ *Kurze Sprechpause: 8 Sekunden*

Du gehst langsam darauf zu und erkennst, dass du bereits vom Hüter dieses Tors erwartet wirst.

+++ *Kurze Sprechpause: 8 Sekunden*

Nimm zunächst wahr, wie dein Hüter aussieht. Begrüße ihn und bitte ihn, dich zu deinem Feuer der Transformation in deinem Seelengarten zu führen.

+++ *Kurze Sprechpause: 8 Sekunden*

Gemeinsam mit deinem Hüter durchschreitest du das Tor und betrittst deinen Seelengarten: eine unendlich weite und zeitlose Landschaft, die dir deine Fülle und Schönheit und deinen inneren Reichtum spiegelt.

+++ *Kurze Sprechpause: 8 Sekunden*

Dein Hüter nimmt dich mit auf einen Weg, der dich tief in das Zentrum deines persönlichen Seelengartens führt.

+++ *Kurze Sprechpause: 8 Sekunden*

Während du diesen Weg entlangschreitest, betrachtest du staunend die Umgebung, deine innere Seelenlandschaft.

+++ *Kurze Sprechpause: 8 Sekunden*

Der Weg führt zu einem Platz, an dem ein großes Feuer mit lila Flammen brennt: dein inneres Feuer der Transformation.

+++ *Kurze Sprechpause: 8 Sekunden*

Dort angekommen, setzt du dich mit deinem Hüter an das Feuer und lässt die Kraft, Energie und Wärme dieses Platzes auf dich wirken.

+++ *Kurze Sprechpause: 8 Sekunden*

Erhebe dich nun von deinem Platz am Feuer der Transformation, strecke deine Hände zum Feuer hin aus und bitte darum, dass die Kraft der Reinigung und Transformation der Flammen in deine Hände fließt.

+++ *Kurze Sprechpause: 4 Sekunden*

Während jetzt eine schamanische Trommel erklingt, formt sich in den Flammen des Feuers eine goldene Energiekugel, die die Kraft der Reinigung und Transformation enthält.

********* *1 Minute: Trommel* *********

Nun schwebt die goldene Kugel aus dem Feuer und landet vor dir auf dem Boden.

+++ *Kurze Sprechpause: 8 Sekunden*

Du nimmst die angenehm warme Kugel in deine Hände und bedankst dich beim Feuer dafür.

+++ *Kurze Sprechpause: 8 Sekunden*

Bitte nun deinen Hüter, dir ein Tor zu öffnen, das dir einen direkten Weg in deine Zirbeldrüse freigibt.

+++ *Kurze Sprechpause: 8 Sekunden*

Vor dir öffnet sich ein Portal, und dahinter tut sich ein Tunnel auf, der dich direkt in deine Zirbeldrüse führt.

+++ *Kurze Sprechpause: 8 Sekunden*

Begleitet von dem Hüter und mit der Energiekugel in deinen Händen durchschreitest du den Tunnel.

+++ *Kurze Sprechpause: 8 Sekunden*

Du bist jetzt mitten in deiner Zirbeldrüse. Hier öffnet dir dein Hüter ein weiteres Tor, durch das du in das Innere einer deiner Zellen der Zirbeldrüse gehen kannst.

+++ *Kurze Sprechpause: 8 Sekunden*

Mit der Kugel in deinen Händen betrittst du das Innere dieser Zelle und siehst vor dir in der Mitte des Zellinnenraumes eine kleine Säule, auf der eine schwarze Kugel liegt, in der alle schwächenden Energien und Zellinformationen abgespeichert sind.

+++ *Kurze Sprechpause: 8 Sekunden*

Du nimmst die schwarze Kugel von ihrem Platz und legst sie auf den Boden.

+++ *Kurze Sprechpause: 8 Sekunden*

Nun legst du stattdessen die goldene Energiekugel, die die Kraft der Reinigung und Transformation enthält, auf die Säule.

+++ *Kurze Sprechpause: 8 Sekunden*

Während jetzt eine schamanische Trommel erklingt, breitet sich die reinigende Energie der strahlenden Kugel im ganzen Zellinnenraum aus, und du schaust zu, wie der Raum durch die Energie gereinigt und gesäubert wird.

********* *1 Minute: Trommel* *********

Nimm nun auch diese Kugel wieder von ihrem Platz und lege sie auf den Boden.

+++ *Kurze Sprechpause: 8 Sekunden*

Verbinde dich mit deinem Herzen und lass so viel Selbstliebe wie möglich zu der Säule fließen.

+++ *Kurze Sprechpause: 4 Sekunden*

Während abermals eine schamanische Trommel erklingt, schau zu, wie sich durch die Kraft der Liebe eine neue, strahlende Kugel aus reiner Liebe auf der Säule bildet, und nimm wahr, wie sich der ganze Zellinnenraum erhellt und wie er immer mehr strahlt.

********* *1 Minute: Trommel* *********

Betrachte nochmals den Zellinnenraum deiner Zirbeldrüsenzelle, die jetzt mit der Liebe in dir verbunden ist.

+++ *Kurze Sprechpause: 8 Sekunden*

Mit der schwarzen Kugel und der Kugel der Reinigung verlässt du jetzt den Zellinnenraum und bist wieder mitten in deiner Zirbeldrüse.

+++ *Kurze Sprechpause: 8 Sekunden*

Während erneut eine schamanische Trommel erklingt, schau zu, wie sich jetzt das Strahlen der Zelle, in der du gerade warst, auf alle anderen Zellen der Zirbeldrüse überträgt und diese ebenfalls zu strahlen beginnen.

********* *1 Minute: Trommel* *********

Jetzt erstrahlt deine Zirbeldrüse in ihrem vollen Glanz. Du nimmst wahr, dass sich die Energie der Liebe von dort aus als neue Information weiter auf alle anderen Zellen in deinem Körper überträgt.

+++ *Kurze Sprechpause: 8 Sekunden*

Mit deinem Hüter und den beiden Kugeln gehst du durch den Tunnel zurück in deinen Seelengarten, zum Feuer der Transformation.

+++ *Kurze Sprechpause: 8 Sekunden*

Während nun eine schamanische Trommel erklingt, übergibst du die beiden Kugeln den lila lodernden Flammen. Du bedankst dich für die Energie der Reinigung und Transformation, die in der goldenen Kugel durch die Kraft des Feuers gewirkt hat, und bittest darum, dass sich die alten, blockierenden Muster der schwarzen Kugel im Feuer in ein Feld der Stärke und Liebe transformieren.

********** *1 Minute: Trommel* **********

Nun bedankst du dich bei diesem Ort der Transformation für seine Hilfe und gehst an den Rand der Feuerstelle, wo dein Hüter auf dich wartet.

+++ *Kurze Sprechpause: 8 Sekunden*

Er führt dich zum Eingangstor deines Seelengartens zurück.

+++ *Kurze Sprechpause: 8 Sekunden*

Während du den Weg entlangschreitest, betrachtest du noch einmal die Umgebung, deine innere Seelenlandschaft.

+++ *Kurze Sprechpause: 8 Sekunden*

Am Tor angekommen, bedankst du dich bei deinem Hüter für seine Führung, verabschiedest dich und durchschreitest das Tor.

+++ *Kurze Sprechpause: 8 Sekunden*

Vor dir siehst du die Treppe mit den sieben Stufen, die du zu Beginn deiner Reise zu deinem Seelengarten hinabgestiegen bist.

+++ *Kurze Sprechpause: 4 Sekunden*

Du schreitest darauf zu und gehst die sieben Stufen langsam nach oben:

+++ *Kurze Sprechpause: 4 Sekunden*

die siebte Stufe,

+++ *Kurze Sprechpause: 4 Sekunden*

die sechste Stufe,

+++ *Kurze Sprechpause: 4 Sekunden*

die fünfte Stufe,

+++ *Kurze Sprechpause: 4 Sekunden*

die vierte Stufe,

+++ *Kurze Sprechpause: 4 Sekunden*

die dritte Stufe,

+++ *Kurze Sprechpause: 4 Sekunden*

die zweite Stufe,

+++ *Kurze Sprechpause: 4 Sekunden*

die erste Stufe.

+++ *Kurze Sprechpause: 4 Sekunden*

Jetzt bist du wieder an dem Ort in dir, wo du deine Reise begonnen hast.

+++ *Kurze Sprechpause: 8 Sekunden*

Atme tief ein und aus, und mit jeder Einatmung kommst du mehr und mehr zurück ins Hier und Jetzt, in deine Alltagsrealität.

+++ *Kurze Sprechpause: 8 Sekunden*

Spüre dem gerade Erlebten ein wenig nach, um es tief in dich aufzunehmen.

+++ *Kurze Sprechpause: 8 Sekunden*

Öffne nun deine Augen.

Eine Audio-Aufnahme der Meditation ist erhältlich unter **www.wunderwerk-zirbeldruese.de**

Adressen und Bücher

Bei Interesse an der Arbeit der Autoren:

www.gesundheit-kreativ.de
www.naturheilpraxis-taeuber-rusch.de
www.schamanenpfad.de
www.schamanentraum.de

Bezugsquelle für den 4-Wochen-Online-Kurs zur Aktivierung der Zirbeldrüse:

www.wunderwerk-zirbeldruese.de

Bezugsquelle für die Nahrungsergänzungspakete,
die wir auch im Online-Kurs verwenden,
und detaillierte Informationen zu den enthaltenen Produkten:

www.wunderwerk-zirbeldruese.de

Buchempfehlungen:

- Dispenza, Dr. Joe, *Schöpfer der Wirklichkeit,* Koha-Verlag, 2010
- Limmer, Stefan, *Schamanische Seelenreisen,* GU-Verlag, 2014
- Limmer, Stefan, *Versöhnung mit den Ahnen,* Arkana-Verlag, 2015
- Limmer, Stefan, *Himmlisch lieben und göttlich vögeln,* Arkana-Verlag, 2016
- Limmer, Stefan, *Schlangenkraft und Jaguarmedizin – Schamanische Wege der Heilung,* Eigenverlag, 2017
- Sheldrake, Rupert, *Das schöpferische Universum,* Ullstein-Verlag, 2009

Quellenverzeichnis

- http://www.dieter-broers.de/von-mythen-und-fakten-der-zirbeldruese-1-3/
- http://www.satureja.de/html/atherische_ole.html
- http://transinformation.net/die-symbolik-des-kiefernzapfens/
- www.verband-baubiologie.de; www.baubiologie.net; https://www.baubiologie.de
- Dilas, J., *Luzides Träumen, Astralreisen und die Zirbeldrüse*, 2016
- Fischer-Rizzi, S., *Himmlische Düfte*, 2. Aufl., 2004
- Gurmukh, *Die 8 Gaben des Menschen: Die Chakras heilen und stärken durch Kundalini Yoga*, 3. Aufl., 2016
- Kalashatra Govinda, *Chakra Praxisbuch*, 2002
- Luke, J.A., *The effect of fluoride on the physiology of the pineal gland*, 1997
- Rottmann, Ch., *DMT-Handbuch*, E-Book
- Schimmelpfennig, M., *Giftcocktail Körperpflege*, 2016
- Strassman, R., *DMT – Das Molekül des Bewusstseins: Zur Biologie von Nahtod-Erfahrungen und mystischen Erlebnissen*, 2004
- Wisneski, L.A., Anderson, L., *The Scientific Basis of Integrative Medicine*, 2. Aufl., 2009
- Yiamouyiannis, J., Ph.D., *Fluoride, the Aging Factor: How to recognize and Avoid the Devastating Effects of Fluoride*, SOS Free Stock, 1993
- Yogi Hari, *Hatha Yoga Pradipika*, 2007

Anmerkungen

1 www.wikipedia.org/wiki/Mensch

2 Lipton, B.H., *Intelligente Zellen*, 2015

3 MacLean, P.D., *The triune brain in evolution: Role in paleocerebral functions*, Plenum Press, NY, 1990

4 http://www.spektrum.de/magazin/neue-nervenzellen-im-erwachsenen-gehirn/825557

5 www.embryology.ch/allemand/vcns/dienceph02.html

6 Armour, J.A., *Anatomy and function of the intrathoracic neurons regulating the mammalian heart,* In: *Reflex Control of the Circulation*, I.H. Zucker und J.P. Gilmore (Hg.), CRC Press, Boca Raton, 1991, S. 1–37

7 Armour, J.A., *Potential clinical relevance of the ›little brain‹ on the mammalian heart.*, Exp Physiol 93(2):165–176, 2008

8 Özen, I., *Philosophie des Herzens*, 2012

9 Gershon, M., *Der kluge Bauch: Die Entdeckung des zweiten Gehirns,* Goldmann, München, 2001

10 Luczak, H., *Neurologie: Wie der Bauch den Kopf bestimmt.* In: *GEO,* 11/2000

11 Goyal, R.K., und Hirano, I., *The enteric nervous system*, N. Engl. J. Med. 334(17):1106–1115, 1996

12 Popp, F.A., Gu, Q., und Li, K.H., *Biophoton emission,* Mod. Phys. Lett. B, Bd. 21&22, 1994, S. 1269–1296

13 Popp, F.A., *Biologie des Lichts: Grundlagen der ultraschwachen Zellstrahlung,* 1996

14 Bischof, M., *Biophotonen: Das Licht in unseren Zellen,* 14. Aufl., 2008

15 Popp, F.A., *Die Botschaft der Nahrung,* 2005

16 http://www.spiegel.de/wissenschaft/mensch/biophotonen-das-raetselhafte-leuchten-allen-lebens-a-370918-2.html

17 dto.

18 Wisneski, L.A., Anderson, L., *The Scientific Basis of Integrative Medicine*, 345–385, 2. Aufl., 2009

19 Ursinus, L., *Die Organuhr leicht erklärt*, 2009

20 https://de.wikipedia.org/wiki/zirbeldrüse

21 Arieti, S., *The pineal gland in old age*, J Neuropathol Exp Neurol 13:482–491, 1954
22 Wurtman, R.J., Axelrod, J., und Barchas, J.D., *Age and enzyme activity in the human pineal*, J Clin Endocrinol, 24:299–301, 1964
23 Galliani, I., Falcieri, E., Giangaspero, F., Valdre, G., und Mongiorgi, R., *A preliminary study of human pineal gland concretions: structural and chemical analysis.* Boll Soc It Biol Sper, 66:615–622, 1990
24 Allen, D.J., Allen, J.S., DiDio, L.J.A., und McGrath, J.A., *Scanning electron microscopy and x-ray microanalysis of the human pineal body with emphasis on calcareous concretions.*, J. Submicrosc. Cytol. 13:675–695, 1981
25 Baconnier, S.S., Lang, S.B., Polomska, M., Hilczer, B., Bercovic, B., und Meshulam, G., *Calcite microcrystals in the pineal gland of the human brain: first physical and chemical studies,* Bioelectromagnetics, 23(7):488–95, 2002
26 Strassman, R., *DMT – Das Molekül des Bewusstseins: Zur Biologie von Nahtod-Erfahrungen und mystischen Erlebnissen,* 2004
27 Cowen, P.J., Browning, M., *What has serotonin to do with depression?,* World Psychiatry, Juni 2015
28 Arendt, J., *Melatonin and the pineal gland: influence on mammalian seasonal and circadian physiology,* Rev Reprod, 3(1):13–22, 1998
29 Dauchy, R.T., et al., *Circadian and Melatonin Disruption by Exposure to Light at Night Drives Intrinsic Resistance to Tamoxifen Therapy in Breast Cancer,* Cancer Research, 74(15):4099–4110, 2014
30 Tan, D.X., *Melatonin and Brain*, Curr Neuropharmocol, 8(3):161, 2010
31 Wisneski, L.A., Anderson, L., *The Scientific Basis of Integrative Medicine*, Kap. 4, 2. Aufl., 2009
32 https://www.zamnesia.com/de/content/288-die-ayahuasca-maoi-diat
33 Strassman, R., *DMT – Das Molekül des Bewusstseins: Zur Biologie von Nahtod-Erfahrungen und mystischen Erlebnissen,* 2004

34 Airaksinen, M.M., Kari, I., *Beta-Carbolines: Psychoactive compounds in the mammalian body,* Part I: *Occurrence and Metabolism,* Medical Biology, 59:21–34, 1981
35 Airaksinen, M.M., Callaway, J.C., Rägo, L., Nykvist, P., Kari, E., und Gynther, J., *Binding sites for (3H)pinoline.* In: *Melatonin and the Pineal Gland,* Elsevier Science Publishers B.V., Excerpta Medica, Amsterdam, S. 83–86, 1993
36 https://www.welt.de/gesundheit/article137769368/Partydrogen-sollen-Depressionen-und-Angst-heilen.html
37 Rottmann, Ch., *DMT-Handbuch,* E-Book
38 http://ergoptometrie.de/einfluesse-von-blauem-licht/
39 Schimmelpfennig, M., *Giftcocktail Körperpflege,* 2016
40 Kunz, D., Bes, F., Schlattmann, P., und Herrmann, W.M., *On pineal calcification and its relation to subjective sleep perception: A hypothesis-driven pilot study,* Psychiat. Res., 82(3):187–191, 1998
41 Kunz, D. et al., *A new concept for melatonin deficit: On pineal calcification and melatonin excretion,* Neuropsychopharmacology, 21(6):765–772, 1999
42 Bayliss, C.R., Bishop, N.L., und Fowler, R.C., *Pineal gland calcification and defective sense of direction,* Br. Med. J. (Clinical Res. ed.), 291(6511):1758–1759, 1985
43 Berkner, K.L., Runge, K.W., *The physiology of vitamin K nutriture and vitamin K-dependent protein function in atherosclerosis,* Journal of Thrombosis and Haemostasis 2:2118–2132, 2004
44 Kidd, P.M., *Vitamins D and K as pleiotropic nutrients: clinical importance to the skeletal and cardiovascular systems and preliminary evidence for synergy,* Altern Med Rev., Sept. 2010;15(3):199–222
45 Masterjohn, C., *Vitamin D toxicity redefined: vitamin K and the molecular mechanism,* Med Hypotheses 68 (2007): 1026–1034, PMID: 17145139
46 Luo, G., Ducy, P., McKee, M.D., Pinero, G.J., Loyer ,E., Behringer, R.R., Karsenty, G., *Spontaneous calcification of arteries and cartilage in mice lacking matrix GLA protein,* Nature 386 (1997):78–81, PMID: 9052783

47 Feskanich, D., Weber, P., Willett, W.C., Rockett, H., Booth, S.L., Colditz, G.A., *Vitamin K intake and hip fractures in women: a prospective study,* Am J Clin Nutr 69 (1999): 74–79, PMID: 9925126
48 http://rohkostwiki.de/wiki/fluorid-gehalt_von_lebensmitteln
49 Schimmelpfennig, M., *Giftcocktail Körperpflege,* 2016
50 http://www.bfr.bund.de/cm/343/hoechstmengen_fuer_bor_und_fluorid_in_natuerlichen_mineralwaessern_sollten_sich_an_trinkwasserregelungen_orientieren.pdf
51 http://www.naturheilmagazin.de/natuerlich-heilen/zahnmedizin/fluoride/umweltzahnmedizinische-aspekte.html
52 Luke, J.A., *The effect of fluoride on the physiology of the pineal gland,* 1997
53 http://www.naturheilmagazin.de/natuerlich-heilen/zahnmedizin/fluoride/umweltzahnmedizinische-aspekte.html
54 Yiamouyiannis, J., *Früher alt durch Fluoride,* 1991
55 Schimmelpfennig, M., *Giftcocktail Körperpflege,* 2016
56 www.waltermauch.com/news/fluor-basiswissen-von-dr-med-walter-mauch/
57 https://de.wikipedia.org/wiki/Glykolyse
58 https://de.wikipedia.org/wiki/Citratzyklus
59 www.waltermauch.com/news/fluor-basiswissen-von-dr-med-walter-mauch/
60 Petraborg, Harvey, MD, *Fluoride Poisons Enzymes,* 1964
61 Choi, A.L., et al., *Developmental fluoride neurotoxicity: a systematic review and meta-analysis,* Environ Health Perspect., 120(10):1362–1368, 2012
62 Isaacson, R.L., Varner, J.A., Jensen, K.F., *Toxin-Induced Blood Vessel Inclusions Caused by the Cronic Administration of Aluminium and Sodium Fluoride and Their Implications for Dementia,* Annals of the New York Academy of Sciences, Vol. 825, Neuroprotective Agents: Third International Conference, S. 152–166, 1997
63 Blaylock, R., MD, *Health and Nutrition Secrets That Can Save Your Life: Harness Your Body`s Natural Healing Powers,* Health Press NA, Inc., 2006
64 Xiong, X.Z., Liu, J.L., He, W.H., Xia, T., He, P., Chen, X.M., Yang, K.D., und Wang, A.G., *Dose-effect*

relationship between drinking water fluoride levels and damage to liver and kidney function in children, Environmental Research, 103:112–116, 2007
65 Freni, S.C., *Exposure to high fluoride concentration in drinking water is associated with decreased birth rates,* Journal of Toxicology and Environmental Health, 42:109–121, 1994
66 Zilberlicht, A., Wiener-Megnazi, Z., Sheinfeld, Y., Grach, B., Lahav-Baratz, S. und Dirnfeld, M., *Habits of cell phone usage and sperm quality – does it warrant attention?,* Reproductive BioMedicine Online, Volume 31, Issue 3, September 2015, S. 421–426
67 https://www.nexus-magazin.de/artikel/lesen/elektrosmog-und-hormonstoerungen/2
68 Ishido, M., Nitta, H., und Kabuto, M., *Magnetic fields (MF) of 50 Hz at 1.2 µT as well as 100 µT cause uncoupling of inhibitory pathways of adenylyl cyclase mediated by Melatonin 1a receptor in MF-sensitive MCF-7 cells,* In: Carcinogenesis, 22(7):1043–1048, Juli 2001
69 https://www.nexus-magazin.de/artikel/lesen/elektrosmog-und-hormonstoerungen
70 http://www.spiegel.de/gesundheit/ernaehrung/medizin-wann-vitamintabletten-schaden-a-836108.html
71 Campbell, T.C., und Campbell, T.M., *China Study: Pflanzenbasierte Ernährung und ihre wissenschaftliche Begründung*, 2015
72 http://www.vitalstoff-lexikon.de/Aminosaeuren/Tryptophan/Lebensmittel.html
73 Sharma, Ch., et al., *Curcumin attenuates neurotoxicity induced by fluoride: An in vivo evidence*, Pharmacognosy Magazine, 2014, S. 207
74 https://vitamind.net/vitamin-K/
75 https://www.zentrum-der-gesundheit.de/vitamin-k-ia.html
76 Wolfgang Maes, *Stress durch Strom und Strahlung,* 3. Aufl., 1998
77 https://www.bioresonanz.net/
78 http://www.binauralbeats.de/binaural-beats/binaural-beats-entstehung
79 http://www.dieter-broers.de/was-bedeutet-eine-schwingungserhoehung-aus-physikalischer-sicht/

80 Fischer-Rizzi, S., *Himmlische Düfte*, 2. Aufl., 2004
81 https://www.lifeline.de/news/medizin-gesundheit/sandelholz-duft-laesst-wunden-schneller-heilen-idee134642.html
82 http://www.spektrum.de/news/wie-duefte-uns-manipulieren/1347043
83 Wollner, F., *Duftender Rauch für die Seele*, 1998
84 http://www.yogaimzentrum.de/leseecke/tratak-und-melatonin/
85 Sivananda Yoga Vendanta Zentrum, *Besser leben mit Yoga*, 2010

Über die Autoren

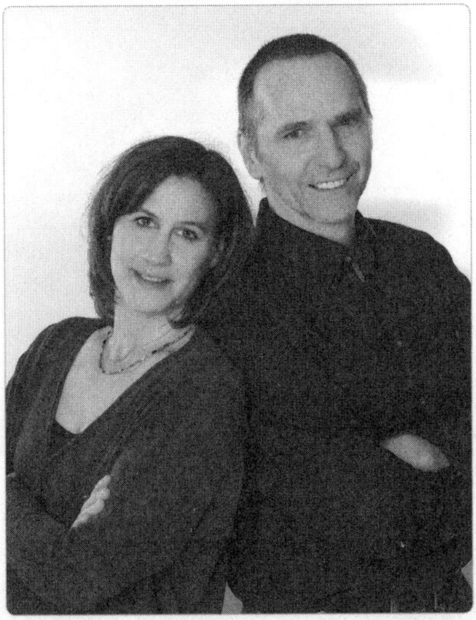

Dr. rer. nat. Birgitt Täuber-Rusch hat Biologie studiert und 2002 promoviert. Ihr besonderes Interesse gilt dem Menschen in seiner körperlichen Funktionalität, dem Einfluss des Bewusstseins auf unser Wohlbefinden und den Zusammenhängen zwischen Körper, Geist und Seele.
Sie ist seit 2010 ausgebildete Kinderyogalehrerin, Yogalehrerin und Heilpraktikerin. Bei ihrer Praxisarbeit und ihrer Tätigkeit als Yogalehrerin verbindet sie ihr wissenschaftlich fundiertes Wissen aus der Biologie mit spirituellem Wissen des Yoga, des Schamanismus und naturheilkundlichen Sichtweisen und Heilmethoden.

Stefan Limmer befasst sich seit über 20 Jahren mit dem menschlichen Bewusstsein, mit schamanischen Trancetechniken zur Bewusstseinserforschung und Bewusstseinserweiterung sowie mit dem Zusammenspiel äußerer und innerer Faktoren auf unsere körperliche, geistige und spirituelle Gesundheit. Bei seiner langjährigen Arbeit als Baubiologe galt sein besonderes Interesse den Zusammenhängen zwischen unserer (Wohn-)Umwelt und unserer Gesundheit.
Er ist Heilpraktiker und begleitet seit 2005 in seinen Therapien sowie als Seminar- und Ausbildungsleiter seine Klienten und Kursteilnehmer mit schamanischen, energetischen, alternativmedizinischen und naturheilkundlichen Heilmethoden.